頭が冴えわたる
脳の鍛え方

大人の脳科学常識

トキオ・ナレッジ

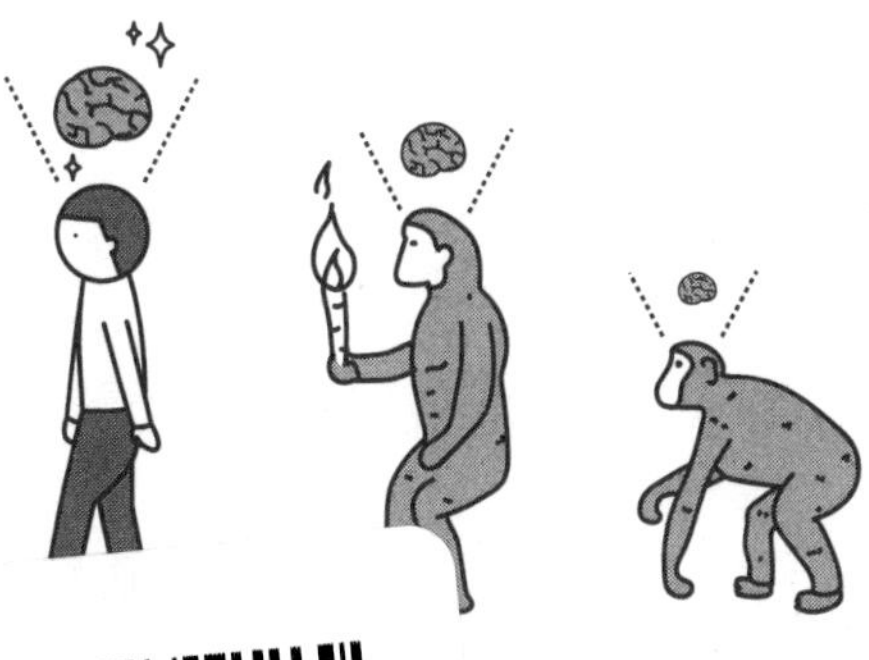

社

はじめに

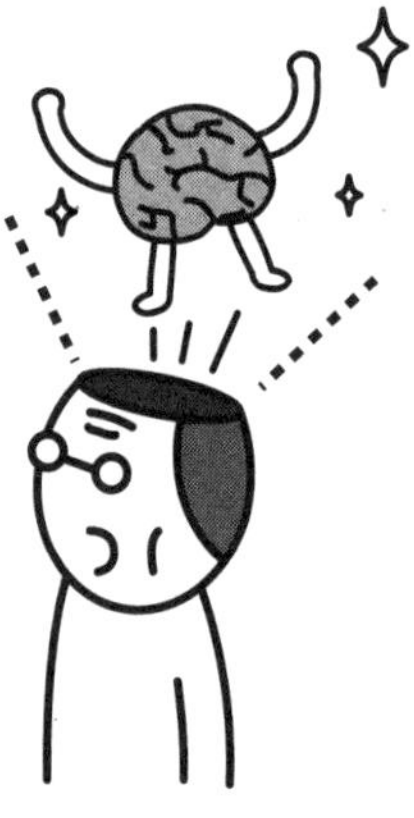

心と身体を統括する存在である脳。

といっても、普段の生活のなかで私たちが「自分は脳に支配されている」と考えることは、ほとんどないだろう。せいぜい、忘れっぽくなったと感じたときに脳が衰えたのではないかと思ってドキッとしたり、身近な人が脳卒中になって我が身を案じたりするときに、脳の存在を思い出すくらいだろうか。

しかし実際は、意識・無意識にかかわらず、脳が刻々と指令を出しているからこそ、私たちは生きている。仕事へのやる気も集中力も、恋をするときのドキドキも、人の話を聞いて適切に反応することも、すべてに脳が深く関係しているのだ。むしろ、睡眠中の呼吸や体温調節などを脳がやってくれるからこそ、私たちは生きていける。

20世紀後半に急速に研究が進められた脳科学分野は、理化学研究所脳科学総合研究センターのセンター長である利根川進博士が「脳は宇宙と並んで人類最大のミステリー」と表現しているように、科学の究極のフロンティアとして注目を集めてきた。その成果は科学だけでなく、社会的、経済的にも大きな意義を持つ。

本書は、その脳科学を広く、わかりやすく、かつ日常生活にすぐ役立てられるようにまとめた入門書である。脳は科学の現場で研究されるだけのものではなく、私たち自身が日常でどんどん活用し、ケアし、育てていくもの。

「忘れっぽい」

「仕事でミスが多い」

「空気が読めない人と言われる」

などといった日常生活の悩みがある人はもちろん、中高年になっても現場でバリバリ活躍できる脳をつくりたい人も、ぜひ脳科学の知見を参考にしていただきたい。なぜ自分がバカなのかわからない、という〝自分最大のミステリー〟も解明されるかもしれない。

２０１６年１月吉日　トキオ・ナレッジ

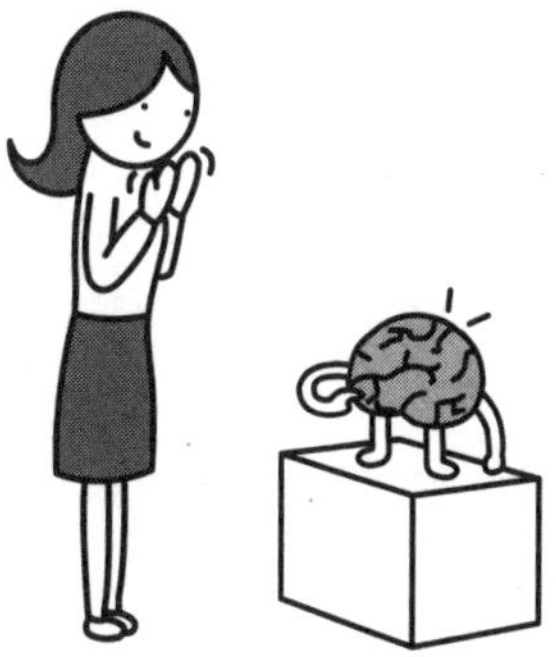

大人の脳科学常識

CONTENTS

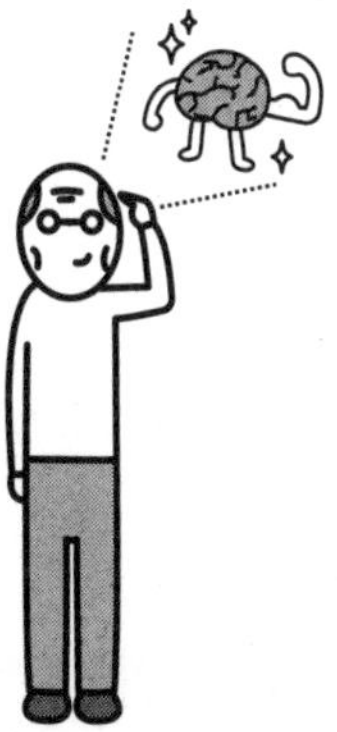

brain science

第2章 「脳科学」で集中力を高めて能力UP！

brain science

第3章 「脳科学」で記憶力を最大限に鍛える！

brain science

第４章

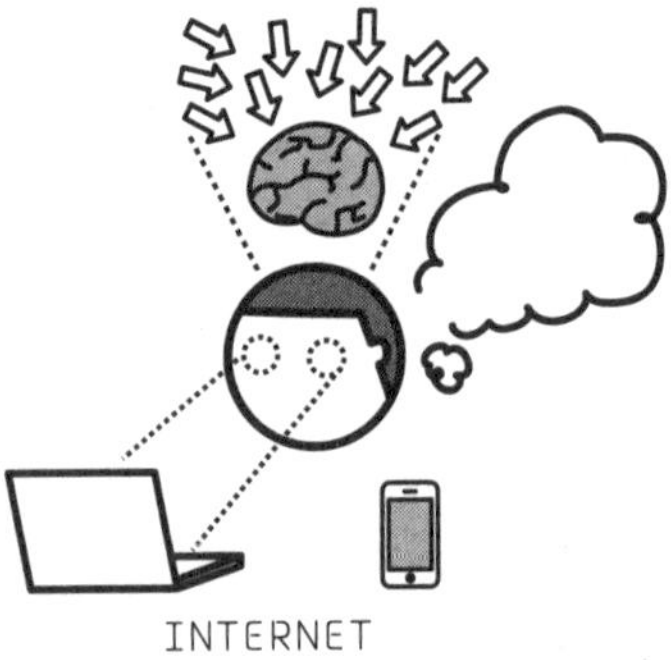
INTERNET

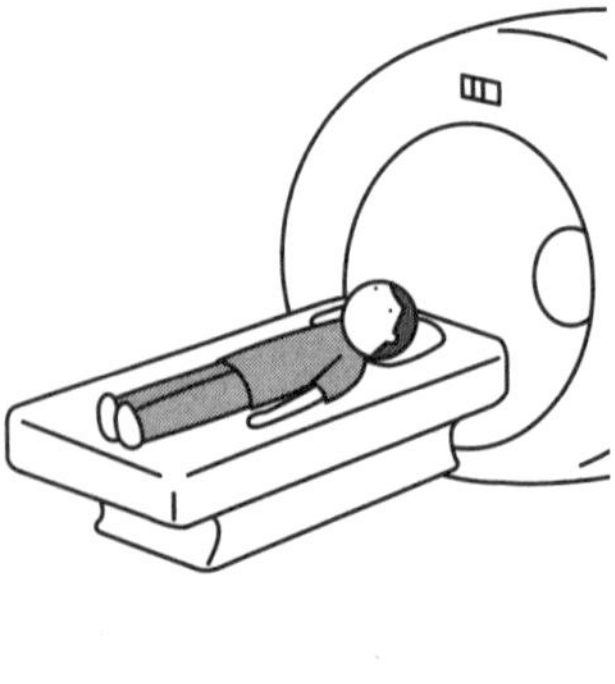

brain science

脳科学の格言

脳は「できる」と
確信すると、
その「確信」の論理的な
後ろ盾を与えるべく
認知情報がフル活動する。

脳科学者・生物物理学者
松本元

第１章

脳を鍛えてダメな自分にサヨナラ！
やる気と自信を取り戻す!!

日常生活が
イキイキする!
「脳科学」

仕事がうまくいかない、人間関係がギクシャク……などの原因は脳にあった！　脳の性質を知り、自分の弱点を克服しよう。

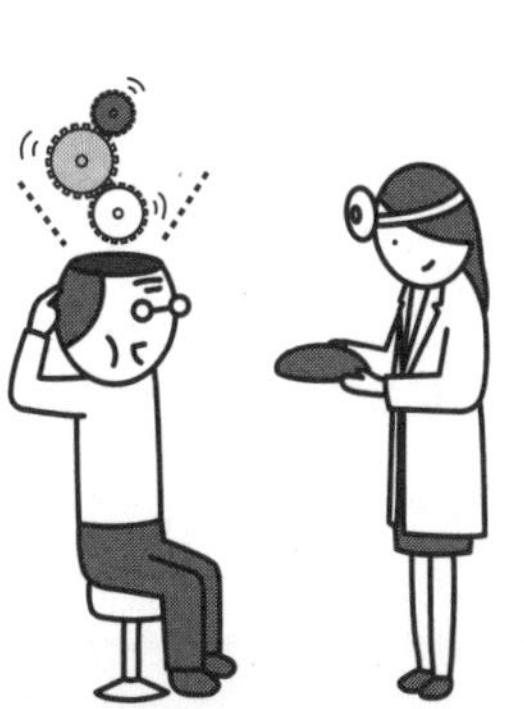

brain science

バカでもアホでも使いよう！日々の暮らしと密着した脳科学

KEY WORD ▽▽▽ 脳科学

「脳の使い方」を変えれば誰でもデキる人になれる

がんばろうと思っても、どうもやる気が出ない。やらなければならない仕事があるのに、ネットサーフィンで数時間を浪費してしまう。こんなとき、私たちは意志の弱さや性格といったものに原因を求めがちだ。しかし反省して「次はちゃんとやるぞ」と意志を固めても、ほぼ100%また同じ状態が訪れるのではないだろうか。

心理学を応用すれば、多少はやる気も継続しやすくなるかもしれない。しかし、人の心理という、揺れ動きやすく個人差の大きいものをどうにかしようと思っても、簡単なことではない。

そんなときに有用なのが、本書で扱う「脳科学」という分野だ。ひらたく言えば脳と脳が生み出す機能を研究する学問で、脳や脳科学をテーマにしたテレビや本など多数存在す

高度な思考や判断をする「大脳新皮質」の構造

大《だい》脳《のう》新《しん》皮《ひ》質《しつ》

感情、思考、判断といった人間らしい構造を司る。人間の大脳新皮質はそのほかの動物とは比べものにならないほど大きく、脳全体の 80％を占める

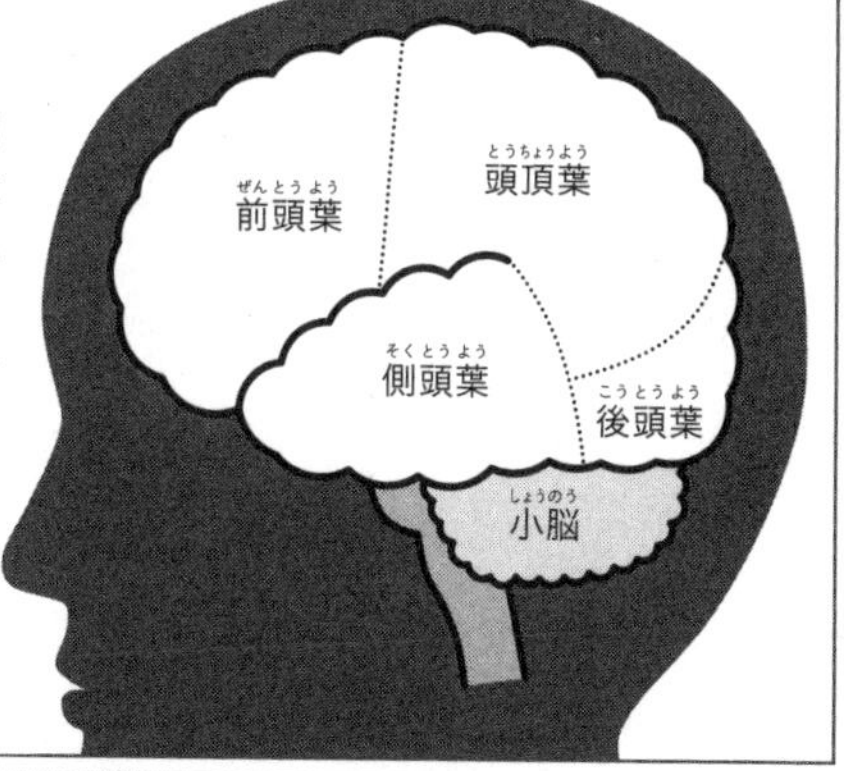

詳しい脳の構造は
P.314〜を CHECK ！

る。近年は心理学の分野からも大きく注目を集めている。心と脳は切っても切り離せない関係であり、むしろ脳の働きが心理に影響を与えることが解明されてきたのだ。

たとえば先のやる気や集中力といった問題も、脳科学から考えてみると非常にシンプルな問題であり、たやすく改善することができる可能性が高い。「死ぬ気でがんばろう」などと根性論でなんとかしようとする（そして、また失敗する）のがいかに非効率的かがわかるだろう。

日常生活のなかにある問題解決のひとつのヒントとして、「脳を変える」という発想を持つということ。脳のパターンと使い方のコツをおさえ、習慣化することで脳が冴《さ》えわたり、よりよい日常生活を送れる機会が増えてくるだろう。

brain science

20～40代は伸びしろ大!? 死ぬまで成長する脳のしくみ

KEY WORD ▽▽▽ 脳の成長

年を取れば脳は衰えるという説は大ウソ！

人の一生のなかで、もっとも脳細胞の数が多いのはいつかご存知だろうか？　実は、赤ちゃんのときなのである。人はもともと脳細胞を一定数持って生まれてきて、あとは減っていく一方なのである。筋肉と違って、どんなに鍛えても増えたり大きくなったりすることはない。

これを聞いて「年を取るごとにバカになっていくのでは……」と思う人がいるが、それは大きな間違いである。年齢を重ねれば確かに脳細胞は減少するが、栄養源であるアミノ酸は逆に増加するのだ。栄養が供給されれば、脳は死ぬまで成長し続ける。

ＭＲＩによる解析では、脳がもっとも成長するのは、20～40代だということがわかっている。学生時代は勉強や一定のカリキュラムをするなかで、脳の基本的な部分が使い込ま

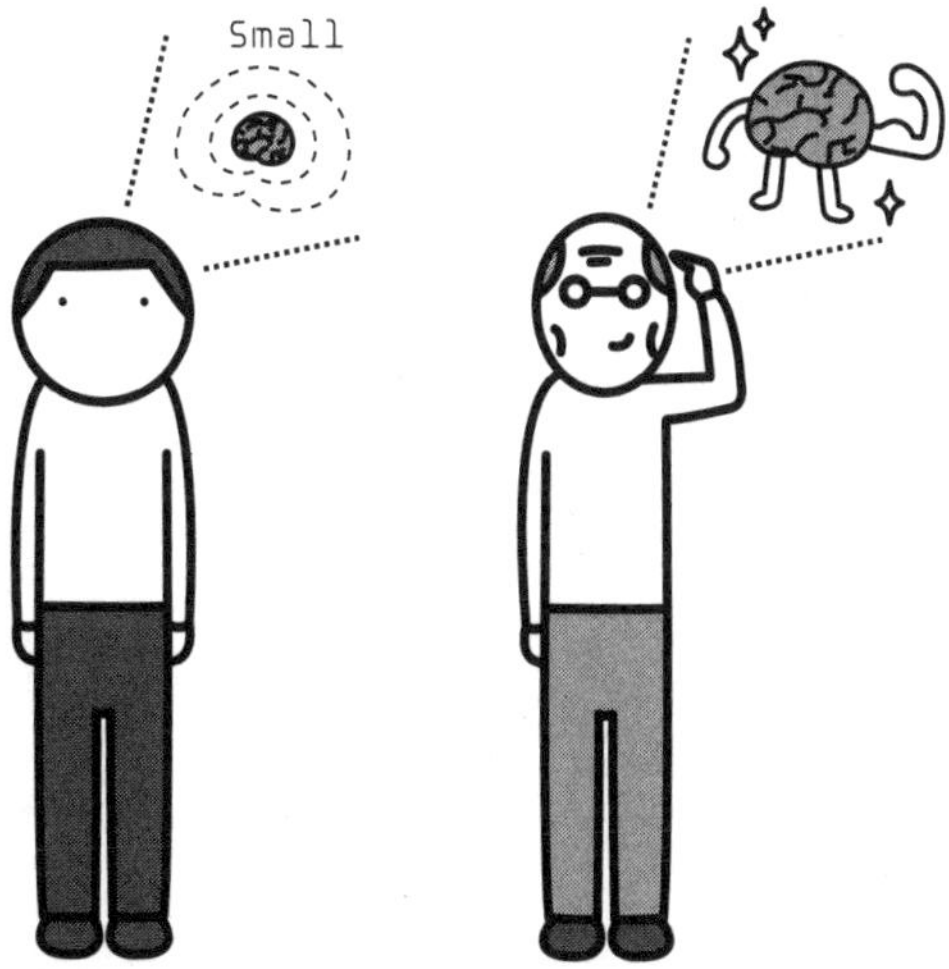

れる。本格的に脳が刺激されるのは、多種多様な体験に身をさらすことになる社会人になってからなのだ。この時期は脳の成長エネルギーが非常に高まるので、脳科学的に見ると成長のチャンス。「いまさら遅い」などと考えている暇はない。今この瞬間も、脳を鍛えるチャンスなのだ。

脳科学 column

ゲームや本にあるいわゆる脳トレは効果があるのか？

ゲーム感覚で楽しく脳が鍛えられるというふれ込みの脳トレ。計算やパズルなどさまざまだが「○○をするだけで脳が鍛えられる」ということはない。具体的にどう効くのか不明なものも多い。

brain science

脳の使い方を考えるときに知っておきたい〝脳内の基地〟

KEY WORD ▽▽▽ ブロードマンの脳地図、脳番地

脳は鍛えればいいというものではない

海馬といえば記憶と関係がある。前頭葉は意欲や創造を司る。このように、脳が部位によって異なる働きを持っていることは、すでに常識と言っても過言ではないだろう。原型となる理論は約２５０年前、ドイツ人の医師であるフランツ・ガル博士により提唱された。これにより博士はウィーンの学会を破門されるという憂き目に遭うが、約１００年後にドイツ人の解剖学者、ブロードマン博士が脳の表面に複数の細胞集団が形成されていることを明らかにした。彼の考え方は「ブロードマンの脳地図」として知られている。

日本では医学博士の加藤俊徳氏が「脳番地」という独自の概念を用いている。これは脳を1枚の地図に見立て、働き別に番地をふったもので、どこが何に対応しているのかが理解しやすくなる。

8つの種類に分けられる「脳番地」

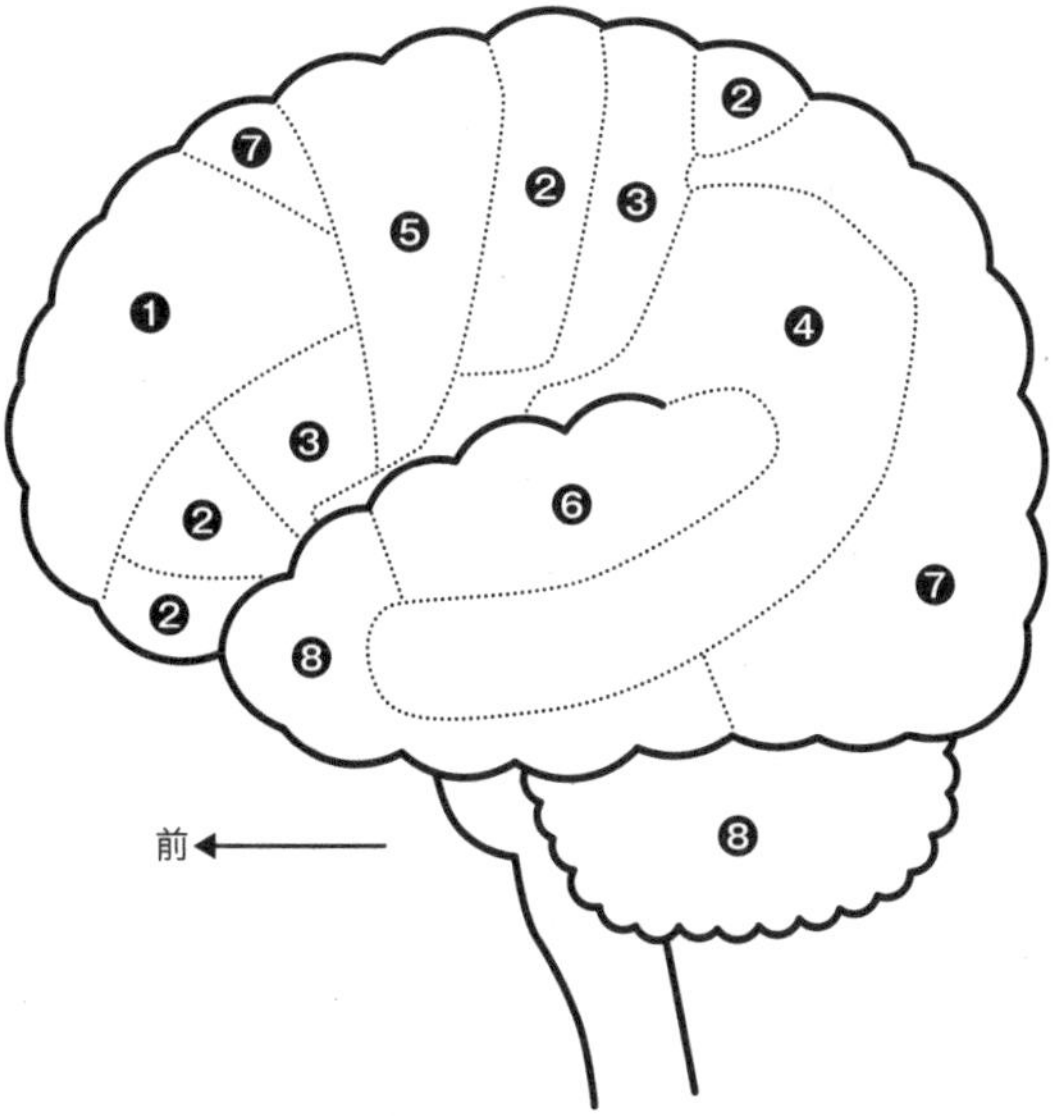

❶ 思考系…………何かを考えるときに使う脳番地
❷ 感情系…………喜怒哀楽を表現するときの脳番地
❸ 伝達系…………意思の疎通を行うときの脳番地
❹ 理解系…………情報を処理し、未来に役立てる脳番地
❺ 運動系…………体を動かすこと全般に使う脳番地
❻ 聴覚系…………聞いたことを脳に集約する脳番地
❼ 視覚系…………見たことを脳に集約する脳番地
❽ 記憶系…………情報を蓄積し、使いこなす脳番地

8つの脳番地を活用して脳を効率的に鍛えよう

　加藤氏によれば、脳は右脳と左脳はそれぞれ60ずつの番地が割り振られ、脳全体で１２０の脳番地があるという。大半が大脳に属しており、左右で同じ番地でもまったく同じ働きをするわけではない。また、老化によって脳細胞が減少しても、脳番地同士で連携することで神経細胞同士のつながりが強くなるため、脳の働きは強化される。

　脳番地はその機能によりざっくり8種類の系統に分かれ、右脳・左脳とどちらにもまたがっている。

　それぞれの脳番地は相互に影響を与え合っており、たとえば喜怒哀楽など感情表現するときに使われる感情系脳番地は、前頭葉に位置する。ここは記憶系脳番地のすぐ前という位置関係であることから、その人の人となりに大きく影響するという。

　日常生活でいえば、喜怒哀楽などの感情系脳番地が受けた刺激が大きければ大きいほど、私たちはよく記憶しているものだ。胸が震えるほどの感動や、激しい怒りに突き動かされた経験などは、まるで昨日のことのように思い出せる人も少なくないだろう。これは感情系脳番地の、記憶系脳番地への働きかけとも言える。

　また、感情系脳番地は思考系脳番地をコントロールし、考えるということそのものをストップさせることがある。非常にデリケートな脳番地と言うこともできるだろう。

　ほか、思考系脳番地や伝達系脳番地、運動系脳番地は「○○がしたい」といった自発的

「脳番地」のつながりが脳の働きに重要

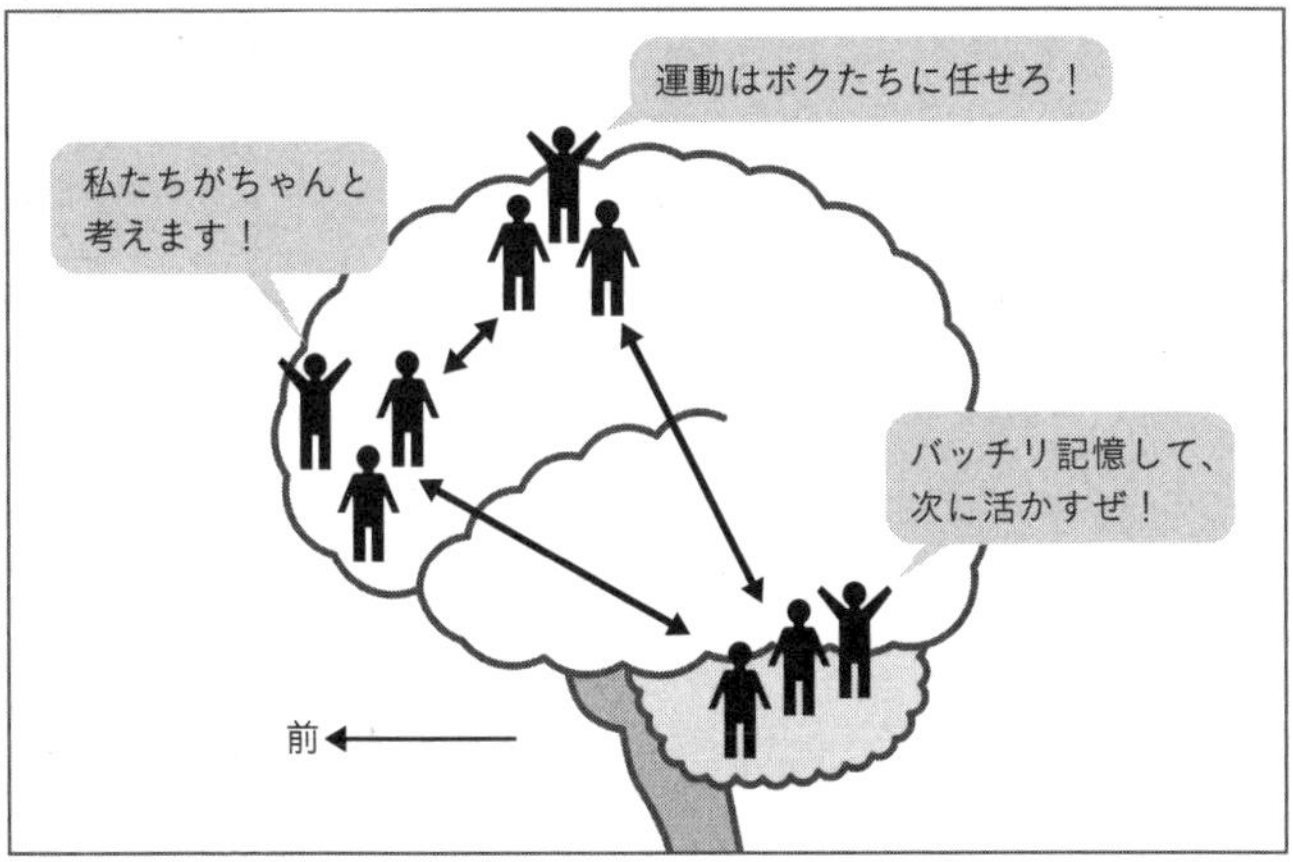
運動はボクたちに任せろ！
私たちがちゃんと考えます！
バッチリ記憶して、次に活かすぜ！
前

な考えや行動を促す。そのための情報をインプットするのが理解系脳番地、聴覚系脳番地、視覚系脳番地、記憶系脳番地の4つだ。ここをとおして入ってきた情報が材料となって記憶や理解、思考といった行動が進められる。どちらかというと、受身的なスタンスの脳番地と言えるだろう。

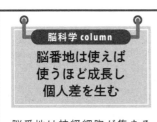

脳科学 column

脳番地は使えば使うほど成長し個人差を生む

脳番地は神経細胞が集まる皮質と神経線維が集まる白《はく》質《しつ》で成り立っている。これらの神経細胞や神経線維は成長すると太くなり、表面積を広げる。使い込んだ脳番地は太くなり、個人差が生まれるのだ。

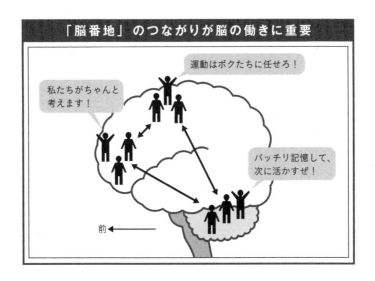

brain science

知っているだけで変わる!? 脳番地を鍛える3つのポイント

KEY WORD ▽▽▽ 脳番地のトレーニング

パズルやゲームでは脳番地は鍛えられない

脳番地を刺激するには、やみくもにパズルやゲームをやっても意味はない。脳番地の概念を提唱する医学博士の加藤俊徳氏によると、刺激するポイントは3点であるという。

まずひとつ目は、生活習慣を少し変えて脳番地を活性化させること。こうすることで、働いていなかった脳番地が刺激されたり、脳番地同士が新しくリンクしたりする。たとえば残業が多い人であれば、同じ脳番地を使い続けることで脳に疲労がたまり、作業効率が落ちている可能性がある。仕事を人に任せるなどして休憩を入れたほうが、効率はよくなる。生活費をわざと削って自炊に切り替えるといったことも刺激になる。

2つ目は、脳のクセを知ることだ。たとえばホメられると、脳番地は成長する。「話上手だね」と言われれば伝達系脳番地が、「目

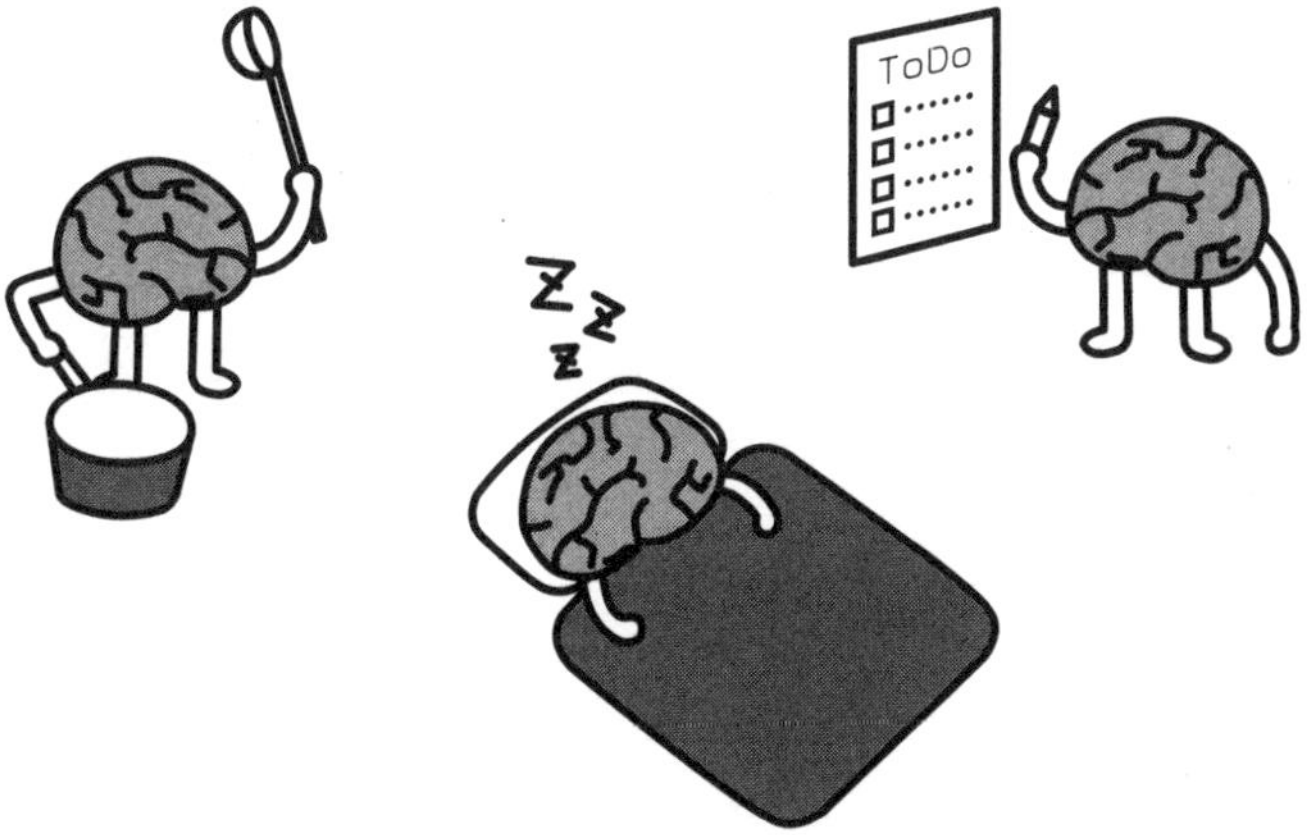

利きだね」と言われれば視覚系脳番地が成長する。また、脳はデッドラインを設けると思考にメリハリがつくので、何についても締め切りを設けるといい。睡眠も大切だ。たとえ短い時間でもしっかりと睡眠を取ると、脳はパフォーマンスを発揮しやすくなる。個人により内容は千差万別だが、発想パターンを逆にするのも効果がある。

３つ目は、何事も能動的に「やりたい」という考え方を持ち、情報に積極的にふれることだ。何事も「やるべきこと」「させられている」という発想でいると、聴覚系も視覚系も、どの脳番地も受身的になってしまう。脳を鍛えようと考えるなら、ただ情報を受けているだけでは脳は育たない。「やるべきこと」から「やりたいこと」へとマインドを変えることが大切である。

brain science

やる気スイッチはいつでも入る！脳を味方につける簡単な方法

KEY WORD ▽▽▽ 機能局在図

やる気は根性で起きるわけではない

仕事や勉強、家事などやることは山積みなのに、どうしてもやる気が起こらないという経験は誰もが持っているだろう。脳科学の観点から言えば、やる気は脳の使い方を心得ていれば簡単に起こすことができる。

ベースとなる考え方としては、「行動しないとやる気は出ない」ということだ。脳はその性質として、変化に対応して動く。止まっていては変化が起こらないので、脳は停滞する。そうなると思考は感情の影響を受けやすい状態になるが、こういったときにはネガティブな感情が優先される。そして、やる気がどんどん失われていくというのだ。

アメリカの脳神経外科医ペンフィールドは、身体を動かすと脳は元気に動き出し、自然にやる気がわいてくるという脳と身体の関係を「機能局在図」として表している。

ペンフィールドによる「機能局在図」

機能局在図は各部位からの運動入力が、どれぐらいの領域に投射されているのか、その面積比を表している。

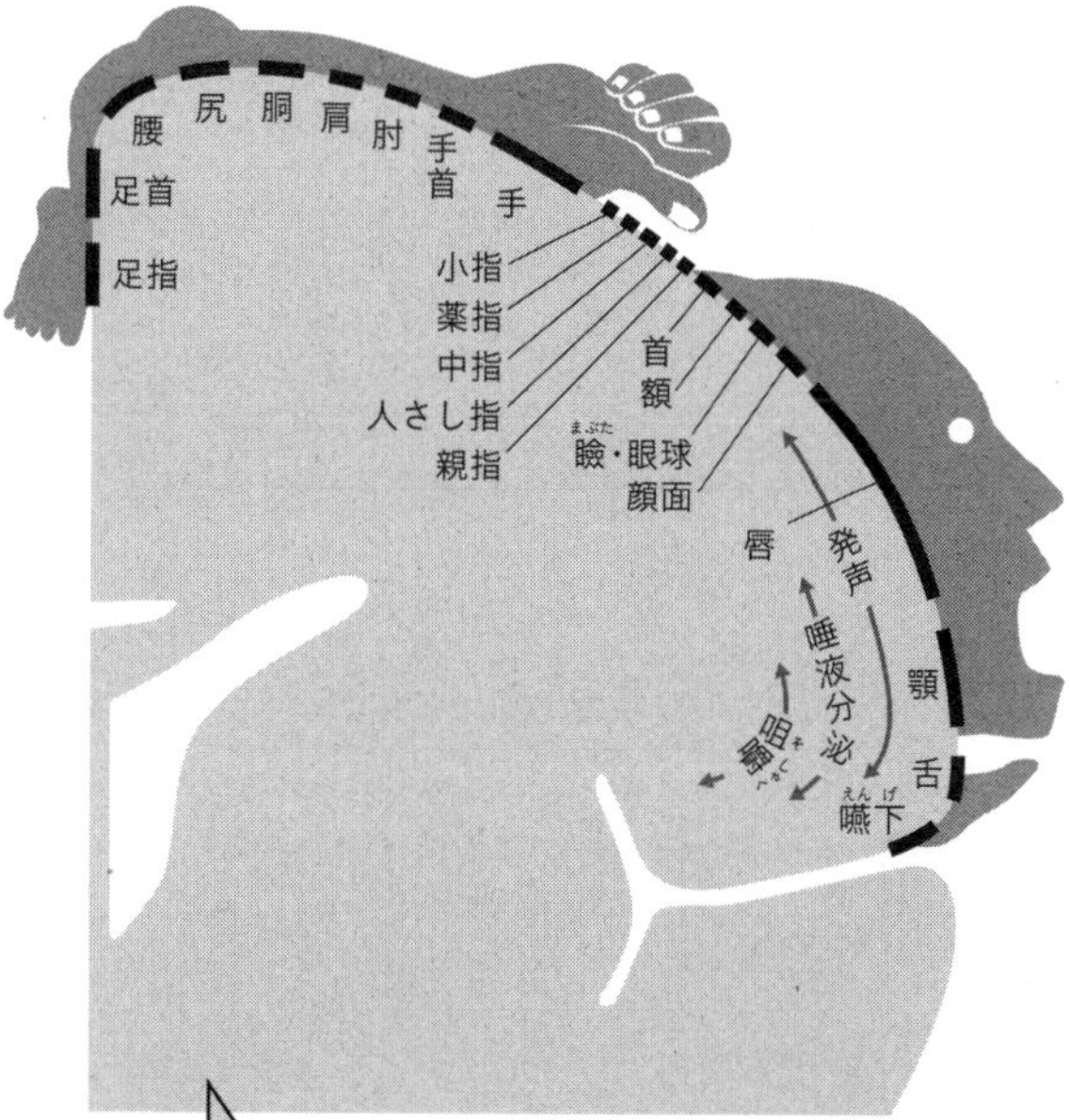

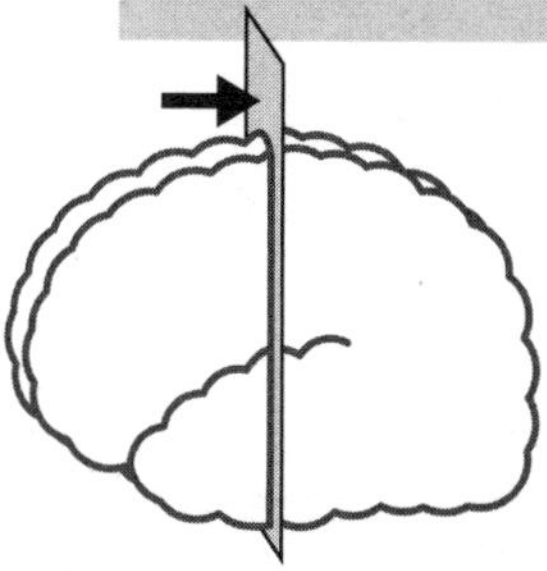

手足を動かす機能は、脳の表面中央付近に分布している。手足を動かすことで、この部分に血液が送り込まれるので、結果的に脳全体の血流もよくする。

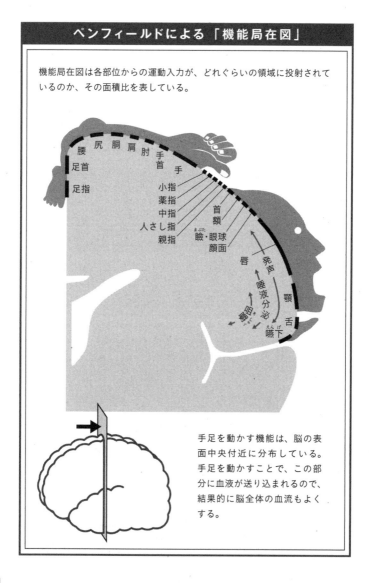

脳の機能を逆手に取って ガンガンやる気を出そう

脳の働きを逆手にとって、常にドバドバやる気が出せるようにするのもよいだろう。そのために役立つヒントを、３つ紹介する。

まずひとつ目は、身体を動かすことだ。手足を動かす機能は、大脳の表面中央あたりに分布している。手足を動かすことによりこの部分に血液を送り込むと、脳全体の血流がよくなる。哲学者のカントは散歩をする習慣で知られるが、知らずしらずのうちに脳にいい習慣を選び取っていたのかもしれない。

２つ目は、大脳辺縁系のなかにある「側坐《そくざ》核《かく》」という器官の働きを利用することだ。側坐核は意欲の発生に深く関与している。ここを刺激することで意欲、つまりやる気は出せるのだ。

側坐核を刺激するには、手先を動かすのがもっとも効果的だ。机の片づけをしたり、不要物を処分したりと、簡単な雑用をしてみよう。そのうちいつの間にかやる気がわいてくる。脳科学の世界では「作業興奮」と呼ばれている原理である。

３つ目は、感情系の性質とうまくつき合うこと。実は、感情系の機能を担っている辺縁系は「分析」という作業ができない。目の前に仕事が山積みになっていると「イヤだ」「逃げたい」という感情が先に立ってしまうのだ。こんなときは、思考系脳番地をわざと働かせて仕事の全体像を把握し、細かなタスクに砕いて「これならできそう」と感情系に思わせるのが正解だ。１０００ページの本を読もうとすれば気が滅《め》入《い》る。しかし、１日３ページ、

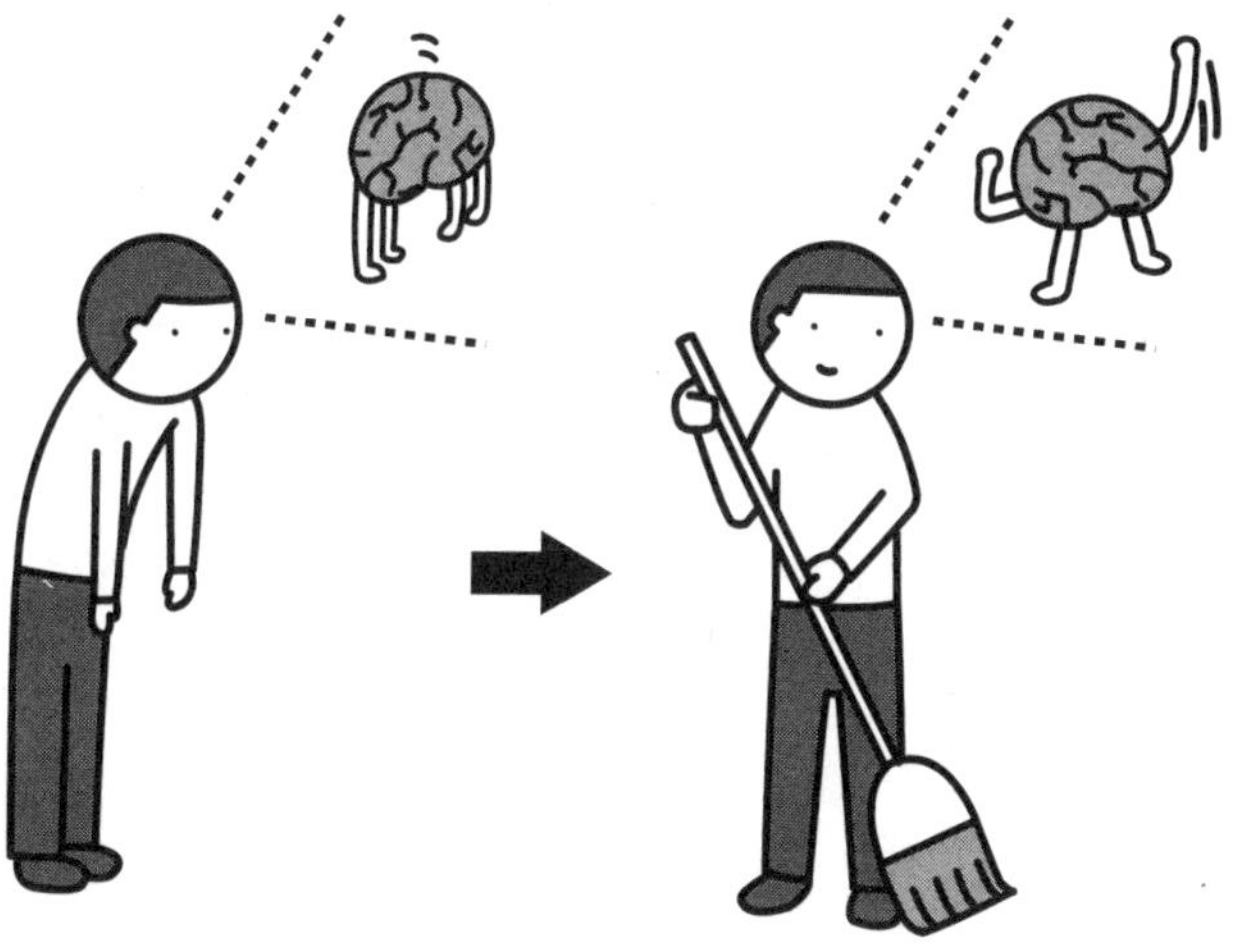

1年かけて読もうと思えばそこまでの負担は感じないだろう。大きなやる気は出さなくていい。「これならできる」という小さなやる気を引き起こし、毎日積み重ねていけば必ず達成できるのだ。やる気がなかなか出ないと言う人のなかには、いきなり物事をはじめようとしている人が少なくないのだ。

脳科学 column

運動不足になると心も運動不足になる脳のしくみ

脳と言えば思考系が注目されるが、実際は感情系や運動系などと密接に関係している。たとえば、運動不足が続くと脳の働きは鈍化する。適度な運動は脳にも効果的なのだ。ただし、適度の度合いは人による。

brain science

ラクな方向に流されるとあっという間にダメ人間！

KEY WORD ▽▽▽ 感情系、思考系

脳の働きから考える ダメ人間回避法

自分は意志が弱いと感じることはあるだろうか。わかってはいるけれどやめられない、といったダメ人間的な行動パターンを、脳科学的に分析してみよう。

脳には「思考系」と「感情系」、２つの機能系がある。思考系の中枢は大脳だ。そして感情系の中枢は大脳辺縁系で、進化の過程で最初に形成されたのはこちらである。高齢でも衰えにくい、原始的かつ動物的で、強い脳と言える。

感情系は不快なことを嫌い、常に快を求めようとする。動物としては正しいが、人としてはダメな場合も多々あるだろう。

一方、大脳は合理的な判断をする脳である。両者は常にバランスを取り合って私たちを動かしているが、よき社会生活のためには大脳が辺縁系の働きを抑制できる、つまり感情系

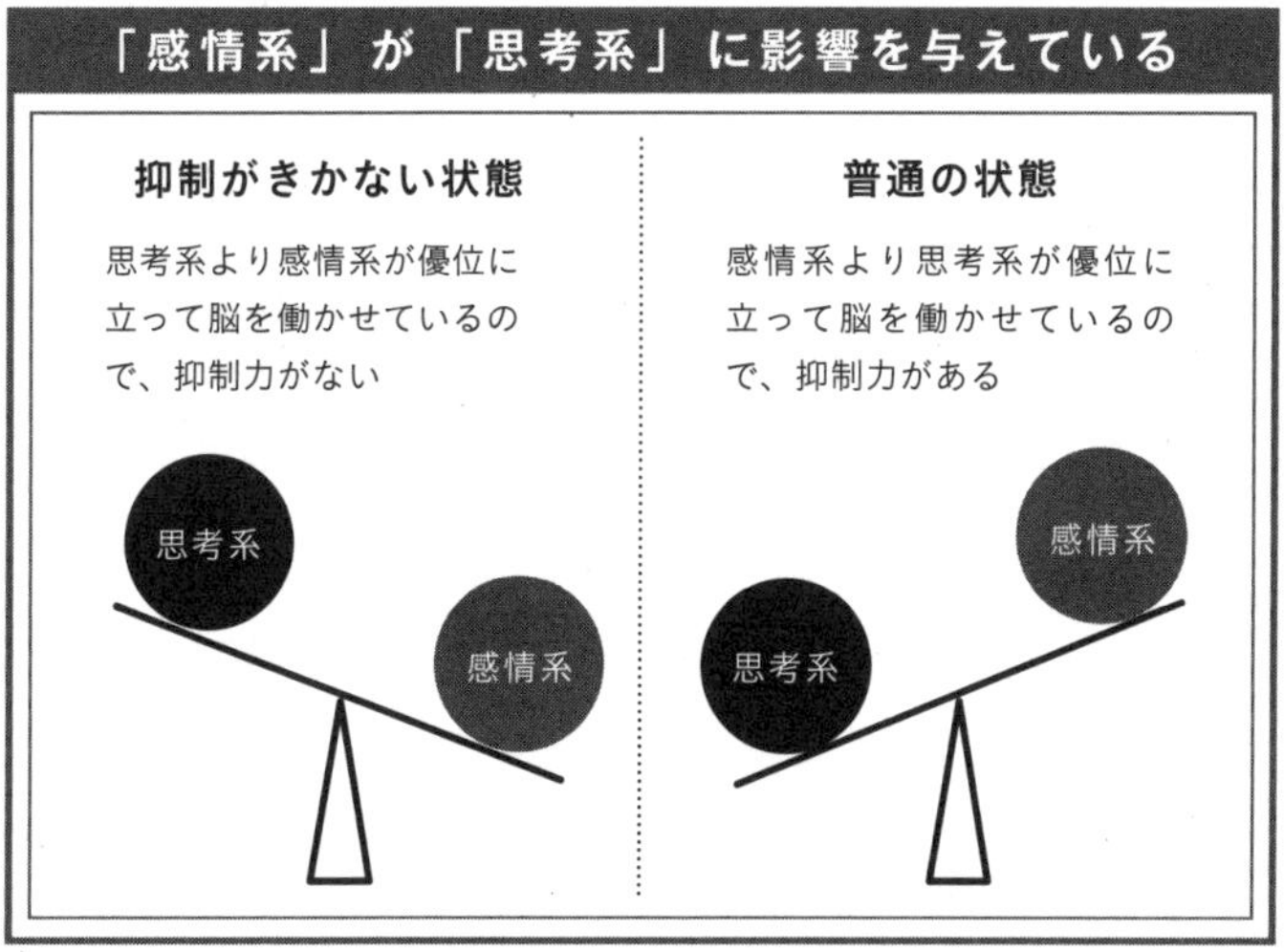

よりも思考系が優位でなければならないのだ。

しかし、この抑制力というのは筋力と同じで、常に使っていないと維持することはできない。そして仮に抑制力が落ちてしまうと、理性的な脳の働きも低下する。ダメ人間にならずにいたいなら、面倒なことをやらずにいるのは極力控えよう。

脳科学 column

やめられない……そんなときはどうしたらいいか

やめなければいけないことをやめるには、どうしたらいいだろうか。すぐにできるコツは「視線を外す」こと。その後、台所でお茶を淹《い》れるなど足と手を動かせば、脳に変化が与えられてスパッとやめられる。

brain science

右脳・左脳を意識して鍛えれば人間関係もラクになる

KEY WORD ▽▽▽ 右脳、左脳

右脳と左脳は単なる芸術的能力・論理能力の違いではない

「右脳」が発達した人は絵や音楽など感性に富み、「左脳」が発達した人は論理的……そんな一般論はよく出回っているが、それだけではない。現実社会を理解するにおいては、右脳は社会性や協調性、左脳は主体性に関連が深いと考えたほうが理解しやすい。たとえば大人数で飲み会をしているとき、周囲の人の動きや話をきっちり把握して的確な反応をしている、こういった人は右脳が強いタイプと言える。ただし、論理的に考えることは苦手だったりする。

一方、左脳が強いタイプは難しい理論を組み立てたり、説明したりするのが得意だ。学者や研究者を連想するとわかりやすいだろう。このタイプは、集団行動が苦手な人が多い。

脳が健康であっても、右脳・左脳の差がある人は珍しくないという。

「右脳」と「左脳」の特徴的な機能

右脳は周囲の情報に注意する力、左脳は言葉や思考を組み立てる力を司っている。つまり、右脳は社会性、左脳は主体性を司っている。

役割分担

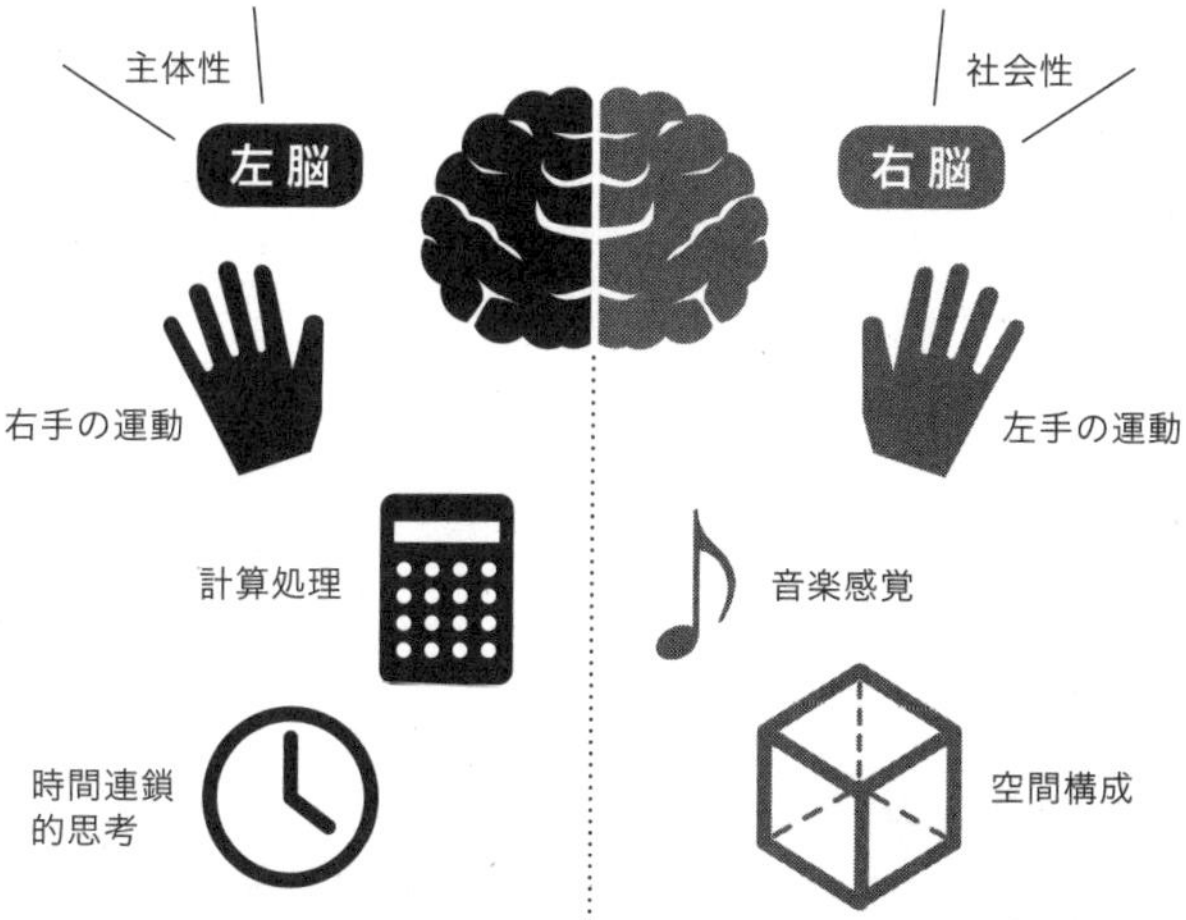
主体性
左脳
社会性
右脳
右手の運動
左手の運動
計算処理
音楽感覚
時間連鎖
的思考
空間構成

言語の認識と言語的推理、計算と数理的推理、論理的思考などを受け持っている。読む、書く、話す、計算するなどの行為は左脳の役割である。

図形や映像の認識、空間認識、イメージの記憶、直感・ひらめき、全体的な情報処理などを受け持っている。絵を描いたり、楽器を演奏したりするのは右脳の働き。

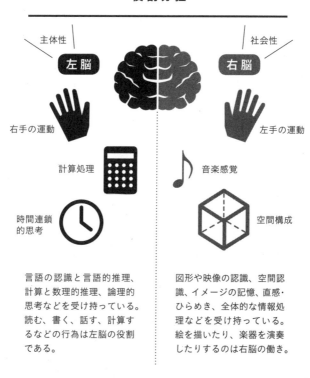

右脳の力が落ちると「空気が読めない人」になる

　右脳と左脳、どちらかに能力が偏っていることは問題ではない。むしろ、優れた能力を持っている人がどこか不器用だったりするギャップは、魅力のひとつでもある。

　ただ、あまりに偏りが極端だと、対人関係に支障をきたすことがある。たとえば、左脳が担当する「論理や言葉を組み立てる力」が優れている人が、その力に頼りすぎて右脳の力を落としてしまっている場合、いわゆる「空気が読めない人」として孤立し、悩みを抱えるケースがあると、医学博士の築山節氏が指摘している。

　たとえば右脳の力が低下していると、みんなでワイワイ仕事をするようなことが苦手になる。この時点では「ちょっと苦手」程度なのだが、そういう場を避けるようになると脳の機能を使う機会が減って訓練できないため、さらに苦手になる。そして、社会的に孤立していくのだ。脳機能が鍛えられないので、論理的な解決を試みてもスムーズにできない。

　右脳を鍛えるトレーニングとして、簡単に取り入れやすいものを2つご紹介しよう。ひとつ目は、人の話を聞くときに「それはこういうことですね？」と確認しながら聞くことだ。右脳の力が低下していると、話を聞いたつもりになって無意識のうちに左脳で補い、勝手な解釈をしてしまう。それで「言ったのにやらない」「人の話をまったく聞いてない」と思われてしまうのだ。いちいち確認しながら聞くことで、相手の話を注意深く聞けるようになる。ただし、過剰になると相手もおか

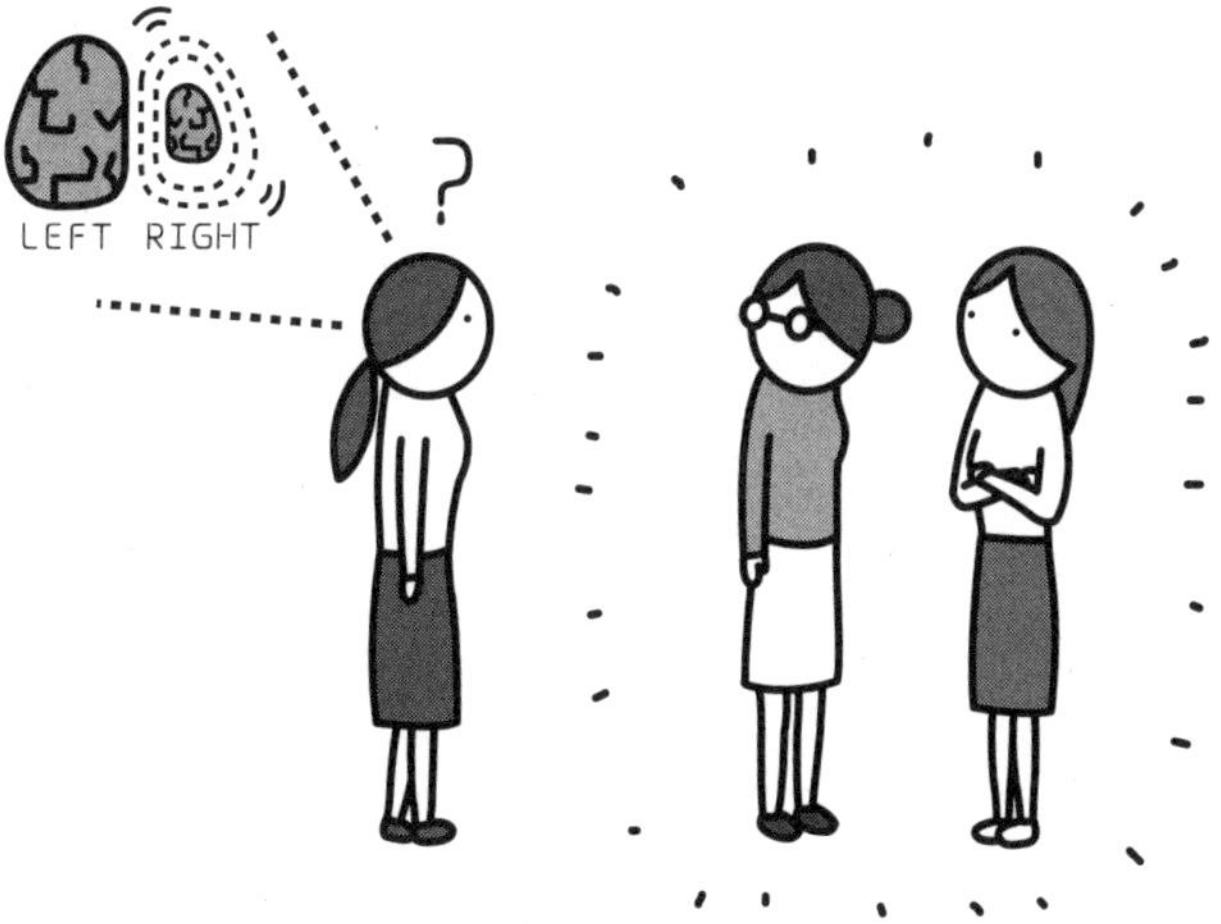

しいと思うのでご注意を。

２つ目は、普段行かない場所に出かける機会を増やすことだ。毎日同じような風景しか見ていないと視覚的注意力はどんどん下がるのが、空気が読めない人のパターンだ。慣れない場所に行けば脳は安全を確保しようと、変化に敏感になる。

脳科学 column

友達を増やすことが右脳のトレーニングになる

いろいろな場所に行ってさまざまな人と交流を持ち、共同作業をしたり理解し合おうとしたりするのは、右脳を鍛えるためにはもっともいいトレーニングになる。まずは意識を持つことが大切だ。

brain science

面接でしどろもどろになる人は左脳がバカになっている可能性あり

KEY WORD ▽▽▽ 左脳の低下

左脳を使っていないと自分の考えをまとめられない

何か意見を求められたときにうまく答えられない、面接で質問されると「えーと」ばかりで意味不明の回答をしてしまう……そんな経験をしたことはあるだろうか。この場合、左脳の力が落ちている可能性がある。

左脳は、自分の考えをまとめるという主体的な行動に大きくかかわっており、使われる機会が少なければ機能は低下する。つまり、情報を整理したり、順列をつけて並べたりするといったことができなくなってしまうのだ。

実は、左脳の低下は誰でも簡単に起こりうる。もっとも連想しやすいのは、頭のいい上司だろう。情報を整理し、論理的な思考で指示を出し、部下はそれを実行するだけ……。そんな状態では部下の左脳は鍛えられない。何年もそうやって過ごし、またプライベートでも鍛える機会がなければ、何も考えられな左脳の低下で起こる「主体性の負のスパイラル」

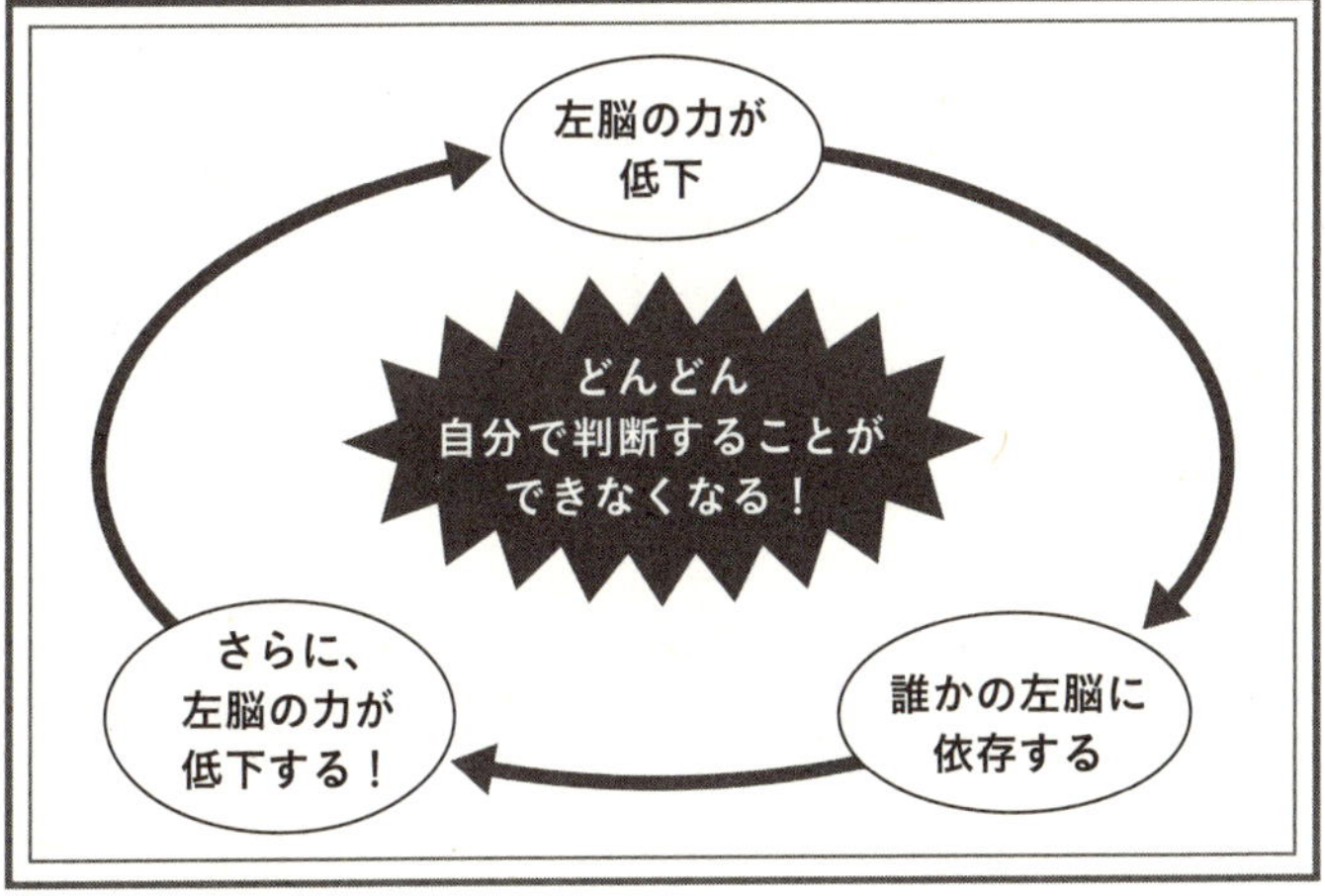
左脳の力が
低下
誰かの左脳に
依存する
さらに、
左脳の力が
低下する！
どんどん
自分で判断することが
できなくなる！

い人間になる。左脳の力を低下させることは、自分で判断できなくなることなのだ。

　こうした事態を防ぐには、何事も人任せにしたり、人の言いなりになったりするのではなく、自分で判断をすることだ。また、そう判断した理由を説明できるようにすることも大切である。また、面接やプレゼンテーションの場でうまく話せない人がすぐ実践できる、左脳的解決法も紹介しよう。

　私たちは普段、物事をなんとなくわかったつもりになっている。わかっていることのはずなのに意見がまとまらないのは、自分の考えが整理できていないからだ。話したいテーマがあれば、文章化してみよう。周囲の人に聞いてもらうのもよい。そうやって情報を整理することで話せるようになるし、左脳も鍛えることができる。

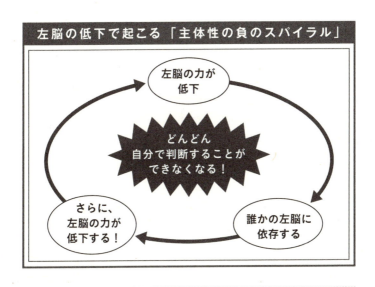

brain science

ネットサーフィンで数時間！時間を浪費させないための脳の使い方

KEY WORD ▽▽▽ 注意力がオフになる

小さい画面に向かっていると脳機能が衰退する

パソコンでちょっと調べものをするつもりが、ついついネットサーフィンをしてしまい、気づいたら驚くほどの時間が過ぎていた……といった経験はないだろうか。インターネットには時間を忘れさせるほどの情報が詰まっている……というのもあるだろうが、脳科学的に見てもこれは説明がつく。パソコンに代表されるような小さな平面に集中しているときは、周囲への注意力がオフになりやすいと、医学博士の築山節氏が指摘している。パソコンで長時間仕事をしたあと、外出すると周囲のモノや人との距離感がつかめず、ぶつかりそうになるという人は少なくないが、これが「注意力がオフになる」状態である。

この「周囲への注意力がオフになる」状態は、モノや人に対してだけではない。時間についても同様である。小さな画面に集中する

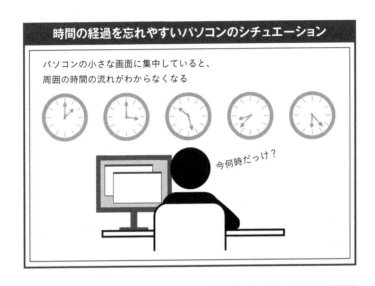

時間の経過を忘れやすいパソコンのシチュエーション

パソコンの小さな画面に集中していると、
周囲の時間の流れがわからなくなる

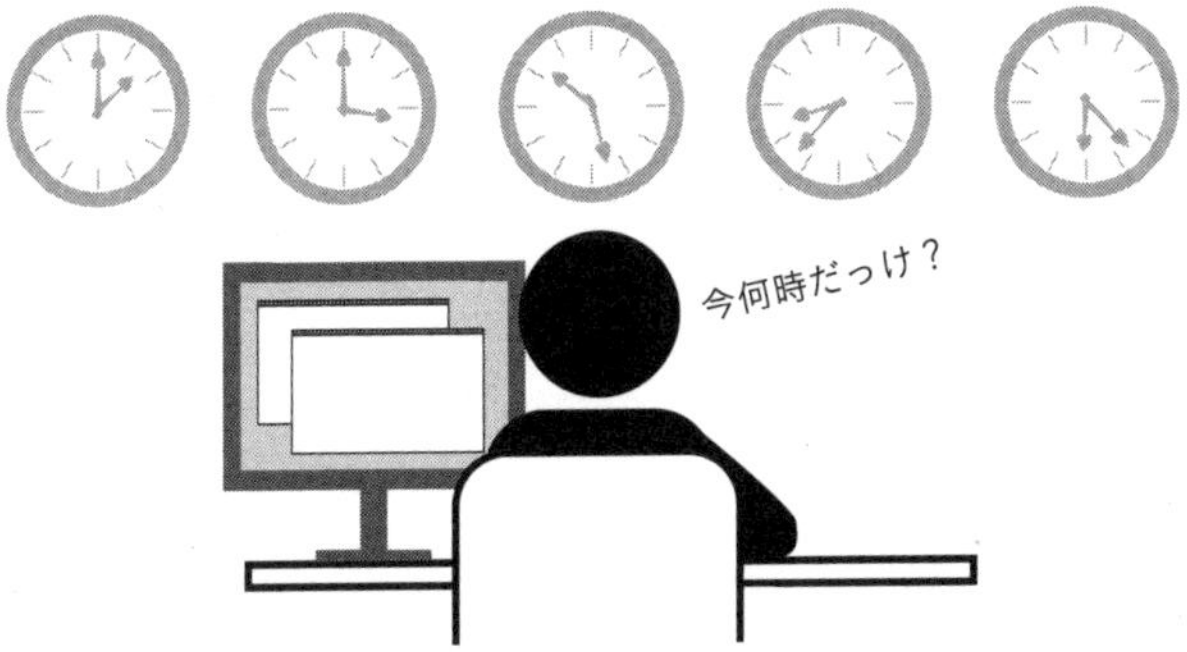

ことで、日が落ちて暗くなってきた、周囲の人の動きが変わった……などといった世のなかの動きに対する感覚が鈍る。すると、時間が刻々と過ぎていくという感覚がなくなってしまうのだ。これが、ネットサーフィンをしていたらあっという間に時間が経ってしまうことの脳科学的な理屈である。

もちろん、パソコンに長時間没頭するのがさほど頻繁でなければ問題はない。しかしこれを年単位など長期間にわたって続けていると、周囲への注意力がなくなってしまうというのだ。言ってみれば脳機能が低下したままの状態が普通になり、脳の反応が遅くなってしまうのだ。時間を有効に使いたいなら、パソコンは1時間などと時間を決めて作業し、時間がきたら一旦別の作業をして脳をリセットすることだ。

brain science

「失敗を繰り返す自分」は脳科学を使えば脱却できる

KEY WORD ▽▽▽ 失敗する自分の客観視

反省するよりも書くか話すこと

何度もやってしまう失敗はないだろうか。たとえば、電車で傘を忘れてくる。待ち合わせに毎回遅れる。こういった場合、脳科学的に改善するヒントがある。

同じ失敗を繰り返すのは、「失敗する自分」を客観的に見ることができないからだ。「またやっちゃった……」というときの自分は、自分で把握できていないというわけだ。

では、自分で自分が見えるようにするためには、どうしたらよいのだろうか。そのためには、書き出すか人に話すことが有効だ。

紙に書いたり、人に話したりすることで、私たちは自分を客観的に観察できるようになる。自分の失敗パターンが見えるため、失敗しそうなシチュエーションで「座席の手すりに傘をかけると絶対忘れる。手で持っていよう」などと回避策を取ることができるのだ。

「5W 1H」で失敗を繰り返さない！

傘の置き忘れを例に、失敗したときの「5WIH」の分析法を紹介しよう。

What………よく傘を置き忘れて、なくしてしまう

When………雨上がり、特に疲れている残業後に多い

Where……帰宅時の電車のなか、立ち寄った飲食店やコンビニ

Who…………ひとり、または仲のいい友人や同僚といるとき

Why…………適当な場所に置き、傘を置いたこと持っていたことも忘れる

How…………置くときにどこに置いたかしっかり確認する

紙に書き出すときは、失敗の内容を５Ｗ１Ｈで分析するとよい。Ｗｈａｔ（どんな失敗？）、Ｗｈｅｎ（どんなときが多い？）、Ｗｈｅｒｅ（どこで失敗が多い？）、Ｗｈｏ（誰に対して？ 誰といるとき？）、Ｗｈｙ（なぜ繰り返す？）、Ｈｏｗ（どうすれば克服できる？）である。

脳科学 column

脳のキャパを超えない情報量を意識すること

脳が処理できる情報は多くない。ひとつのことに注意を向けてほかを忘れたり、一度にたくさんの情報に注意を向けて失敗するのは当然である。回避するには、段取りが第一。失敗の可能性を減らしておく。

brain science

ネガティブ思考になるのは メンタルではなく脳の問題だった

KEY WORD ▽▽▽ 脳活動の停滞が招くネガティブ思考

クヨクヨ悩んでいるのは 脳の活動低下を招くだけ

自分はダメ人間だと思う、何もかもうまくいかない気がする……こうしたネガティブ思考にとらわれることは、日常においてそう珍しいことではない。しかし、できないことにばかり目を向けていても克服はできないし、立ち止まって悩んでいる間、脳の活動は停滞するだけだ。そうなると、さらにネガティブ思考に陥りやすくなってしまう。

ネガティブ思考からの正しい立ち直り方は、とにかく「確実にできることをやる」ことだ。簡単な作業でも、好きな仕事でもいいが、肝心なのはそれが「自分にとって価値があること」であるかどうかだ。脳は行動したとき、その行動が常に「自分にとって価値があるか、ないか」を判断している。つまり、できることといっても「仕事を放置して遊ぶ」では一時的に快感を得られても、ネガティブ思考は

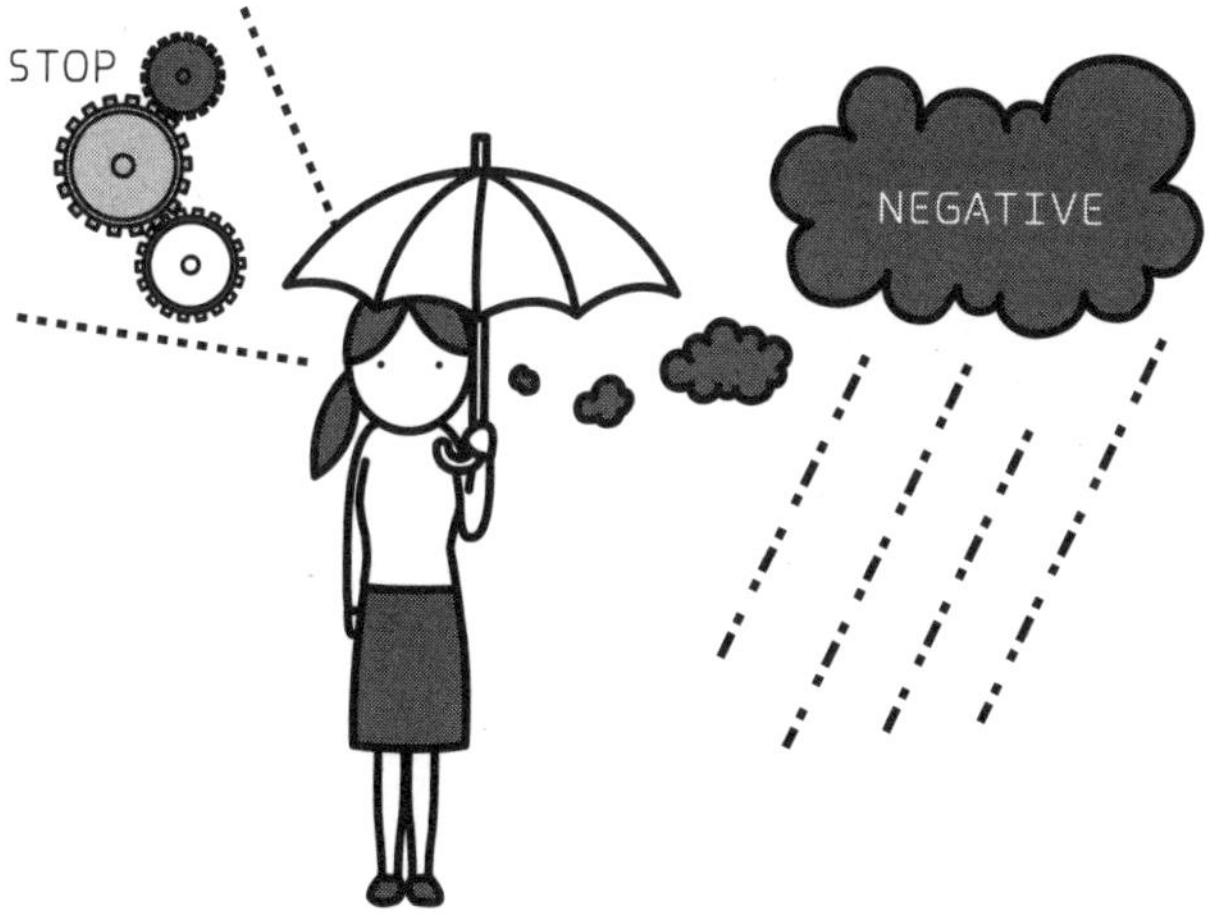

残りやすいので意味がない。自分の価値観と照らし合わせ、確実に自分にできて、自分にとって価値のあることをする。それが、ネガティブ思考から抜け出す大事なポイントになる。それでもうまくいかないときは、睡眠を十分に取る、バランスのいい食事など健康の回復に努めるとよいだろう。

脳科学 column

ネガティブ思考に陥っている人にはどう対処する？

仕事で問題を抱えネガティブ思考に陥っている部下がいる場合は、短時間でいいので簡単な仕事をする時間を与えるとよい。作業興奮に加え「今日もできた。明日もできる！」という安心感を持ちやすい。

brain science

環境が大きく変わってもストレスに押しつぶされない方法

KEY WORD ▽▽▽ 状況依存性

転職、就職、結婚……ストレスフリーで生きるには

人生には何度か大きな転機が訪れる。しかし、環境や立場が変わるというのは、ときとして大きなストレスになる。昇進や結婚といった、一見喜ばしい転機を迎えた人が大きなストレスを抱え、うつで悩むこともある。

こうした変化に強い人間になるには、どうしたらいいのだろうか。ここでも脳科学の知識が役に立つ。普段の生活で「変えないこと」と「変えていくこと」を意識するのだ。

変えないでいたいことは、整った生活習慣だ。毎日好きな時間に寝起きして、食事も食べたり食べなかったり、集中して仕事をする時間も持たない、といった不規則な生活は脳の活動を不安定にし、感情を過敏にする。何か大きな変化が起きた際、耐えられないのだ。朝は早く起きて運動をし、朝食を摂《と》り、出社したら集中して仕事をする。帰宅したら夕食

変化に弱い脳の「状況依存性」

同じような景色を見たり、同じような食事を摂っていると脳はその状態に慣れきってしまう。

▶

変化があるとパニックになってしまい、思考ができなくなってしまう。

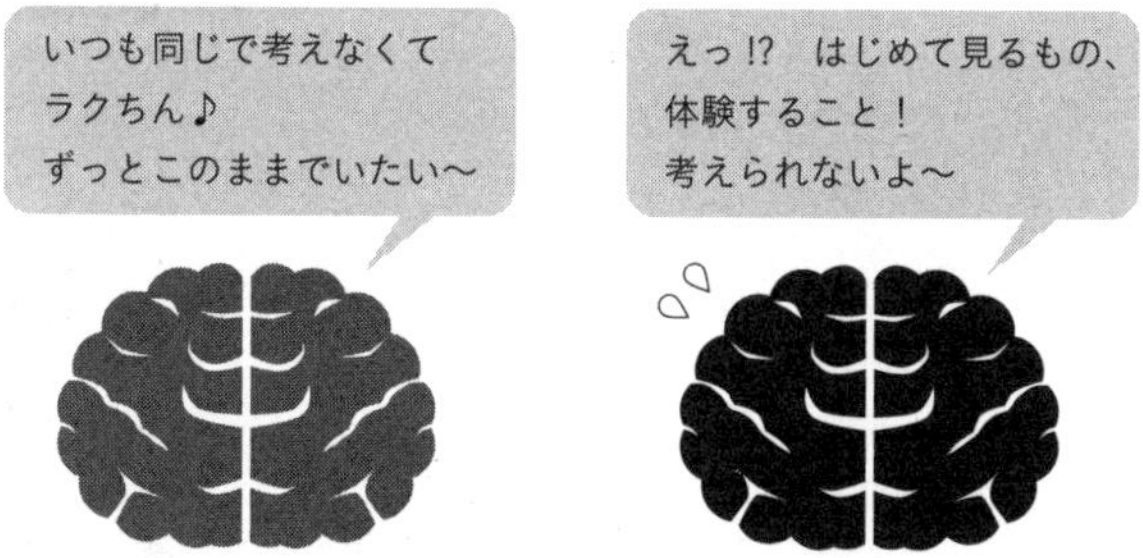
いつも同じで考えなくて
ラクちん♪
ずっとこのままでいたい〜
えっ!?　はじめて見るもの、
体験すること！
考えられないよ〜

を食べ、入浴して12時には必ず就寝する。こうした生活を変えないことで、感情が安定しやすく変化にも対応できるようになる。一方、意識して変えたいものもある。これは毎日同じことの繰り返しではなく、新しい知人をつくったり、行ったことのない場所に行ってみたりと、接するモノを変えることだ。

脳には「状況依存性」という性質があるという。これは「現状維持で変わりたくない！」という本能で、誰にでも備わっているもの。この状況依存性は、普段から小さな変化で刺激を与えていれば大きな変化にも柔軟に対応できるというが、変化のない生活をしていると、大きな変化に弱い脳となってしまうのだ。生活習慣を整え、小さな変化を取り入れることで、変化によるストレスがなくなる。

brain science

ストレスは悪なのか？ 脳科学から考えるストレスのしくみ

KEY WORD ▽▽▽ ストレスと脳の関係

ストレスはなくてはならない人生のスパイス!?

人は誰でもストレスを抱えている。「仕事でストレスをためてうつになった」「上司の存在がストレスだ」などといった会話が口にのぼることも少なくない。

もはやおなじみのストレスという概念を提唱したのが、カナダの生理学者・セリエである。ストレスといえば悪の権化のようにとらえられがちだが、セリエは「ストレスは人生のスパイスである」と述べた。スパイスを調味料と読み換えると、彼の真意が理解しやすいかもしれない。つまり、大量すぎると食べられたものではないが、適度な量はなくてはならないということだ。

脳は適度なストレスを受けると活性化する。難しい仕事を担当することを考えてみよう。必死で考え、工夫することで脳は活性化する。最高の力を発揮しようとするなかで、脳の機

ストレスの大きい出来事

家庭

・配偶者の死
・親族の死
・離婚
・夫婦の別居
・多額の借金
・家族の大きな変化

仕事

・会社の倒産
・転職
・仕事のミス
・単身赴任
・左遷
・会社の立て直し
・収入の減少
・人事異動
・労働条件の大きな変化
・配置転換

健康

・病気や怪我
・多忙による心身の疲労

交友関係

・友人の死
・同僚との人間関係

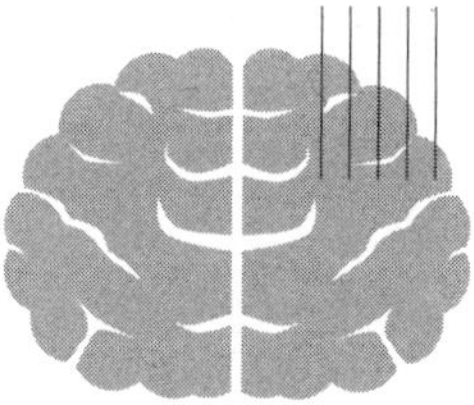

能もアップする。しかしラクな仕事ばかりでは、脳は活性化もせず機能もあがらない。

しかし、ストレスが過剰な状態は逆に脳の働きを低下させることがわかっている。脳が思考や判断をする前に「やりたくない！」「面倒だ……」などの感情が先にわいてしまい、脳が働かなくなってしまうのだ。

脳科学 column

いい出来事も本人にとってはストレスなことも

人は悪い出来事でストレスを感じることばかりではない。たとえば結婚や出産など、おめでたいことでもストレスをためる。脳にとってはいい刺激でも、心や身体が適応しきれず、ストレスとなるケースもある。

ストレスの傾向と対策をおさえておこう

人は身体、そして心の両方にストレスを受け止める自動調整機能を備えてはいるが、心も身体も耐えられなくなるとさまざまな症状が現れる。それらは大きく分けると身体面（頭痛や吐き気、下痢など）、行動面（集中力の低下、ミスの増加など）、精神面（不機嫌、無気力、抑うつ状態など）の3種類に分類される。

ここでは脳科学の立場から、脳のストレス耐性を高めるコツをいくつかあげてみよう。

第一に行いたいのは、ストレスを正しく分析し、自分のストレス状況を理解することだ。紙を用意して今の気持ちを書き出し、考え方が歪《ゆが》んでいないかを確認する。現実的、建設的な考え方がないかも検討しよう。自分の状態は、前述したような身体や心、行動の変化がないかを冷静に思い出してみるといい。

第二に、規則正しい生活をすることが重要だ。生活リズムの乱れは、そのこと自体が脳や身体にとって負担になる。睡眠と食事のリズムを規則正しくし、適度な運動を心がけよう。

第三に、時間の使い方である。毎日計画を立て、次に起こることを想定に入れた上で過ごすようにしたい。これができないと周囲に振り回されたり、予想外のことが増えたりするとパニックにもなりやすい。脳のやる気もそがれやすい。

この計画を立てる際に注意したいのが、現状を見直すことも大切だということ。自分にとって、どの範囲までがストレスに耐えられ

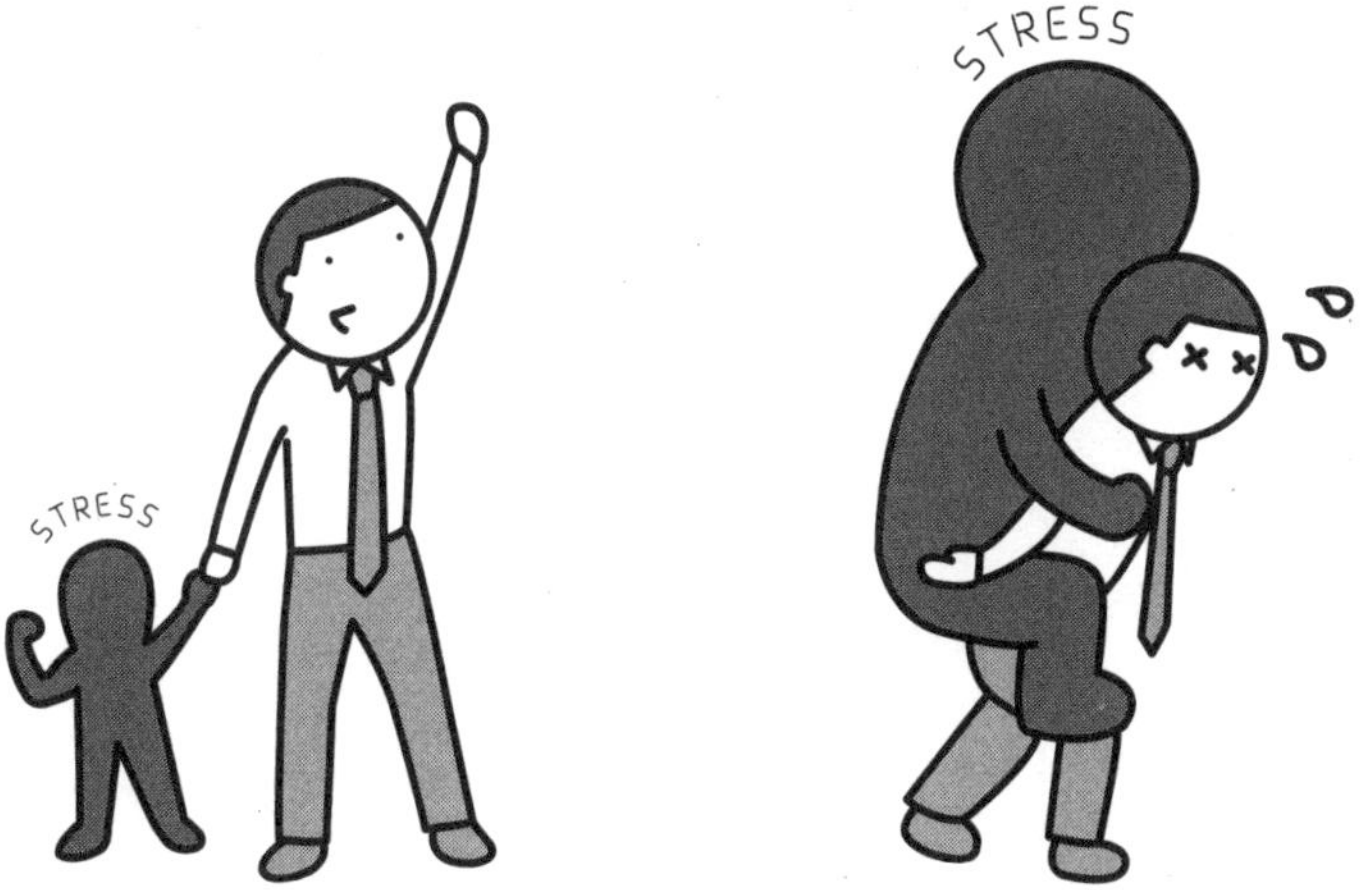

るのか。仕事を引き受けすぎてはいないか。現実に即した時間配分をすることで、心のゆとりにつながる。ストレスと無縁で生きることはできないし、適度なストレスは脳の能力を高めることにつながる。だからこそ、ストレスの適量を自分で見極められるようになっておくことが大切なのだ。

脳科学 column

誰でも起こりうる フラッシュバックは 専門医の受診を

災害や事故など大きな出来事に見舞われた場合、抑うつ的になったりフラッシュバックを起こしたりすることがある。これは「急性ストレス反応」という生理的反応。自己流の対処より精神科の受診を。

brain science

「脳は衰える一方」とあきらめたら損！脳を成長させて人生を充実させよう

KEY WORD ▽▽▽ 加齢と脳の成長

100歳になっても脳は成長する

何か思い出せないことがあったときに、「もうトシだから」と年齢を言いわけにする人は少なくない。このように、脳は年齢とともに衰える一方で、年を取れば成長することはない——とする意見がまことしやかに囁《ささや》かれることがあるが、それはまったくの間違いと言っていいだろう。

確かに、脳細胞は生まれたての赤ちゃんが一番多く持っており、あとは減っていく一方である。アルコールを飲めばそのたびに大量の脳細胞が減少したり、うつなどの心の病や麻薬などで変形することもあるという。

脳は臓器のひとつであり、ほかの臓器と同じように老化することは事実である。どんなに脳を鍛えても、脳だけ若いときのままということはない。ただ、そのなかでも成長している脳細胞もあるのだ。

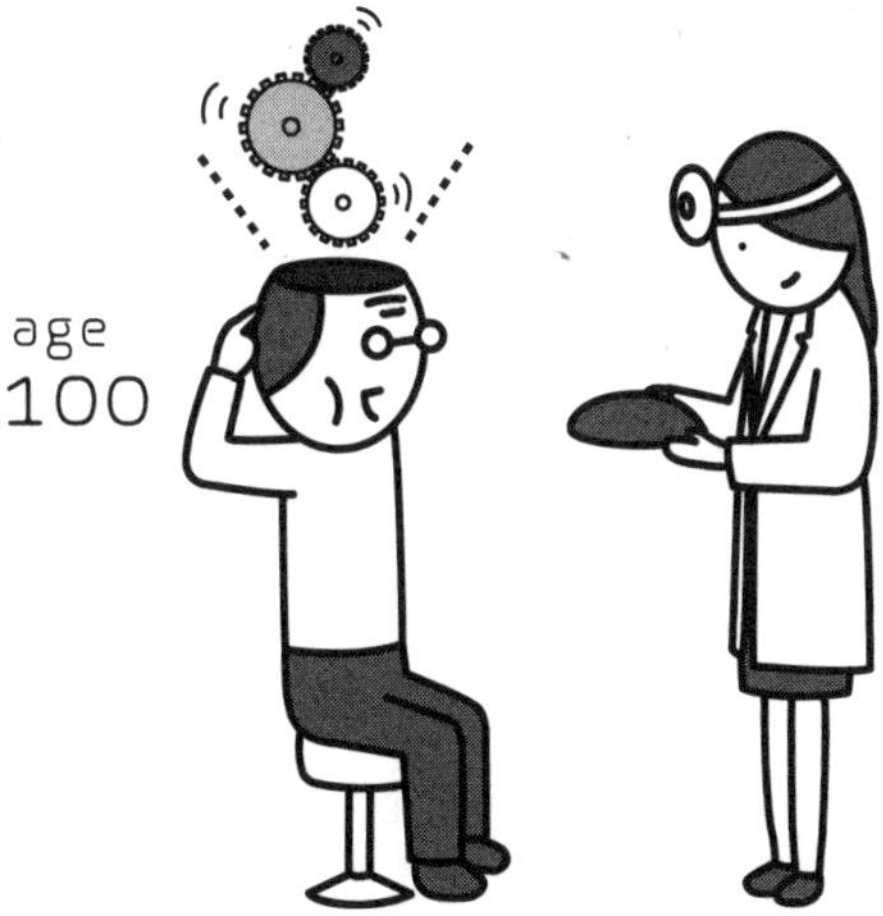

脳には年を取っても使われていない部分や、年齢を重ねることで使いこなせるようになる部分もあり、年を取ってからでも成長する可能性は十分にありえるのだ。ＭＲＩによる画像解析では、80～90代の人の脳も成長し続けていることが解明されていると、医学博士の加藤俊徳氏は言っている。

脳科学 column

人体のなかでもっとも寿命が長いのは脳！

中年になれば誰でも身体の衰えを感じはじめるのが普通である。では、脳の寿命をご存知だろうか？　脳は50歳を過ぎても成長する、一番寿命が長い臓器である。鍛え続けることで120歳まで生きるのだ。

あきらめたらそこで脳の成長は終了する

脳は年を取っても成長する。ただ、世間一般ではいまだに「年を取れば脳は衰える」といった考え方が根強く、脳を鍛えることをあきらめてしまっている人が多い。そもそも脳が鍛えられるものだと知らなければ、鍛えようもないだろう。脳の老化を早める原因はまさにここであり、自分から好き好んで脳の限界を決めているようなものだ。

脳は胎児の頃から成長をはじめ、１００年経ってもなお成長の余力を残している部分がたくさんある。それは途中で成長を止めていたということではなく、遺伝子的にそういうしくみになっているわけではない。単純に、その脳の持ち主の暮らし方や考え方によって、特定部位を使わなくてもいいようなネットワーク環境になっているだけの話である。脳のなかでは、使うのが得意な部分はどんどん成長するが、苦手な部分はあまり成長しない。こういったところは成長する可能性が高い。

今、あなたには苦手なことがあるだろうか？　乗り越えたいけれど、どうにもやる気が出ないことはあるだろうか？　人は、苦手なことをするのは苦痛だから避けてとおりたがる傾向がある。そのため、成長させてこなかった部分が脳のなかにできてしまうが、それでも試行錯誤したり、再挑戦したりすることで脳の苦手な部分をうまく使えるようになり、苦手な部分が活動をはじめる。

脳が持つ可能性を発揮するためにもっとも大切なのは夢を持ったり、挑戦をし続けることがポイントになる。

脳を成長させるのも、させないのも自分次第！

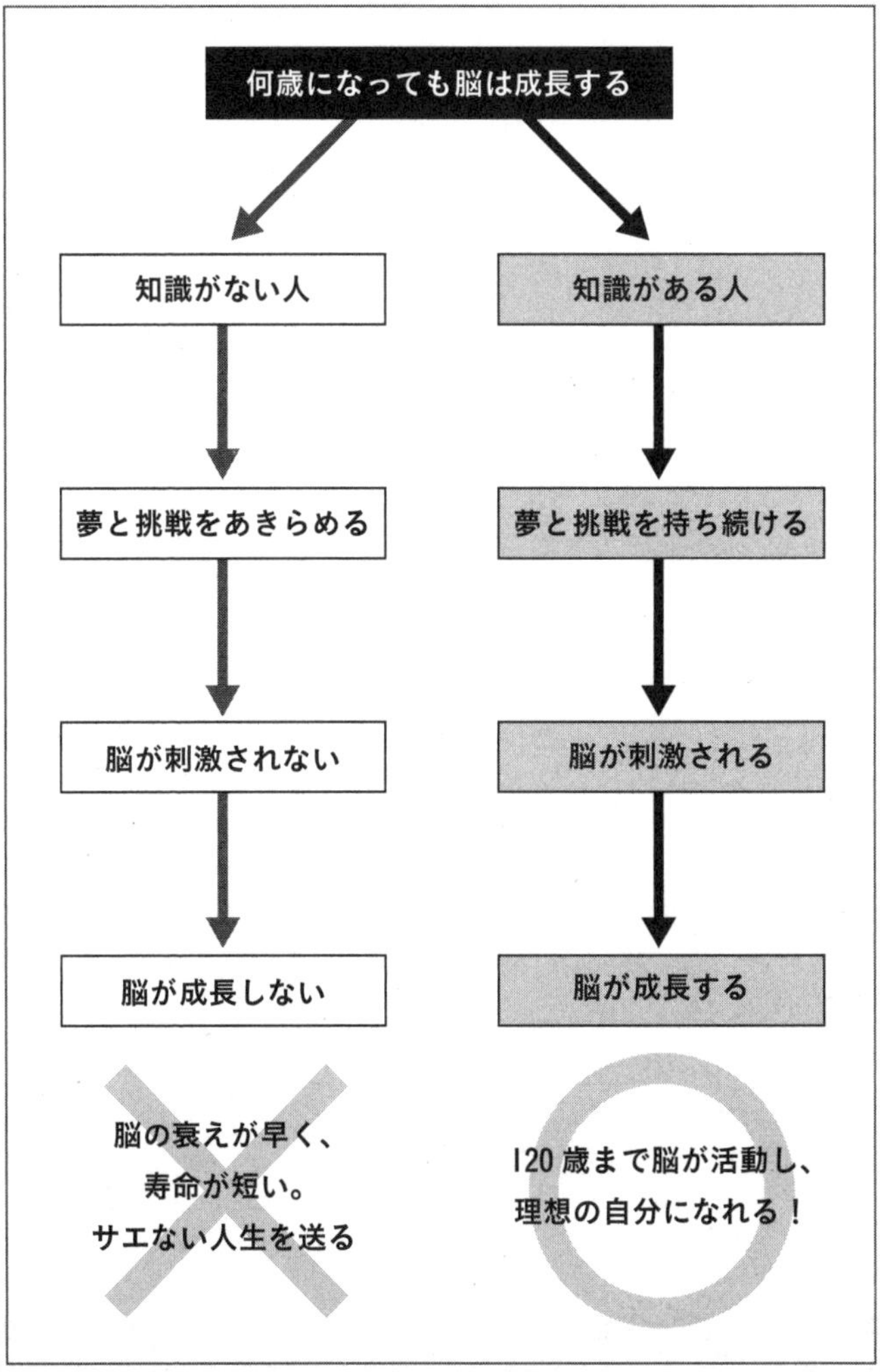

brain science

脳の力が本番を迎えるのは若者ではなく中高年!?

KEY WORD ▽▽▽ 脳のピーク

脳の老化が見られる一方伸びしろもあるのが50代

人の脳は50歳を過ぎた頃から、次第に老化がはじまってくる。若いうちは、脳の個人差は成長力の差と言える。一方、中高年からは老化力を抑えつつ、成長力を強くすることを意識することが重要だ。そうすることで、脳の個性は輝いてくる。

人の一生を脳という観点から見れば、中高年までは脳の基本的なところをコツコツと確立していく時期と言える。中高年になると、脳全体を使うトレーニングに取り組みたい。情報を収集する力、整理する力もよいが、それだけでなく物事を深く理解し、考える力。これまでの人生で培ってきた人間力。多くの人と接することで得た感情力。こうした財産を活かすことで、総合的に物事を考えられるようになる脳の力を身につけられる。

目標を持ち、それに向かってたゆまぬ努力

脳の活動がピークに達するのは30〜40代

20世紀以降のノーベル賞受賞者と技術的革新者が貢献を残した年齢を調べたところ、30代後半から40代にもっともグラフが上昇した。

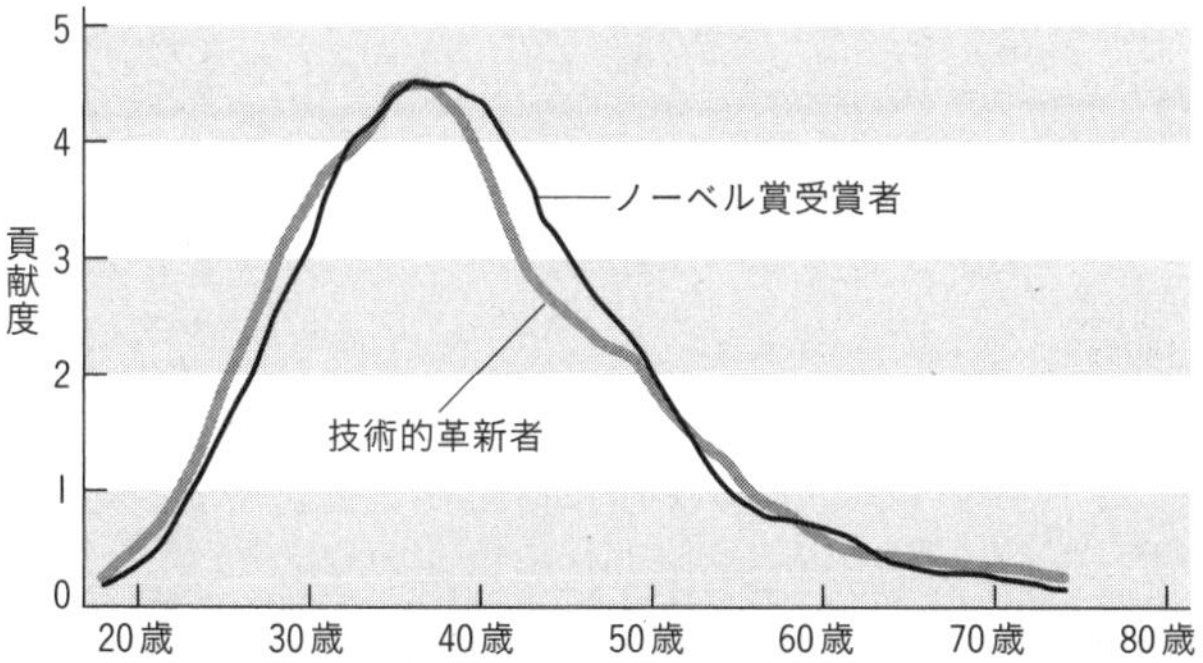

をした人の脳は、中高年になっても成長するという。特に、自分の好きなことや得意分野は脳を育てやすい。

今は20代や30代の人も、中高年になってからも意欲的に生きられるよう、自分の可能性を大きく広げておくことが、脳を成長させるカギになるかもしれない。

脳科学 column

中高年の物忘れは脳全体の衰えのせいではない

記憶を司る海馬はもっとも老化が早く、一般的に40代から縮小しはじめる。若い頃は勉強で暗記するなど海馬を鍛える機会が多いが、中高年にはほとんどない。海馬の老化が早いのは、そのためと考えられる。

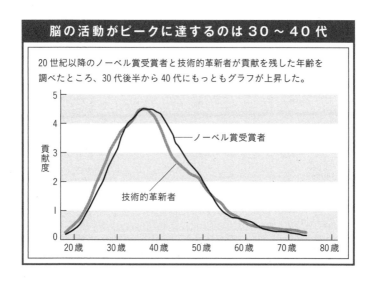

brain science

脳の一生で考えるなら人生は１２０年で設計すべき

KEY WORD ▽▽▽ 脳の成長段階

脳に定年はない！人生設計を立て直そう

会社員は定年でその生活が終わる。「あなたはもうお年寄り。働かずにゆっくりしてください」と言われたような気分になる人も多いという。そして、定年と同時に脳を使う機会が極端に減り、成長をストップさせてしまう人もいる。だが、実際問題として脳に定年はないのだ。あきらめた時点で、脳は成長をストップさせてしまう。社会が勝手につくった枠組みにとらわれず努力し続け、脳を成長させたいものだ。

さて、脳科学の観点から考えると、人生設計は１２０年で考えたほうがよいという。まず、０～30歳までは、脳の成長準備の段階。次に迎える30～60歳は、自分らしさを追求し、世のなかに出していく段階である。60～90歳は自分も世のなかも幸福にすることを考え、90～１２０歳は、自分がこれまで生きてきた

脳が変わる４つのステージ

第１段階　0～30歳……脳の成長準備期間

▼

第２段階　30～60歳……自分らしさを世間に表現する期間

▼

第３段階　60～90歳……自分も世のなかも幸せにする期間

▼

第４段階　90～120歳……自分の価値を後世に伝承する期間

価値を残していくための段階であると、医学博士の加藤俊徳氏は言っている。

　こうした目的意識を持って脳を鍛えるようにすれば、過度にストレスを感じたり、自分を卑下して考えたりすることもなくなる。一生かけて、変わりつつある脳にともなって自分の人生を変えていくという考え方もできる。

脳科学 column

人間というものは死んだら終わりではない！

年を取った人が持つ優れた人格や人間の器は、老いてからも脳をみがくことで得られる。自分のことだけでなく、子や孫にもそういったものを伝えていけるよう脳を使うことが、人間の使命なのだ。

brain science

90歳からやっと本気を出す「脳番地」があるってホント!?

KEY WORD ▽▽▽ 潜在能力細胞

潜在能力細胞をどれだけ使いこなすか

どれだけ優れた天才であっても、胎児期に得た脳細胞をすべて使いこなすことはできない。たとえ１００歳まで生きても、これまで刺激や情報を与えられなかったために目覚めなかった未熟な脳細胞を、使い切らないまま死んでいくのだ。もちろん、大概の人はその存在にすら気づいていないのだが。

未熟な脳細胞は「潜在能力細胞」と言い換えることもできるだろう。これをどう育てるかが、年を取ってからもなお脳を成長させるためには非常に重要である。

年齢を重ねてからのほうが使いこなしやすくなる脳番地があるという。たとえば、思考系の脳番地はまさにそう。若い頃は考えるより行動するほうが多く、思考系脳番地が鍛えられる機会が少ないため、脳はまだ難しい意味を理解する機能が十分に育っていないのだ。

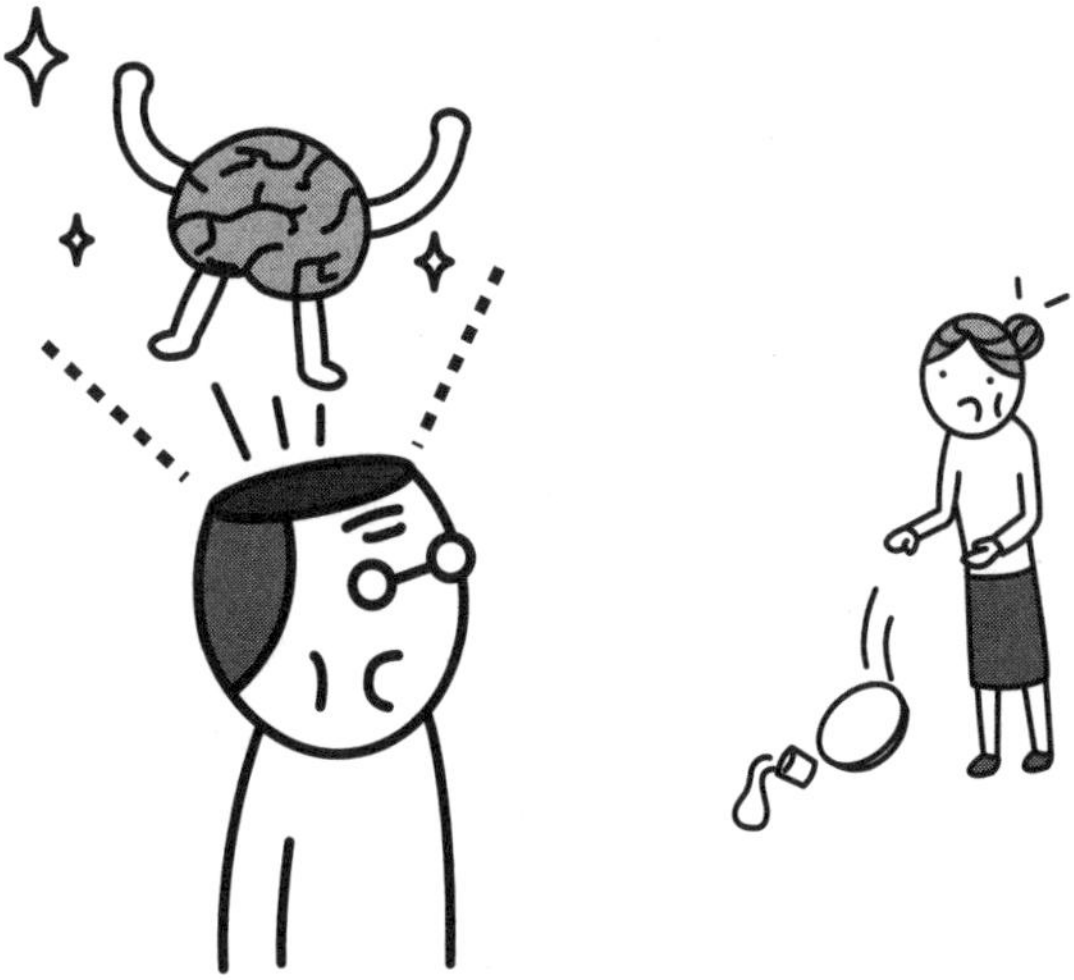

思考系脳番地は、80歳、90歳になってはじめて使いこなせる脳なのだ。

目や耳など、情報を得るための機能が衰える。しかし、思考する力が伸びるので物事を正しく判断できるようになるのだ。以前は理解できなかった本が、年を取ったら楽しめるようになったという人は少なくない。

脳科学 column

深く考えないことを習慣化し脳を身構えさせない

自分でも気づかないうちに、脳は勝手に「やれないこと」「やらないこと」をつくってしまう。だからこそ、あまり深く考えないことを習慣化することが大事。考えないことで、脳が身構えることなく柔軟に働く。

実例に学ぶ
超高齢で脳を伸ばすテク

いくつになっても、脳は成長する。いつまでもボケずに元気でいるには、どうしたらいいのだろうか。超高齢と言われる80歳以上の人のなかから、実際に強みとなる脳番地を鍛えて活躍している人をあげてみよう。

まず経済評論家の長谷川慶太郎さん。66歳のときと80歳のとき、それぞれの脳のＭＲＩ写真を比較したところ、口に関する脳番地が非常に成長していたという。その訓練方法とは口述筆記。本を執筆する際に手ではなく話した内容を原稿に起こしてもらう。話すときには原稿用紙を思い浮かべ、句読点も説明する。時間を計りながら、話せる文字数を訓練したこともあるそうだ。このように話すことに意欲を持てば、口の脳番地が発達する。

俳人の三沢ときさんは93歳で俳句を習いはじめ、１０３歳にして俳句集を出版。俳句をつくるときの脳を診断したところ、思考系の脳が使われていたという。若い20歳くらいの人が俳句をつくる場合、視覚や聴覚部分の脳が使われるのとは対照的である。脳番地の使い方に大きな違いがみられるのだ。年齢によって、脳のどの部分が価値を持つかは変わり、それが自分の価値につながるのだ。三沢さんが93歳で俳句をはじめたように、こだわりたいテーマに普段からふれるのは、脳が活性化するきっかけになった。

北海道・富良野の大宮良平さんは陸上選手だ。１００歳を過ぎてから「北海道マスターズ陸上競技記録会」に出場し、１００メートル走において日本新記録を打ち立てる。90歳

新たな可能性を示す「スーパー高齢者」の脳

　年齢が 80 ～ 90 代であるにもかかわらず、脳の様相や記憶力で見ると数十歳も若い男女、いわゆる「スーパー高齢者」は、新たな可能性を示す存在である。そのスーパー高齢者の脳は、平均的な高齢者と比べ加齢に伴う老廃物が極めて少なく、記憶や注意能力に関連する脳の部位の質量が大きい。

　スーパー高齢者の脳は、思考能力にとって大切な脳内の領域である前帯状皮質が 50 ～ 60 代の人の脳より大きいことが研究でわかっている。

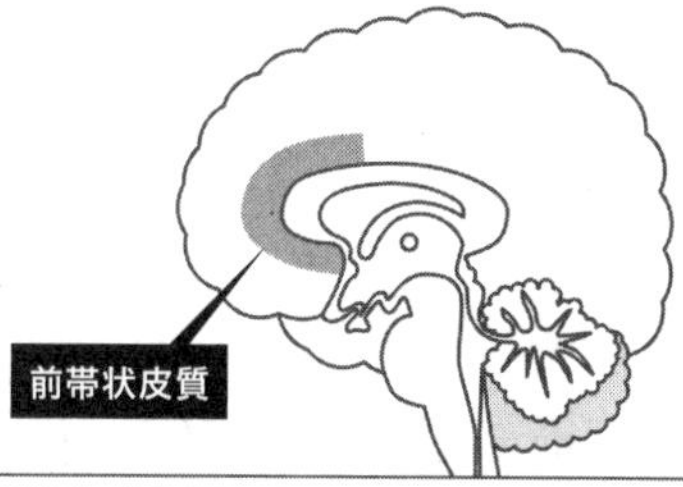

を過ぎてからほぼ寝たきりになり、介護を必要としていた時期があったにもかかわらず、である。そして彼はもちろん、走ることで運動系の脳番地を鍛えられたのだ。

　寿命がどんどん伸びている今、何歳までもキラキラと輝いていられるヒントは脳にあると言えるだろう。

脳科学 column

脳を鍛えたいなら受け身発想は効果が半減

言われればやるという受け身発想からした行動は、脳科学的にはまったく意味がない。「自分からやる」という考え方を持ち、ほしい情報を自分からつかみにいくことで、脳は効率よく鍛えることができる。

脳科学の格言

あなたが社長になりたければ、
社長になれます。
部長でよければ、
部長になります。
だけど、もっとすごい
夢を持ってください。
すごい夢を持つほど、
あなたは大きく変わることが
できます。

認知科学者
苫米地英人

第2章

脳のやる気スイッチをONして
すぐに結果を出せるビジネスマンになる！

「脳科学」で
集中力を高めて
能力UP！

瞬時の行動力と決断力は、いったいどうすれば手に入るのか？
その手がかりは、脳の働かせ方にあった！

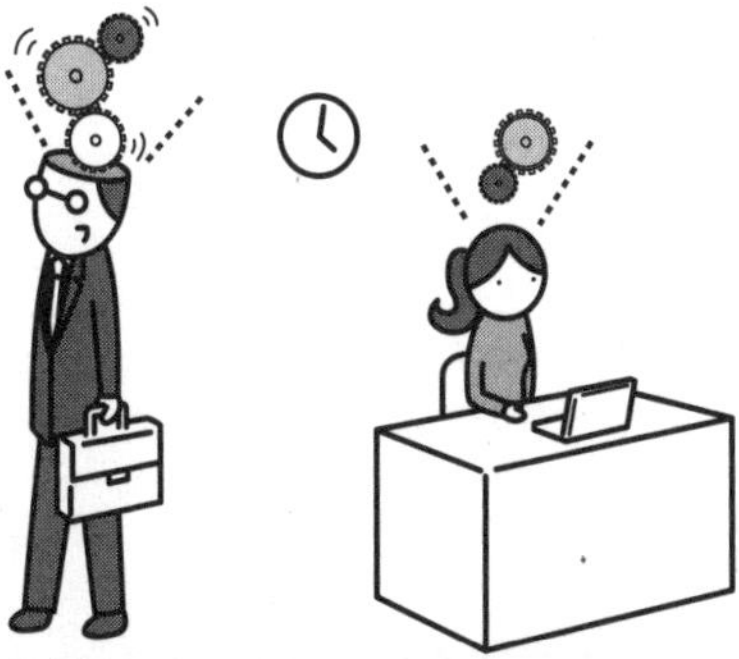

brain science

「集中力ゼロ」は治せる！脳の性質を知って正しく集中しよう

KEY WORD ▽▽▽ 覚醒水準

脳はいつでもフルに働けるわけではない

「集中力がなくて、すぐ気が散ってしまう」と悩む人は少なくない。意志や根性の問題とも思われがちだが、実は集中できるタイミングをつくろうとしていないだけの人も多い。そう、集中力はコントロールできるのである。

脳は、いつもフルにその機能を発揮できるわけではない。「覚醒」状態と「休息」状態を定期的に繰り返している。これが集中できたりできなかったり、冴えわたったりぼんやりしたりと調子に波が出る理由である。つまり、脳が休息状態に向かっているときに「集中しなければ！」と思っても、ムダな悪あがきに終わりやすいのだ。

ただ、意志の力ではなかなか難しいが、脳の「覚醒水準」をある程度操作することは可能だ。たとえば散歩など適度な運動で脳の血流をアップしたり、手を動かして作業興奮の

逆U字曲線を描く「覚醒水準」

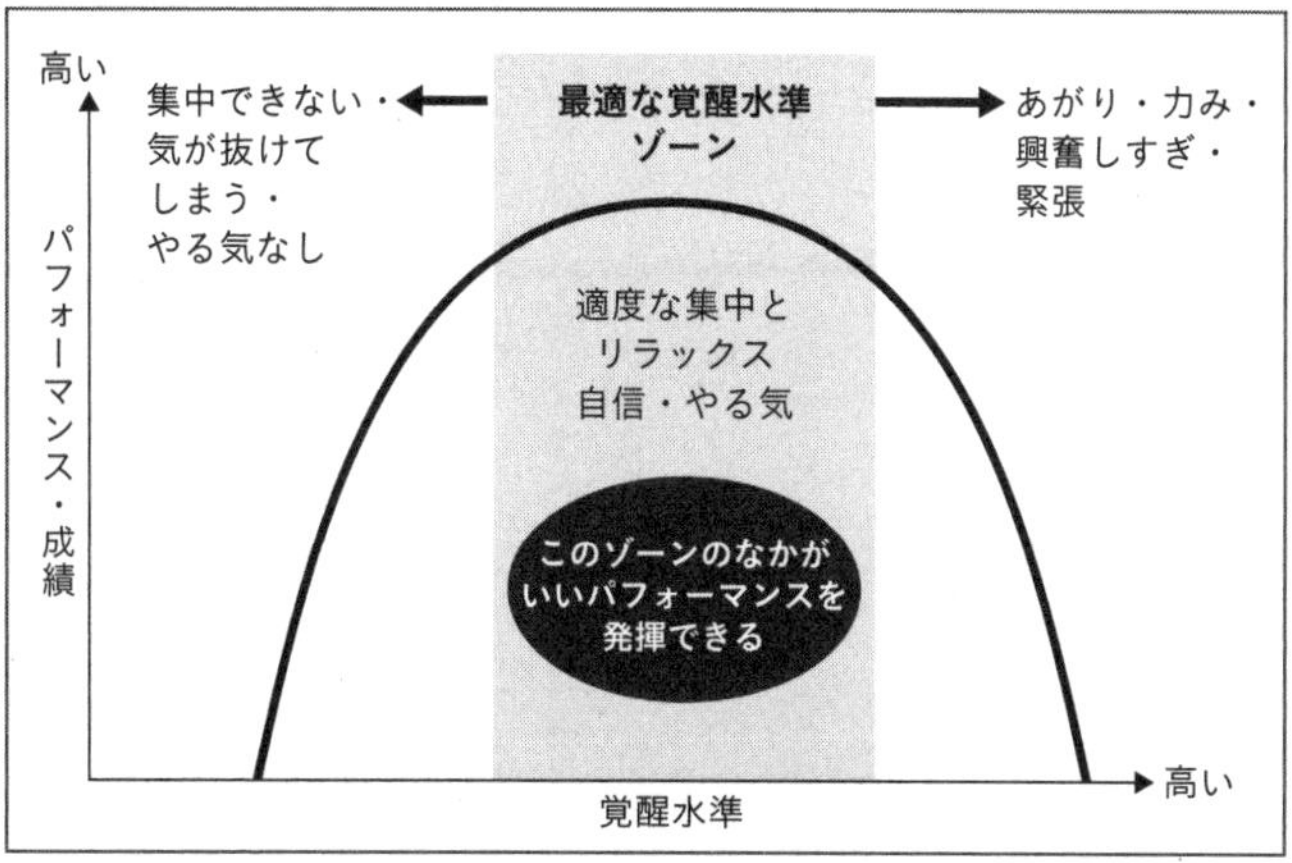
高い
集中できない・気が抜けてしまう・やる気なし
最適な覚醒水準ゾーン
あがり・力み・興奮しすぎ・緊張
パフォーマンス・成績
適度な集中とリラックス自信・やる気
このゾーンのなかがいいパフォーマンスを発揮できる
高い
覚醒水準

状態に持っていくことは非常に有効な手段だ。これからやるべきことに「〇分でやろう」など時間制限を設けるのもよい。

ちなみに、集中して仕事や勉強をする時間は長くても2～3時間がベスト。長くなると時間の認識が鈍くなり、過度に疲れてしまうからだ。

脳科学column

命令されると脳は自分から動けなくなる

人間の脳は一度「やらされている」と受け身に感じると、抑制されて働かなくなる。どんなことをやるにしても自主的に行うのがベスト。それにはやる気が出る「覚醒水準」のしくみをうまく利用したい。

集中できるように1日を組み立てる

前ページでは脳の覚醒水準をあげる方法を紹介したが、逆に下げてしまう行動もある。たとえば、身体を動かさなかったり、変化がない状態が続いていたりすると、脳はぼんやりしやすい。手を動かすような作業をせず、時間制限も設けず、同じことをずっと考えている状態も同様だ。たとえば、何時間もずっと座って同じことを考えているような状況は、脳科学的に言えば愚行そのもの。その問題は意識の隅にでもキープしたまま、電車で移動したり作業したりと活動をすれば、脳に変化が与えられる。そのほうが、ひらめきは浮かびやすいのだ。

以上のことを踏まえたうえで、効率のよい仕事スタイルを考えてみたい。脳の覚醒状態が続き、集中力を発揮することができる時間は２～３時間と言われている。集中すべき用事や仕事はそこのタイミングに取っておき、集中タイム前には身体を動かしたり、家族と会話をしたりして脳を覚醒状態にしやすくするのだ。

会社以外のプライベートな時間に勉強や趣味などの集中タイムを設けるなら、寝る直前はＮＧ。脳が覚醒状態にあるため、寝つきが悪くなってしまう。それよりも、早朝のほうがはかどるだろう。さらに言うなら、この集中タイムは毎日、ある程度同じ時間に決めておくのがよいだろう。毎日、同じ時間に覚醒水準をあげるようにしておくと、脳が慣れてくるのでスムーズに覚醒しやすくなる。

集中タイムを設け、きちんとその時間に脳

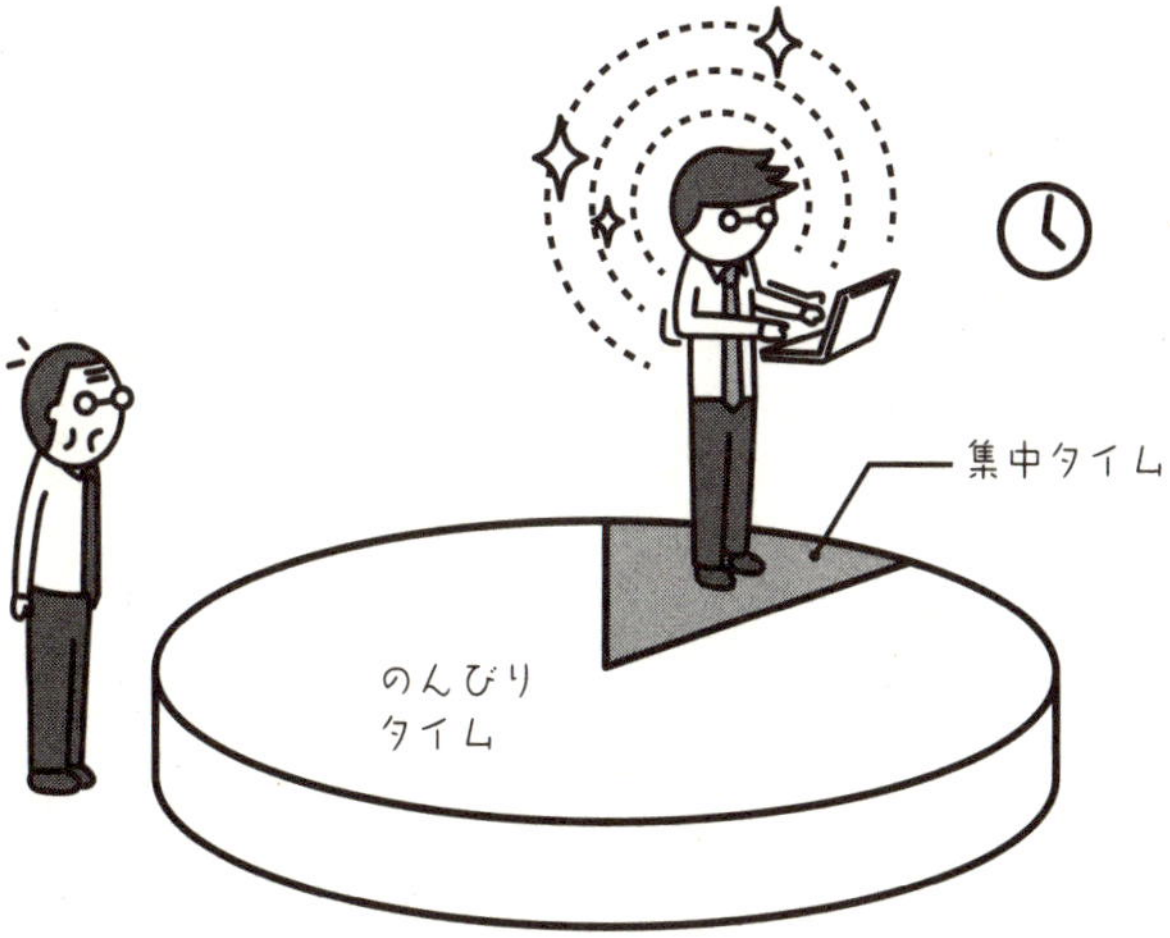

を覚醒させて使うようにすると、作業の効率はアップするはずだ。ほかのことに使える時間ができ、気持ちに余裕も持てる。

一方、集中力が天から降りてくるのを待っているだけの状態では、がんばりどころも休みどころもわからない。集中タイムをつくれば、1日をスムーズに過ごせるかもしれない。

脳科学 column

年単位で自分の覚醒水準を把握してみよう

覚醒と休息の波を1年の過ごし方に応用するのもよい。繁忙期があるならその2カ月くらい前から身体をよく動かしておくのだ。忙しくなるからと休みすぎると、休息モードで繁忙期に突入するからだ。

brain science

脳の覚醒リズムをつかんで集中力を自由自在に操る

KEY WORD ▽▽▽ サーカディアン・リズム

生体リズムは集中力と直結している

生物には体内時計という24時間周期のリズムがそなわっている。たとえば、朝目が覚めて夜に眠くなるのは体温や血圧、ホルモンなどの変動と密接に関連がある。1日の周期で変動する生命維持システム、これを医学的に「サーカディアン・リズム」という。

脳にもサーカディアン・リズムはある。たとえば集中力を発揮できる覚醒度の高い時間帯は日中である。覚醒度は朝に急上昇し、昼前にピークを迎える。その後わずかに下がり、午後6～7時頃に再度ピークを迎える。

一方、覚醒度が下がる時間帯は深夜から明け方で、夜9時以降の覚醒度は漸減する。人間には活動限界があり、睡眠は必ず必要である。本来、睡眠にあてるべき時間に活動したことで、航空事故や列車の衝突事故、自動車事故が起こった例は枚挙に暇《いとま》がない。

脳の「サーカディアン・リズム」

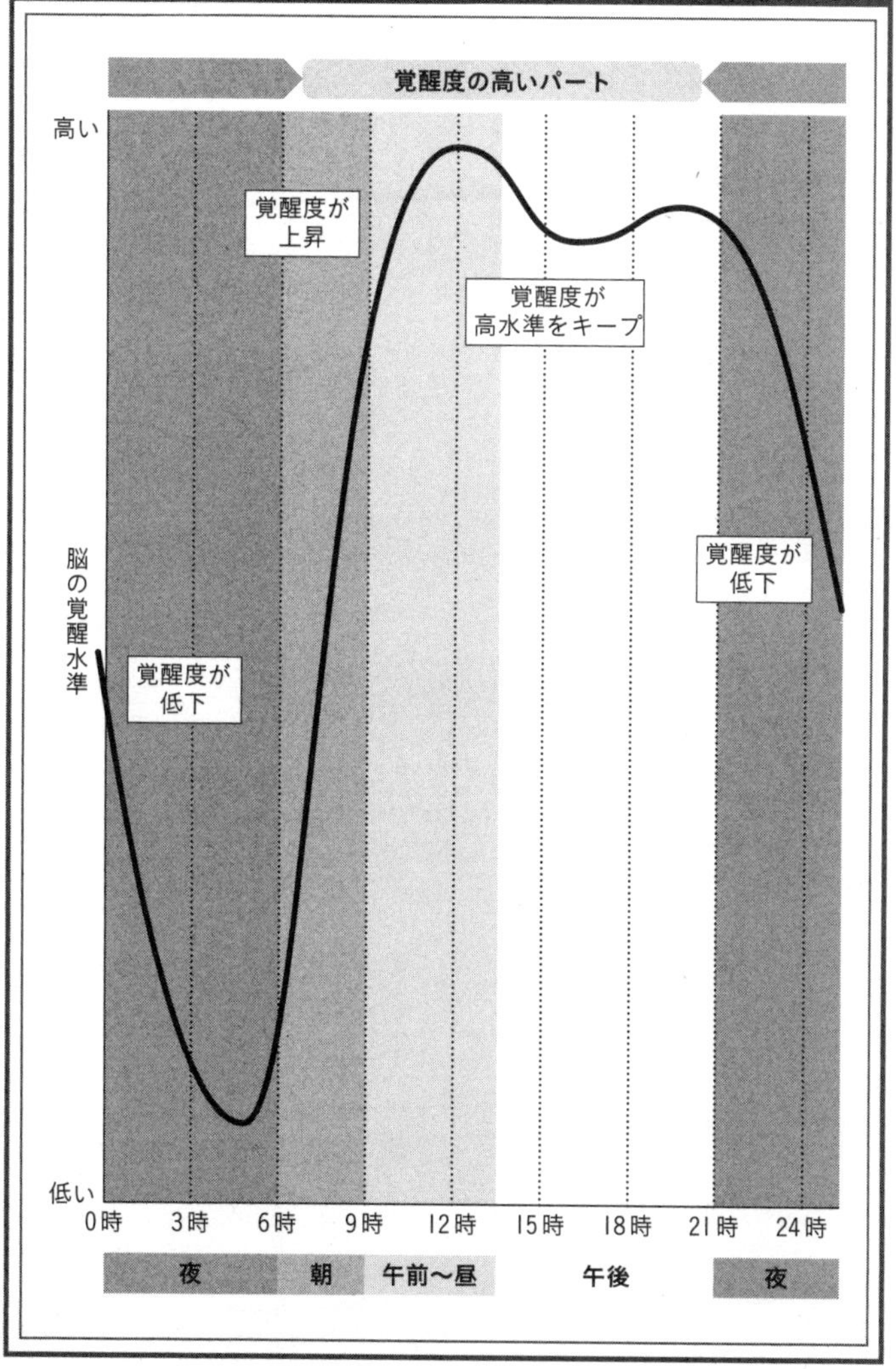

脳のパフォーマンスを下げる「疲労」の正体

人間は起床後、15時間経過すると眠くなるようにできている。サーカディアン・リズムにのっとり、覚醒度が下がるタイミングで休息を取り、あがるタイミングで仕事や勉強に集中して取り組むことで、脳のパフォーマンスを最大限に発揮することができる。

脳の働きを阻害する要因として、もっともポピュラーなものが疲労である。パイロットの疲労に関する科学的研究結果をまとめた「バテル報告書」では、疲労は「眠気を含む、複数の潜在的要因の結果として生じる人間のパフォーマンス能力の低下」と定義される。

疲労は熱と同じく、身体が何か異常を感じ取り、警報を知らせてくれるようなものだが、その感じ方には個人差が大きいのが厄介である。熱であれば体温計で客観的にはかることができるが、疲労は特別なテストでもしなければ主観的な判断にとどまるしかない。

疲労について考えるとき、「疲労」と「疲労感」の違いをおさえておくことは非常に重要である。スポーツをしたあとに身体に残るのが「疲労」で、脳が教える感覚的な情報が「疲労感」だ。つまり、ごまかしたり消したりすることができるということである。

たとえば、徹夜中に「まだ疲れていない」と思い込むことがあるだろう。ゲームや読書など、楽しいと感じることをしているときには、まるで疲労感を感じなかったりする。ただ、感覚ではそう感じられていても、実際に疲労を消すことができているわけではない。そのまま疲労を軽視して活動し続けることで、

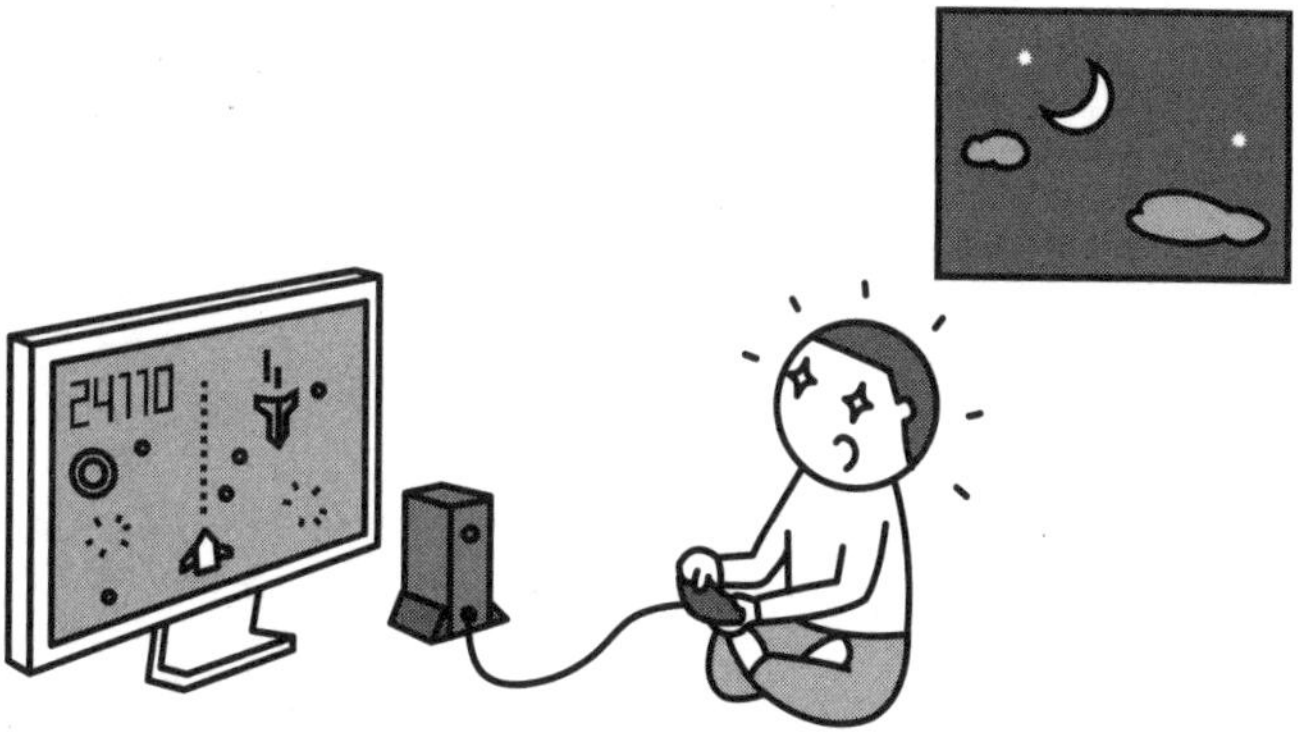

過労死といった最悪の事態を招くこともある。

医学博士の築山節氏によると、長時間働くと眠くなるのは、疲労物質がたまって脳がガス欠状態になっているという。緊張が長時間続くと、脳は栄養源のブドウ糖を消費して活動を維持する。しかし脳には燃料タンクがないため、長時間もたないのだ。

脳科学 column

疲労がたまると脳の働きもダウンする

2時間以上連続して労働すると脳の効率は下がり、疲労が蓄積する。基本的に脳は長時間働くことができるものではないので、眠くなったりミスが多くなったりしたら早めに休みを取ったほうがよい。

brain science

覚醒時間を狙い撃ちすれば効率のよい1日を過ごせる

KEY WORD ▽▽▽ リズムに合わせた過ごし方

人間の限界を知り脳を使い倒そう

人間は起床後、15～16時間で眠くなるようにできている。脳が覚醒していられる15時間を徹底的に効率よく、無理せずに過ごせるかがポイントだ。生体リズムに合わせた過ごし方を心がけ、脳を最大限に活用しよう。

まず起床時間は毎日一定にすること。理想は午前5時から6時で、起きたら朝日を浴びて脳を活動モードに切り替える。次に、朝食を摂り、軽い運動をして身体のセンサーを働かせ、脳をきちんと覚醒させていく。身体を動かせば動かすほど、脳も動くようになる。これらの行動は、習慣化するとよいだろう。

午前中の早めの時間は簡単な作業で脳の回転数をあげ、脳の覚醒度がもっともあがる昼前に、集中力が必要な難しい仕事をするといいだろう。覚醒度が一時的に下がる昼食後は休憩を取るとよい。

脳が最大限に働く1日の過ごし方

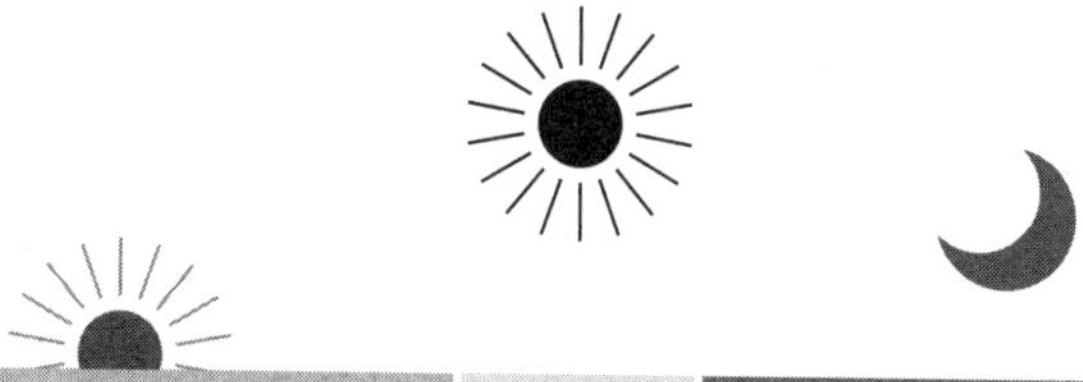

午前中	正午	午後
●朝日を浴びて起きる ●朝食後、身体を動かす ●昼前に集中力のいる仕事を片づける	●昼食	●休憩を取る ●6時からまた集中力のいる仕事を片づける ●9時以降は仕事をしない ●12時前には寝る

午後は6時すぎに再度、脳の覚醒度があがるタイミングが訪れる。9時頃までは覚醒度が高いので、難しい仕事はそのタイミングでするとよい。

夜は覚醒の度合いが低下をはじめる9時以降は仕事をせず、12時前に寝るのが理想的な過ごし方だ。

脳科学 column

長時間労働はほろ酔いで仕事をしているのと同じ

17時間連続で起きているとき、脳はアルコール血中濃度が0.05%程度のときと同程度までパフォーマンスが低下する。飲んだときと同じくらい思考力や注意力が低下するので、効率もダウンする。

brain science

脳を確実に目覚めさせる4つの覚醒スイッチを知っておこう

KEY WORD ▽▽▽ **覚醒スイッチ**

脳をキッチリ働かせるものを活用するには

サーカディアン・リズムに合わせた生活をした上で活用したいのが、脳を目覚めさせるのに効果的な4つの「覚醒スイッチ」である。

ひとつ目のスイッチは五感。視覚、嗅覚、聴覚、触覚、味覚はもともと、脳に情報を入れる役目をする。これを刺激すると、脳は覚醒するのだ。アロマの香りをかぐ、ガムを噛むといった簡単なことでよい。

2つ目のスイッチは筋肉を動かすことだ。ストレッチをしたり、散歩をしたりと軽い運動をしてみよう。

3つ目のスイッチはカフェインである。起き抜けにコーヒーやお茶を飲むのは、非常に理にかなっていると言える。ただしカフェインが効果を発揮するのは飲んでから30分後。逆算して摂るようにしたい。

4つ目のスイッチは、不規則な音や不快な

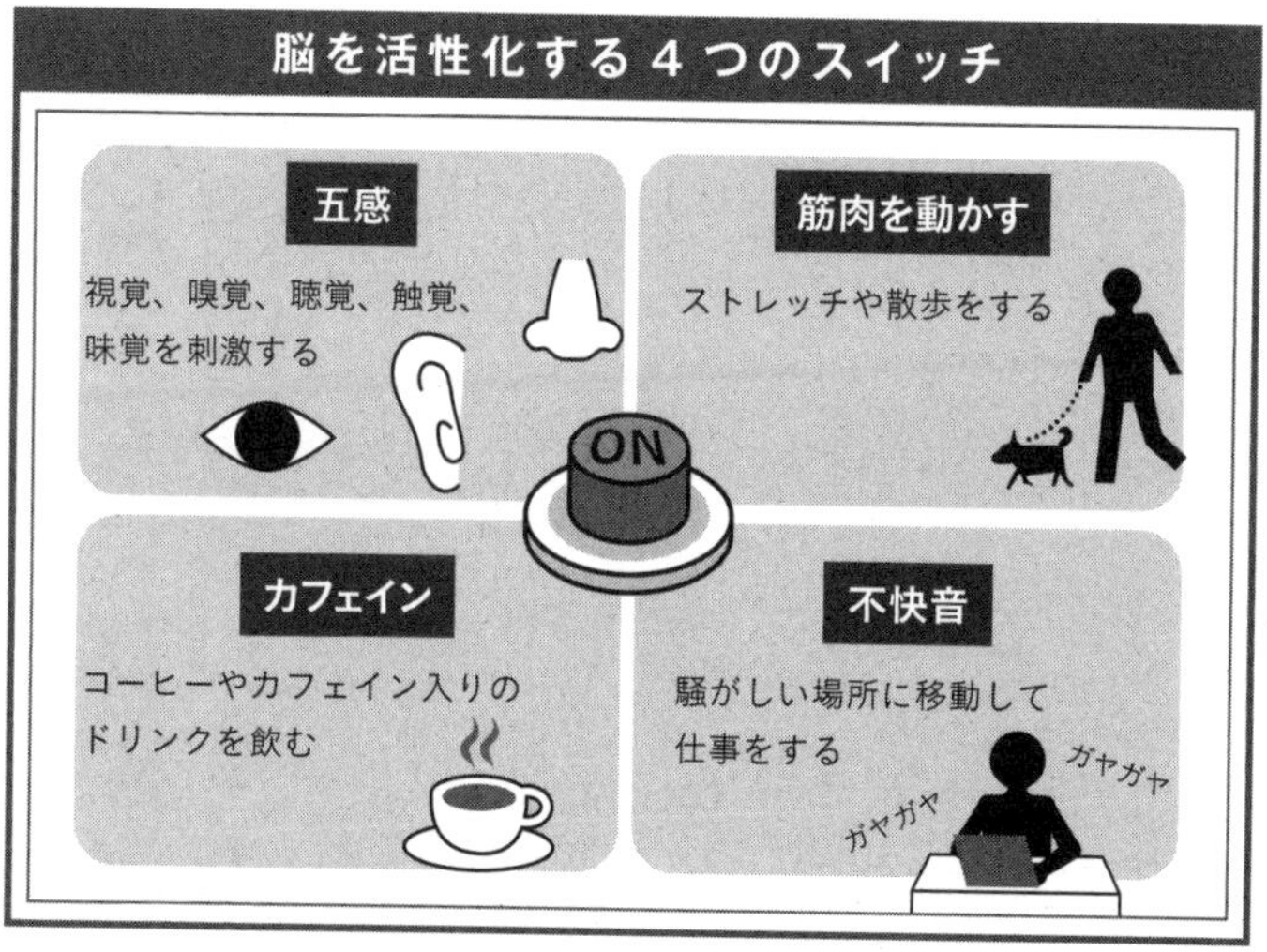

音である。脳は変化に対応するという性質があるので、少々騒がしいくらいのほうが脳は活性化するのだ。ガヤガヤとしたカフェのほうが仕事に集中できるというのは、こういった理由からである。

ちなみに、快適さは脳の休眠状態を招き、覚醒を阻害することもある。

脳科学 column

脳に合わせて生活を整えると仕事がデキる人に

脳は環境や体調に大きく影響を受ける。規則正しい生活をして健康を維持することは、冴えた脳を維持するためには欠かせない。その上で、脳を正しく使うことで仕事も勉強もはかどるようになる。

brain science

脳はすぐには動けない！準備段階のしくみを仕事に活かす

KEY WORD ▽▽▽ 脳の三層構造

脳は目覚めるまでにウォーミングアップが必要

脳は起床後、すぐにその力を発揮することはできない。脳は脳幹と大脳辺縁系、大脳新皮質の「三層構造」になっているが、このうち睡眠中も活動しているのが脳幹だ。大脳辺縁系は快・不快などの感情を司り、好き嫌いなどの価値判断に影響される。前頭葉を含む大脳新皮質は人間に特有の言語機能や知能、思考などを司る部位である。

つまり、脳は耳や目などの感覚器官から情報を得ると、脳幹から大脳辺縁系へ、そして大脳新皮質へと順を追ってその情報を処理していく。このように単純な機能から複雑な機能へのステップをひとつずつあがっていく性質があるので、脳をうまく使うにはウォーミングアップのための時間を計算に入れておかなければいけない。

たとえば仕事の場合、脳がもっとも覚醒し

変化のない状態が続くと脳は眠った状態になる

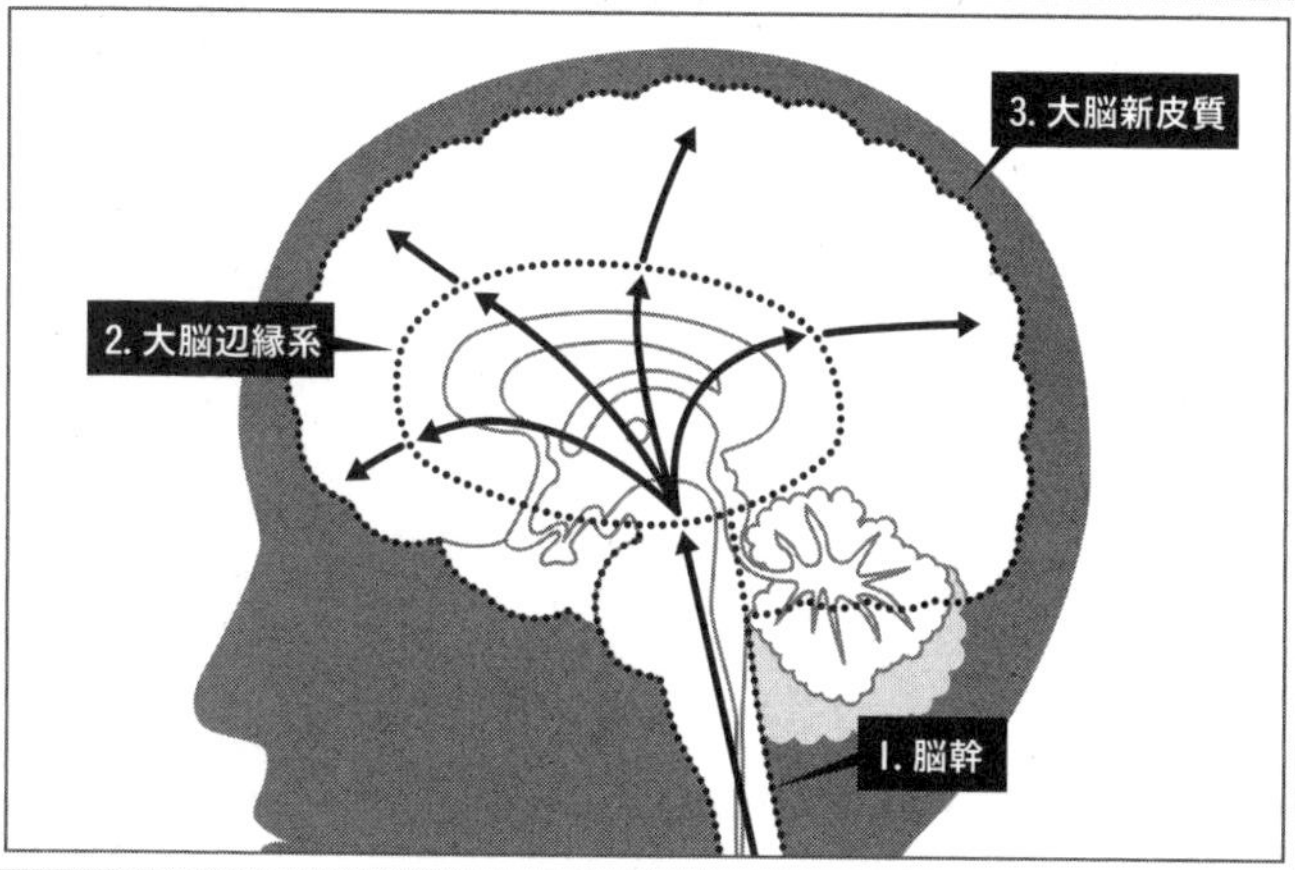

ているときに取り組みたい難しい仕事があるなら、その前に簡単な作業や、比較的リラックスして取り組める慣れた仕事をしておくとよい。よく、受験生の間で「試験がはじまる3時間前に起きるとよい」と言われるのは、脳のしくみからいってベストな方法であると言えるだろう。

脳科学 column

左肩がぶつかるのは疲れていることのサイン

左脳は右側に注意を注ぎ、右脳は左右同時に注意を注ぐという性質を持っている。ひどく疲れているときはこの注意は散漫になり、右脳にしか支配されていない身体の左側はお留守になりやすいのだ。

brain science

あえて作業効率をあげないことで冴えた脳をキープする

KEY WORD ▽▽▽ 脳のエネルギー省力化

脳にエネルギーの省力化をさせるとかえって損する

仕事で結果を出そうとするとき、選択肢としては「量をこなす」「質をあげる」の2種類が考えられる。前者は工場で行われる作業のように単純化したプロセスを集中して続けることで作業効率をあげることになるが、脳科学的な視点から見るならば、この手法は選択すべきではない。

こうした同じ作業をずっと集中して続けるような場合、脳はほかの機能で使うぶんのエネルギーをカットして、集中すべきことに集中させるという働き方をする。いわば脳の省力化だ。こういった、偏った脳の使い方は長時間続けるべきではない。集中して行っている仕事以外のことはすべてオフになっているのと同じことなので、注意の切り替えがうまくできなくなるのだ。それがケガや事故にでもつながったら一大事である。

変化のない状態が続くと脳は眠った状態になる

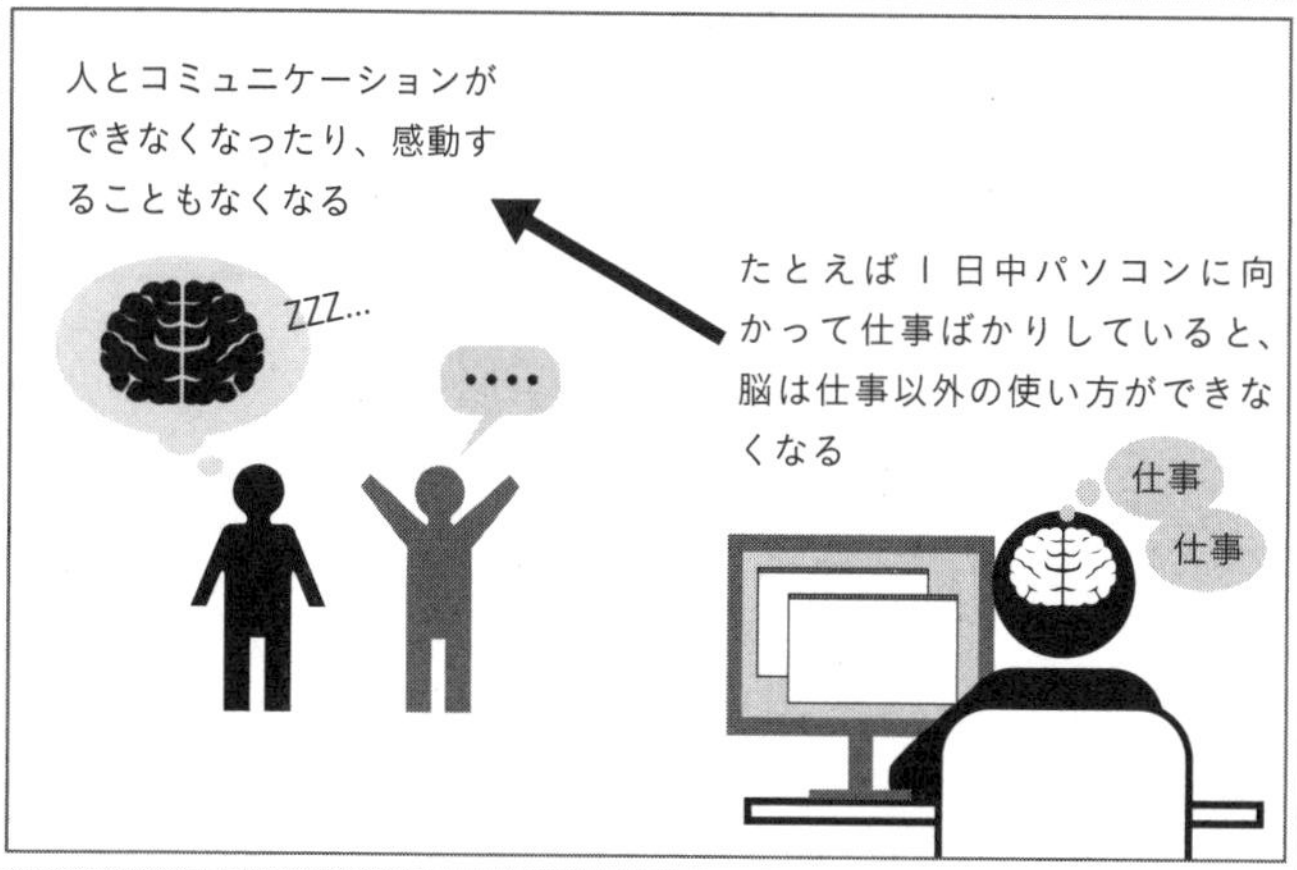
人とコミュニケーションができなくなったり、感動することもなくなる
ZZZ…
たとえば1日中パソコンに向かって仕事ばかりしていると、脳は仕事以外の使い方ができなくなる
仕事
仕事

脳の機能をあげながらいい仕事を続けていくためには、ある特定の機能だけでなく、脳のさまざまな機能をバランスよく動かす必要がある。短期的に見れば量をこなすほうが効率的かもしれないが、「質をあげる」ことのほうが、最終的には効率的に仕事ができるのではないだろうか。

脳科学 column

守りと攻めの発想で脳機能を鍛える方法

脳機能を高めるためには、守りと攻めの発想が必要だ。サーカディアン・リズムに沿った生活リズムは「守り」。脳に小さな変化を与えて刺激するのが「攻め」。両者のバランスを取ることで脳は鍛えられる。

brain science

ウォーキング、締め切り……etc. 意識すれば頭の回転が速い人になれる！

頭の回転にはあげ方がある

「あの人は頭の回転が速い人だ」と言うとき、私たちはつい、それを生まれつきの天才的な資質のように考えてしまいがちだ。素早く的確な判断をしたり、複雑な情報を瞬時に理解したりする姿を見ると、とてもマネできないと思いそうなものだが、脳科学的なコツをおさえておくと追随するのも夢ではない。

KEY WORD ▽▽▽ 頭の回転をあげる

まず、頭の回転をあげるためには、脳の血流をよくすることが欠かせない。たとえば、ランチ後に眠くなってしまうのは、胃に血液が集まってしまっているからだ。消化のしくみ上、仕方のないことだが、そんなときには少し歩くなどして脳に血流を送るとよい。片づけやミーティングなど簡単な作業をしても同じ効果が期待できる。

また、脳の回転を速くするには時間の制約を設けることだ。要は試験と同じで、一定の

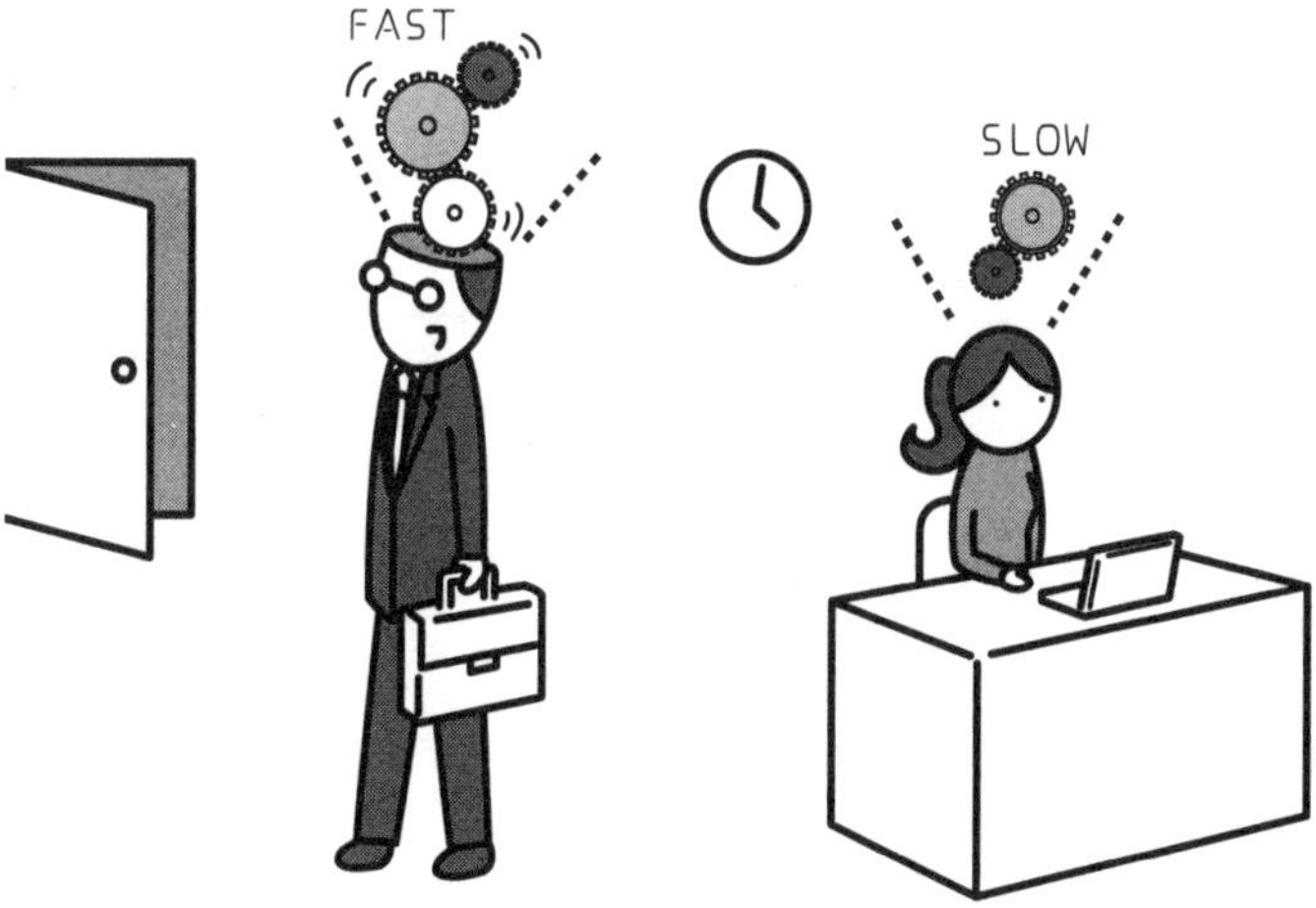

時間のなかで集中して仕事や勉強に取り組むとき、脳はフルにその能力を発揮するのだ。「いつまでかかってもいい」などという条件下では脳がダラダラしてしまう。

この時間制限は、長くても2時間が限度だ。それ以上になると緊張感がなくなり、結果として効率はダウンする。

脳科学 column

まじめな人ほど陥りやすい悪習慣

まじめでやる気にあふれているのに仕事が終わらないというタイプの人の場合、長時間労働や休日出勤が元凶となっていることがある。時間制限を無限に引き延ばすことになり、脳の回転があがらないのだ。

仕事がデキる人はプライベートを大事にする

仕事がデキる人の特徴として、仕事はもちろん大事でありながら、プライベートな時間も大事にしている人が多いと言われている。適度な時間に退社して家族との時間を大切にしたり、趣味や遊びの時間を確保したりしている人が、飲み会を断って残業に没頭し、休日返上で仕事に取り組む人よりもデキるとはどういうことだろうか。

これは脳科学的に見れば非常にわかりやすい話で、「定時で帰って子どもたちと夕食を摂りたい」「週末はキャンプで思いっきりリフレッシュしたい」と考えていれば、何がなんでも仕事を終わらせなければならない。時間の制約があるので、時間と仕事の量の関係をはっきり認識でき、結果として頭の回転を速くすることができるのだ。

そう、「集中力をあげるぞ！」「頭の回転を速くしてがんばるぞ！」と思っても、脳はしくみ上、そういったことはできない。そもそもが、こうした意欲をすぐに行動に移すことができないのだ。

残業や休日出勤は決して悪というわけではない。繁忙期であれば避けようもないだろうし、予期せぬ展開が起こることもあるだろう。ただ、それを当たり前にしてはいけないということだ。残業や休日出勤はある意味「制限時間をギリギリまで延ばす」しくみであり、長時間労働になることも加わって、脳の能力を引き出すことはうまくできない。結果、集中力もダウンするのだ。

もし、上司が「時間をかけてベストを尽く

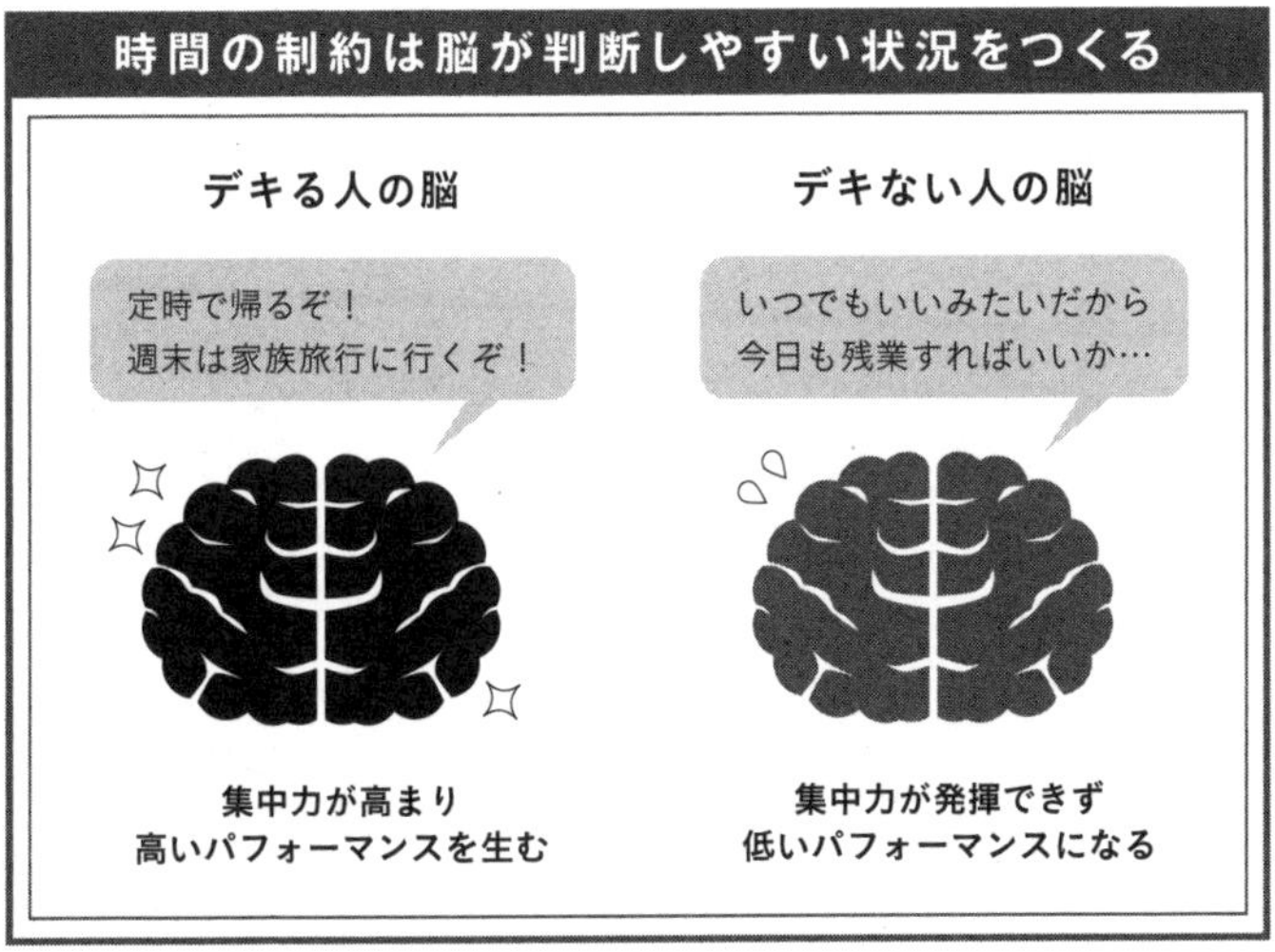
時間の制約は脳が判断しやすい状況をつくる
デキる人の脳
定時で帰るぞ！
週末は家族旅行に行くぞ！
集中力が高まり
高いパフォーマンスを生む
デキない人の脳
いつでもいいみたいだから
今日も残業すればいいか…
集中力が発揮できず
低いパフォーマンスになる

せ」型の人だったり、残業時間が多いことを誇りに感じているような傾向があるなら、非常に危険である。組織全体がそういったムードに陥ると、仕事の効率などあってないようなものである。気分転換の時間ばかりが長くなり、はかどらない。生活のリズムは崩れ、さらに脳が働かなくなるというわけである。

脳科学 column

脳の回転数はライバルがいると爆速になる

人と競い合うことは、脳の回転数をあげる上で非常に役に立つ。自分にとっては限界と思えることでも、回転数が自分以上にいい人が目の前にいると、さらに回転数をあげることができるのだ。

brain science

スマホやパソコンは人をボケさせる！
眼球を動かせば脳がシャキッ

KEY WORD ▽▽▽ 目と脳の関係

目を動かして立体を見ないと脳機能は維持できない

人の脳機能を衰えさせる、つまりボケた状態にするためにもっとも重要なことは、情報を与えないことだ。縛りつけて1日中壁を見せていれば、1週間も経たないうちにまともにモノを考えることはできなくなるはずだ。

実は現代人はこれに近いことをしている。電車のなかではみんなスマホをいじり、仕事中はパソコンの画面とにらめっこ。夜は寝るまでテレビを見て、ベッドに入ってからもスマホをいじる……。このように、小さな画面を長時間見るという状況は、脳機能を維持するという上で大きな問題がある。

脳は情報をただ受け身の状態で待っているわけではない。注意を向け、五感を使って情報を集め、足りない情報を補いながら立体的にモノをとらえる。つまり、脳を動かすカギとなるのが「目」なのだ。目はただ動くだけ

脳を活性化する「目の左右運動」

小さな画面を見すぎて疲れを感じたら、目の左右運動をしてみよう。

1 目線の高さで眼球を左右に素早く動かす。

2 できるだけ速く動かし、10秒間くらい続ける。

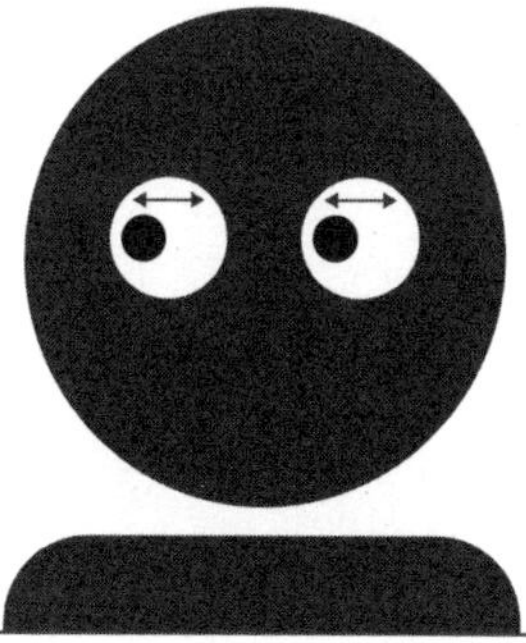

でなく、情報をとらえようとして脳がフォーメーションを切り替えるきっかけをつくり、脳機能は活性化する。小さな平面を見ている状態では、目は使っていても脳の動きは限定的でほとんど動いていない。最近「思考能力が低下してきたかも?」と思う人は、何か思い当たる節はないだろうか。

脳科学 column

目を動かさないとこんなにコワイ症状が出る!?

目を動かさない時間が長い生活を長期間続けたら、どうなるだろうか。もっとも多いのは周囲の変化に疎くなること。同じことを繰り返し考えたり、話しかけられたときの反応も鈍くなる。物忘れも多い。

brain science

目のフォーカス機能を使えば スマホ人間でも脳の機能を取り戻せる

KEY WORD ▽▽▽ 目のフォーカス機能

目と耳をうまく使って 脳を動かそう

スマホやパソコンなど、小さな平面ばかり見て目を動かさない現代人は、脳科学的に見ると非常に危険であることはすでに述べた。ここでは、解消のポイントをご紹介したい。

目をよく動かすことは効果的だが、医学博士の築山節氏によると、意識したいのが「目のフォーカス機能」を使うことだという。窓の外の高層ビル群を眺めたり、雲や飛行機など離れた場所のモノに目を向け、想像力を働かせる。そのあと、今度は手近な場所にある観葉植物の葉を1枚1枚観察したり、地面を歩く虫に視点を合わせてみる。遠方と至近距離、というように目のフォーカス機能をダイナミックに動かすことは、脳もダイナミックにフォーメーションを切り替えているということだ。考え方にも柔軟性が生まれる。

散歩をするのもいいだろう。周囲に注意を

払う必要があるため、目を頻繁に動かすことになる。この際、鳥の声や虫の声、車の音など、耳から得られる情報も重要だ。五感をフル稼働させて立体的に情報を得ているとき、人の脳は活性化されている。フロイトやカントが散歩を習慣としていたのも、こうした働きを実感していたのかもしれない。

目を動かして積極的に情報を得ることが脳の活性化になる

近くや遠く、さまざまなモノを見ると、脳は活性化する

小さな場所ばかり見ていると、脳は眠った状態になる

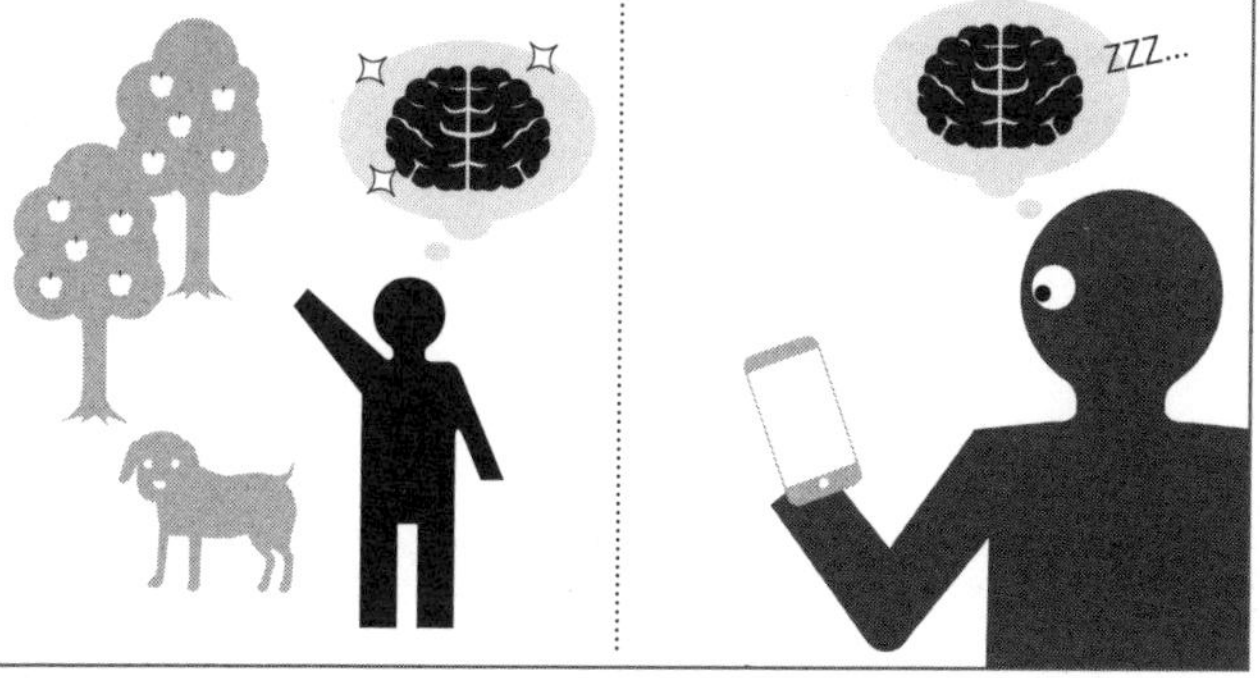

脳科学 column

家族や恋人の誕生日を忘れたらアブナイ証拠!?

スマホなど小さな画面ばかり見て目を動かさない人が陥りがちなのが、周囲の変化に疎くなることだ。周囲への想像力も欠けてくるので、家族や恋人の誕生日を忘れたら脳機能の低下を疑ったほうがよい。

brain science

効率的に思考したいなら みんな大好きな〝アレ〟をするのが最強

KEY WORD ▽▽▽ 昼寝の習慣

ウダウダ考えていても 名案が出るわけはない

仕事で考えが行き詰まった、ずっと考え続けているのにいい企画が思いつかない……そんな窮地に陥った経験は、誰もが少なからず持っていることだろう。

多くの人はこの場合、さらにがんばって考え続けたり、〝神〟が降りてくることを切望したりするものだ。しかし、この両者ともが正解とは言えない。時間が経てば経つほど脳が疲れ、思考力は鈍る一方だからである。

冴えた脳でよりよいアイデアを生み出したり、効率よく考えたりしたいと思うなら、思考を切り替えることがもっとも重要だ。ただ、思考を切り替えるというのは意外と難しい。意志が強ければできるわけでもない。休憩を取るというのも効果があるように見えるが、脳のメカニズムから言えばそこまで大きな効果は得られないだろう。思考を切り替える上

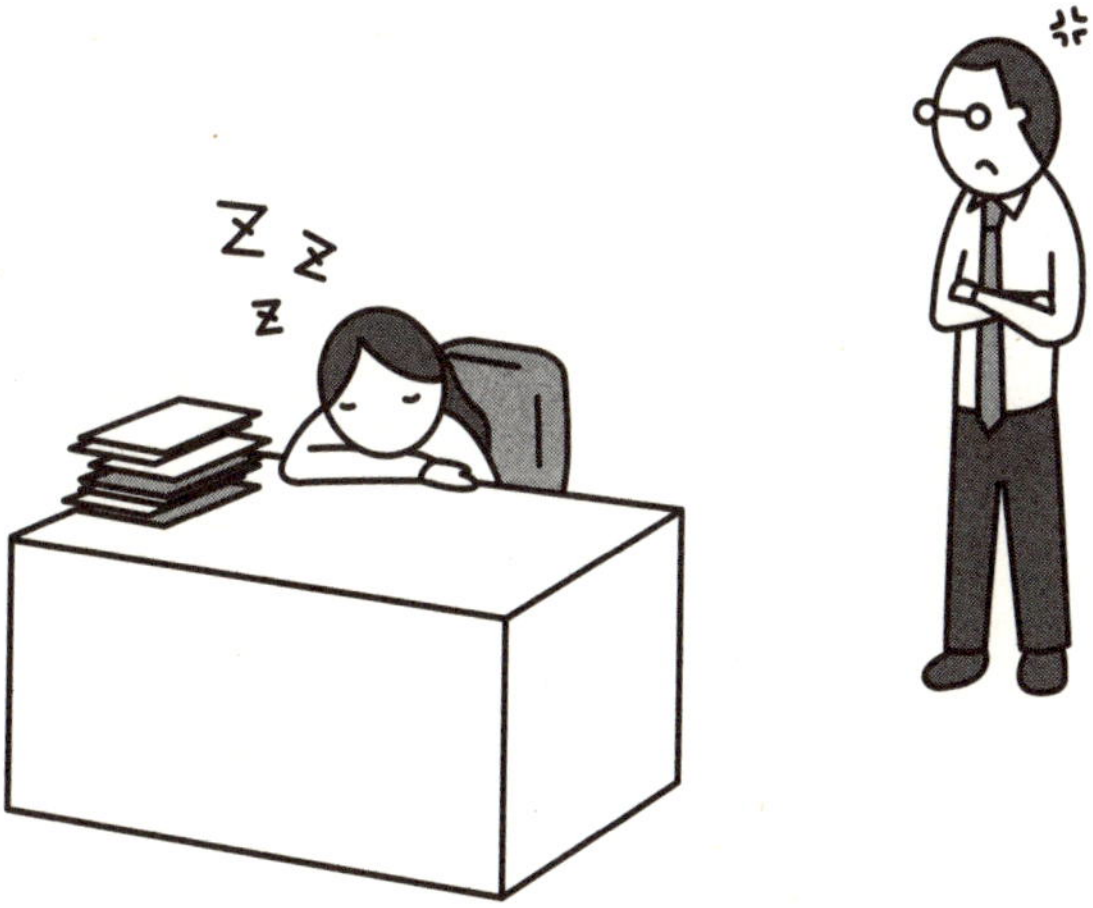

でもっとも効果的な方法はなんだろうか？

正解は昼寝である。10～15分くらいの短い昼寝を取れば、脳は完全に休息できる。つまり、ずっとオンになっていた思考をオフに切り替えることができるのだ。

思考の切り替えができないという状態が続くと、脳の血圧はずっとあがったままで、ある種の興奮状態にある。その結果、睡眠不足や不眠症を引き起こしやすくなると言われている。睡眠では一旦、脳の血圧を下げることができるのだ。

考えることに行き詰まったら、とりあえずタイマーをかけて10分寝る。これを習慣にすると、思考の切り替えが簡単にできるようになる。思考を自在にコントロールし、脳の機能を高めて仕事に活かせば鬼に金棒である。

brain science

デスクワークに疲れたら……足腰のマッサージで思考系脳番地を復活

KEY WORD ▽▽▽ 足腰と脳の関係

肩こりや腰の痛みは思考力を落とす原因に

ずっと座って作業をするデスクワークが多い人には、慢性的に肩こりや腰の痛みなどを抱える人が少なくない。マッサージやストレッチをするなどして解消に努めるのは、一時しのぎにしかすぎないように思えるが、実は脳にとっては〝アリ〟。脳機能を鍛え、思考力をキープするのに役立つのだ。

複数のことを同時に行っているとき、脳のなかでは超前頭野という部分に情報が統合されている。しかし痛みやかゆみなど、身体にとって不快な症状があると、この超前頭野に送られる血流が急増する。その結果、「腰が痛い！」という部分に意識が集中し、ほかの部分に注意が払えなくなるのだ。

　肩こりや腰の痛みは、病気やケガほど深刻なものではないが、違和感があるというだけで集中力が落ちる。できるだけマッサージな

活力がわいてくる足のツボ「湧泉《ゆうせん》」

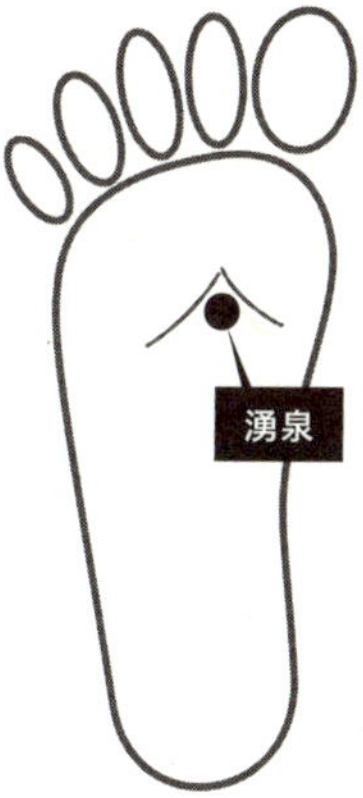

ツボの位置

足裏の中心より前、第２と第３の指の骨の間で少しくぼんだところ

押し方

ギュッと５秒ほど押し、５秒離すのを繰り返す。

脳が活性化する以外の効能

- 疲労回復
- 足の筋肉疲労
- さまざまな原因の喉の痛み
- 足の冷え改善
- 女性の月経に関係した違和感、痛みなどの改善

どで解決しておき、脳の負担を減らして集中力をキープするのは非常に意味があることだ。

身体的な緊張が、無意識のうちに超前頭野に負担をかけていることもある。もし集中力が落ちてきたと感じたら、入浴で身体をリラックスさせることで、不思議なほど集中できるようになることもある。

脳科学 column

手と足の脳番地はどこにある？大きさは？

いずれも運動系脳番地に属する、足を動かす脳番地と手を動かす脳番地。前者は頭のつむじの真下、後者はそこから左右3cmほどの場所にある。手の脳番地は出生時は小豆大で、使い込むと大きくなる。

brain science

考えが行き詰まったときは とにかく歩けばだいたい解決

KEY WORD ▽▽▽ 歩行と脳の関係

考え続けるのは バカのやること

じっくりと時間をかけてもさっぱりいい考えが浮かばず、行き詰まってしまう経験はあるだろうか。仕事では比較的、よくある話だろう。

脳科学的に解説すると、こうした状態は特定の脳番地にずっと負荷がかかり続けていることになる。脳にとってはよくない状態だし、そもそも、それ以上考え続けても大したアイデアは出ないはずだ。ここは使う脳番地を一旦シフトさせて、脳を再度活性化することが必要である。

ちょっと席をはずす程度では、別の脳番地にシフトすることは到底できない。もっとも手軽で簡単な方法は、歩くことである。集中力や思考力が鈍ってきたなと感じたら、特に何も考えず10～15分程度歩いてみよう。そうすることで、集中して使っていた脳番地を休

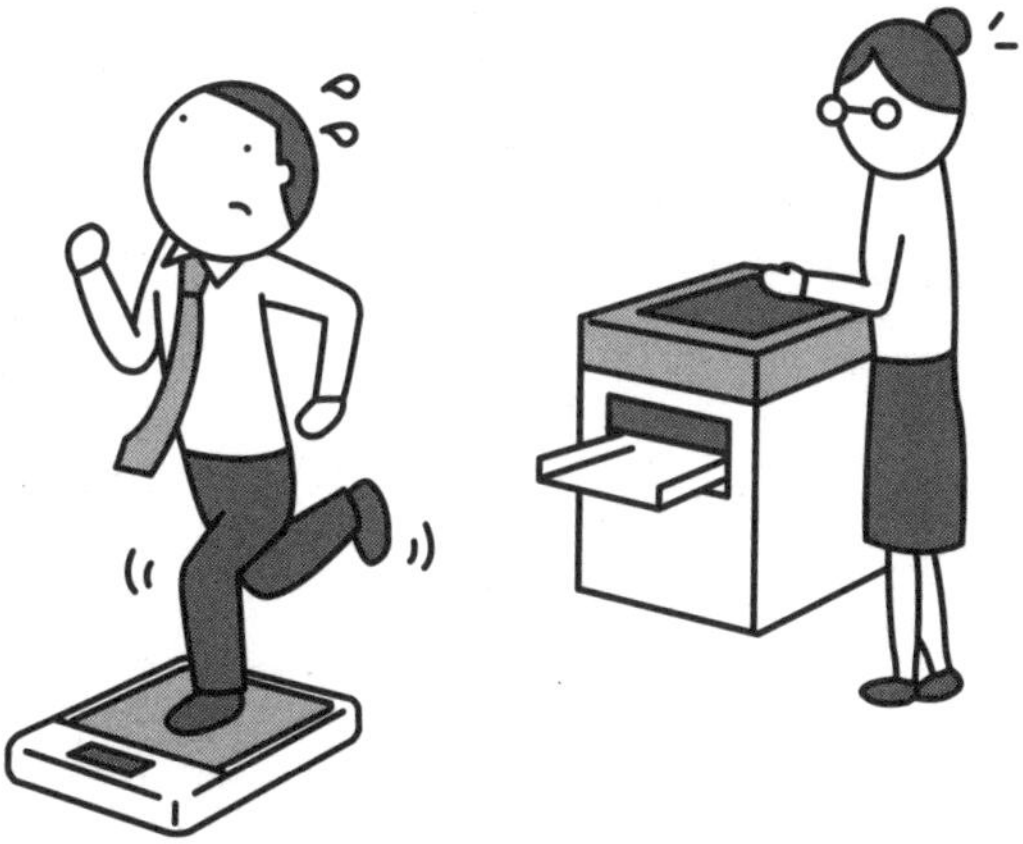

めることにつながり、また冴えた頭を取り戻すことができるはずだ。

逆に、運動系の脳番地が衰えてくると思考力や気分、心といったものも衰えやすいということがわかっている。しっかりとバランスよく使って、コンディションを整えていくように注意したい。

脳科学 column

ガムを噛みながら歩くと脳が鍛えられる

手や足をよく動かすウォーキングは脳にいい影響を与えるが、ガムを噛みながらだとさらに効果があることがわかった。歩行も咀嚼も体内のリズムを整え、さらには脳の働きを高めてくれるからである。

brain science

やることをひとつに絞れば誰でも集中
集中力ダウンのときはエクササイズを

KEY WORD ▽▽▽ 体重移動エクササイズ

あれこれ同時並行しているから集中力がダウンする

人が集中しているとき、それぞれの脳番地がそれぞれの役割を心得て動いている。しかしいろいろなことを同時並行で考えていると、ちょっと難しいことでつまずいたことをきっかけに、集中の糸がぷっつり切れてしまう人も多いのではないだろうか。これはどの脳番地を使えばいいのか迷ってしまっている状態なので、集中力が下がってしまうのだ。

集中力が落ちてきたなと思ったら、頭を悩ませている問題をしっかり検討し、どこまでわかっているのか、どこからわからないのかをしっかり確認することが大切だ。紙に書きだして優先順位をつけ、ひとつひとつ集中してこなしていく。今取り組むことをひとつに絞り込めば、誰でも集中できるはずだ。集中しなければできない運動をするのも効果がある。「体重移動エクササイズ」を紹介しよう。

オフィスでできる！「体重移動エクササイズ」

身体の軸をゆっくり移動するため、重心移動を意識し続けなければいけないため、集中力を高められる。

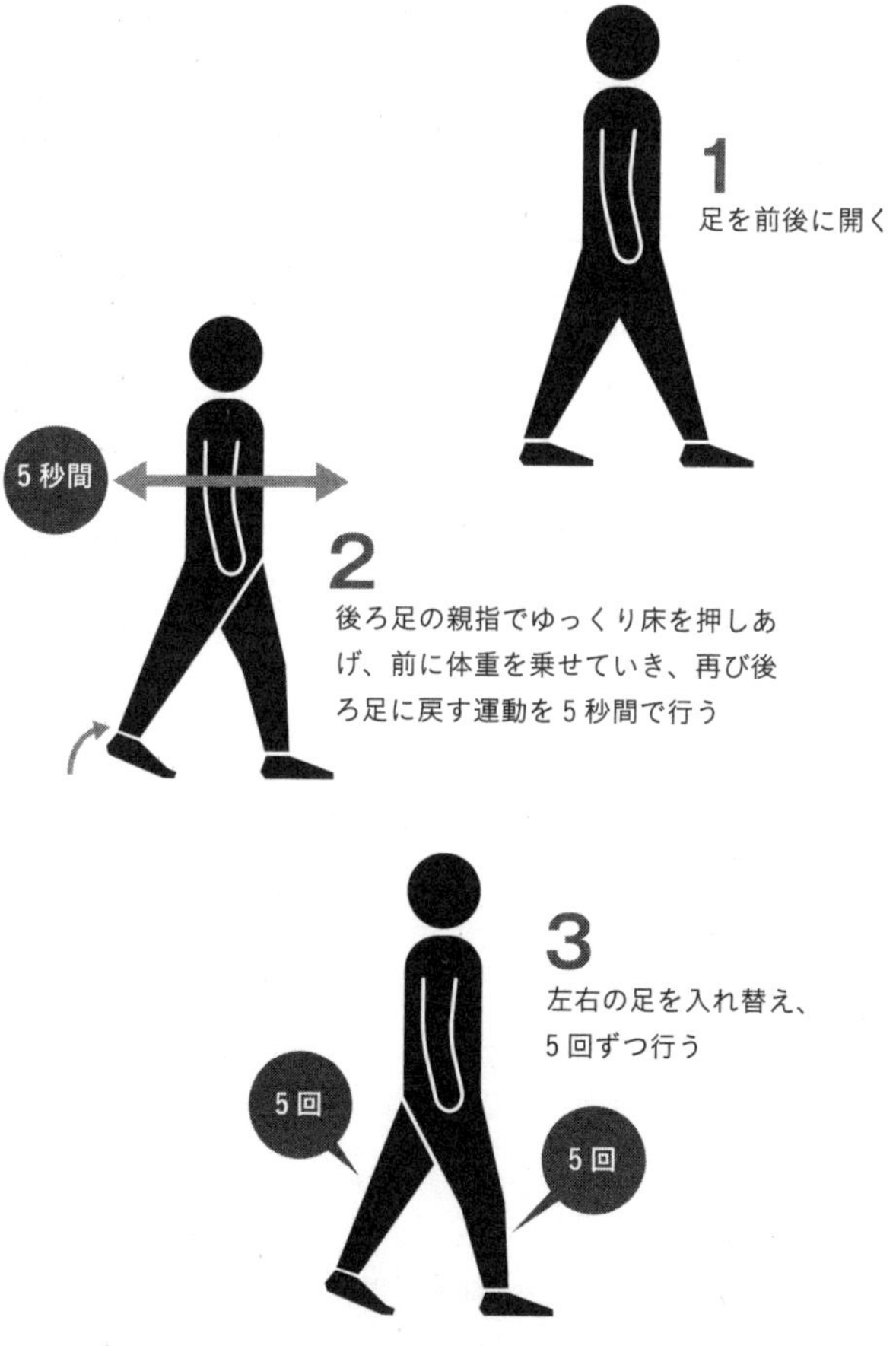

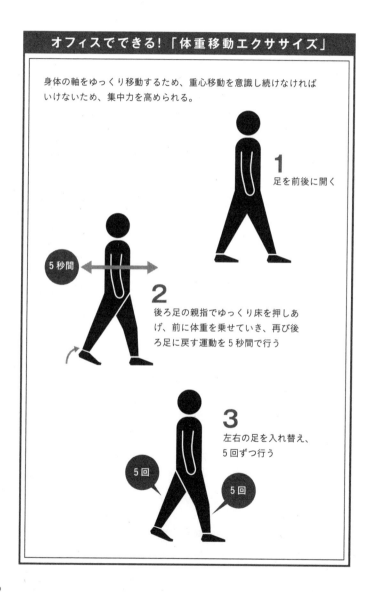

brain science

成功した経営者の多くは思考を使って脳を鍛えている

KEY WORD ▽▽▽ 思考のパターンの変化

テレビを見ながら簡単にできる脳機能活性化

成功した経営者のなかには、新聞の解説やニュース番組のコメンテーターの意見に対し、常に彼らの言葉とは逆の視点から考えることを習慣にしていたという人が多い。常に頭のなかで思考実験を行うことで、物事をいろいろな角度から考えてみるのだ。思考のパターンをダイナミックに変化させれば、普段は使っていない思考系脳番地によい刺激を与えることができる。

　これと同じように、自分が抱いている考えについて、正反対の立場からの意見を同時に検討するのは非常に大事なことだ。「９割成功する」と確信しているなら「１割は失敗する」というところのほうが気になる人の意見を考えてみるのだ。自分のなかに、自分に反対するコメンテーターを常駐させ、意見を言わせてみるといいだろう。

物事をさまざまな角度から見ると思考パターンは広がる

思考のパターンをダイナミックに変化させることで、
普段使われていない脳が刺激を受け、脳が活性化する。

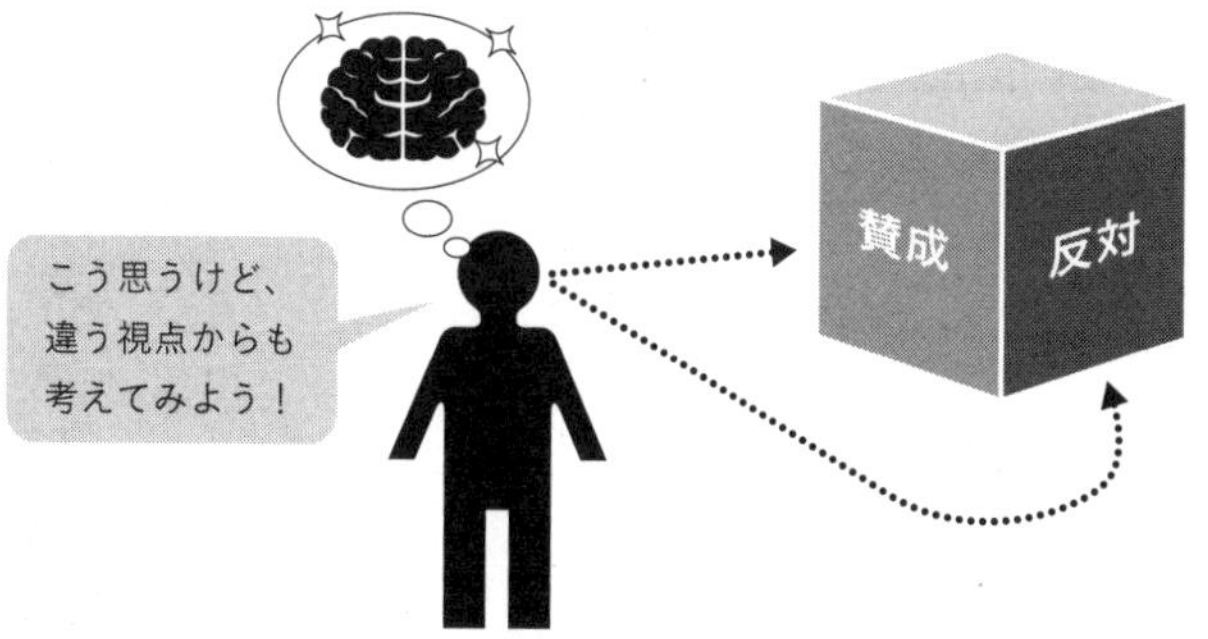
こう思うけど、違う視点からも考えてみよう！
賛成
反対

自分ひとりの考えにとらわれていると、視野は広がらない。あえて反対意見を立てたり、複数意見を頭のなかでやりとりさせたりしてみると、思考が活発になるのだ。

ここでいうなら、「脳を鍛えなくても、普通にモノは考えられるじゃないか」と言われるような展開を考えてみよう。

脳科学 column

本番に弱いのは脳のせい!? 勝負強い脳とは

本番に弱い人は、精神力が弱いからだと思われることが多い。しかし、これは思考系と感情系の脳番地を鍛えれば克服できる。感情に影響する脳番地２つを鍛えれば、誰でも勝負強くなれるのだ。

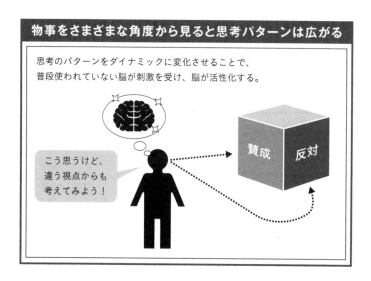

脳は会議中でも鍛えられる！書記になるべきこれだけの理由

KEY WORD ▽▽▽ 文字を書くことと脳の関係

会議に参加しながら聞く力を高める

ビジネスマンであれば、会議は日常茶飯事。つまらない定例会議であくびをこらえ……などという時間を過ごすくらいなら、積極的に書記役を買って出てみてはいかがだろうか。聞き取った内容を記録するという行為は、脳を鍛えるという意味では絶好のチャンスに当たるからだ。いわば、仕事中に脳トレができるというわけだ。

人が話す内容を、誰が何を話したかまで正確かつ迅速に記録するという同時性は、聴覚系の脳番地を最大限に活発にさせることができるという。

はじめのうちは参加者の言葉をひと言でも多く記録することからスタートし、必要な情報を漏らさず記録できることを目指す。

それが可能になったら、記録として残すべきことと削除すべきことを判断し、要点だけ

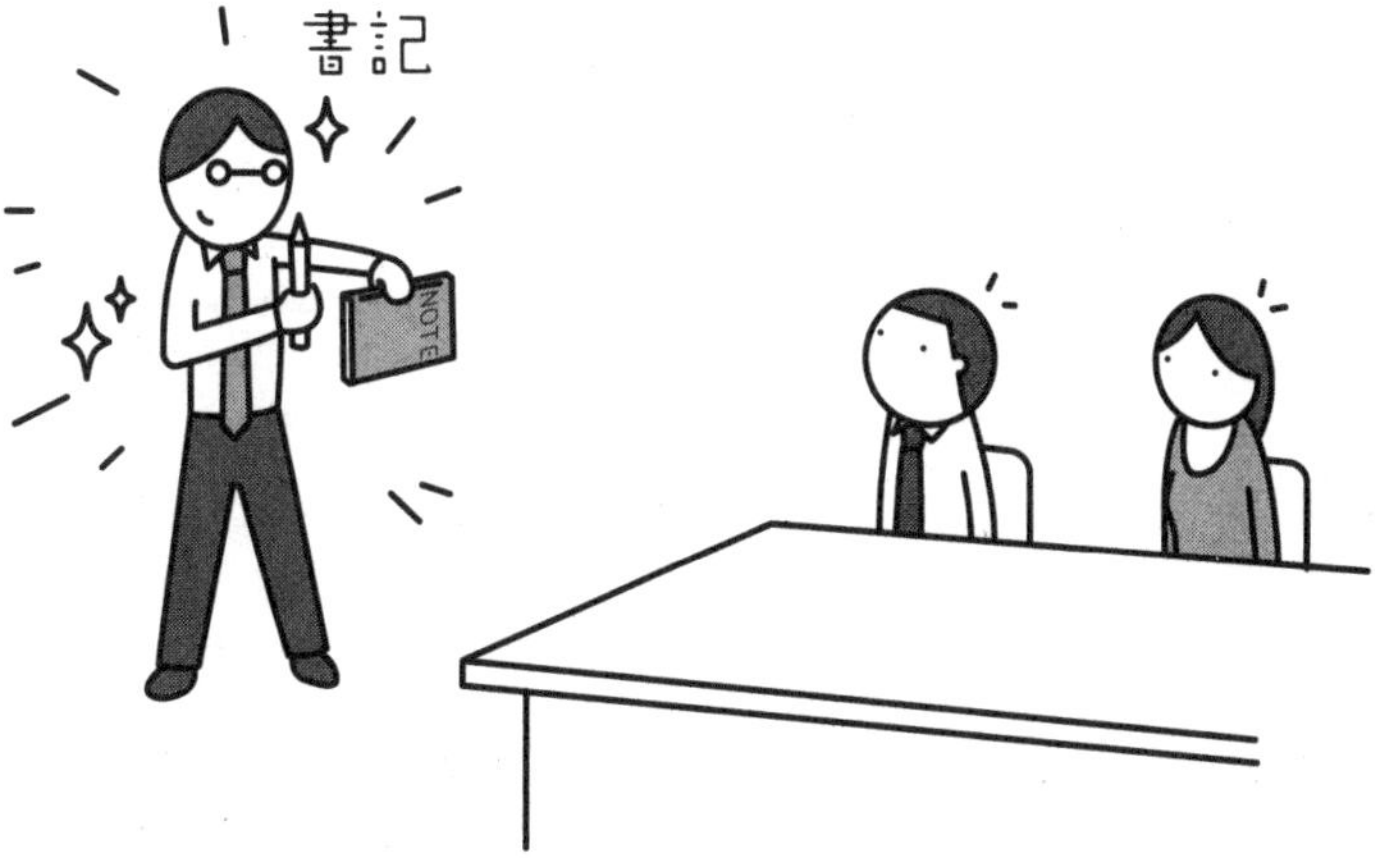

をピックアップする練習をする。これができるようになる頃には、聴覚系の脳番地は強化されていることだろう。

会議に参加する機会がない人であれば、テレビやラジオなどを使って同じように記録を残してもよい。地域の集まりや打ち合わせで同様に書記をしてもいいだろう。

脳科学 column

子どもの脳は丁寧な字で鍛えられる

ノートなどに字を丁寧に書く習慣を持つ子どもは、学力が高いという傾向がある。緊張感を持って書くために集中力が鍛えられ、結果的に記憶力も増強されるのだ。問題を解く際も正確性が高いという。

brain science

あいづち上手の聞き上手になれば脳を鍛えることにつながる

KEY WORD ▽▽▽ あいづちのバリエーション

なぜあいづちを打つと頭がよくなるのか

　一般的に聞き上手と言われる人は、「うんうん」「そうだよね」「わかるよ」などと実に的確なあいづちを打つものだ。ついついイイ気分になり、たくさん話をしてしまうという人も少なくないだろう。このあいづちというものは、実際にやってみると意外に難しい。いつも「うんうん」ばかりというのも変だし、タイミングを外したり、相手の気を削ぐようなことを言っては相手に不快感を与えてしまうこともある。ただ、この難しさにあえてトライすることで、あなたの聴覚系脳番地は鍛えられることだろう。

　聴覚系脳番地が鍛えられる理由は、適切なあいづちを打つためには相手の話を正確に聞き、内容を理解するという能力が必要だからだ。話の中に出てきた重要キーワードに対し、即時に反応することも脳をよく働かせること

聞き上手になるあいづちのバリエーション

上手なあいづちは「賛同も否定もしない」ということ。気安く賛同されると「お前に何がわかるんだよ」と思われ、否定されると話す気が失せる。そこで、あいづちはニュートラルなものが◎。

うん、うん

そうかあ

えっ!?

なるほどね

それで、それで？

そうだなあ

それに、「疑問に思ったこと」「相手の言ったことのまとめ」や感情を加えていけば、話を引き出す最高のあいづちの完成！

につながる。

脳を鍛えるポイントは、さまざまなニュアンスのあいづちを使い分けるよう意識することだ。「そうだよね」「……そうだよね」「そうだよね！」など、言い方ひとつでまったく変わる。マスターすれば、コミュニケーション能力が高まり、好感度もアップするかも。

脳科学 column

長話の途中で頭に話が入ってこないワケ

つまらない授業などで、急に相手の話が頭に入ってこなくなることがある。これは情報が聴覚系脳番地で行き止まりになるからだ。聞き流すのではなく、理解できるまで留めるよう努力するとよい。

brain science

会話の〝3秒ルール〟で脳を意識させて効率アップ！

KEY WORD ▽▽▽ 情報処理の継続時間

脳のしくみを利用して日常生活の効率をあげる

　人間の脳が、ひとつの情報を継続して処理できる時間はどれくらいだと思うだろうか。1分？　5分？　などと思いがちだが、実は6秒しかもたないことが実験によりわかっている。たとえば何かの図を見せられたとき、6秒は休みなく働き続けるものの、それを超えるとどんどん働きが鈍くなっていってしまうのだ。

　これを逆手にとって、コミュニケーションの場で役立てる〝3秒ルール〟をご紹介しよう。会話をするとき、相手にコメントを返す際に意図的に3秒の間を空ける方法だ。前述した、人間が継続して処理できる6秒という限界を応用したものだが、会話で6秒の間を空けるというのはあまりに不自然。ここは3秒で十分である。

　たとえば口喧嘩がヒートアップしたときは、

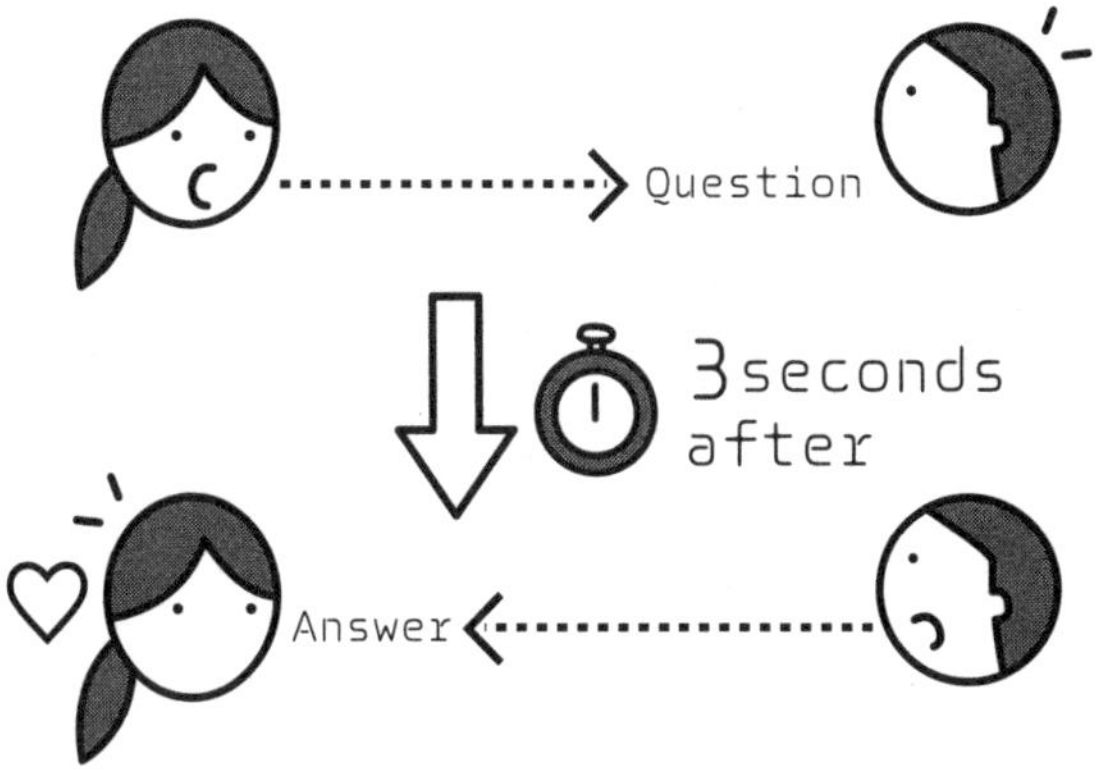

互いの意見を遮るように言いたいことを投げ合いがちだが、ここであえて3秒置いてみる。一呼吸間を置くことで、冷静さを取り戻して意見を交換しようという気分も向いてくるわけだ。また、相手の注意を引きたいときには、「そうだね」と返すところを、あえて3秒おいて「……そうだね」と返してみると、「あれ？この人は不安なのかな？ 迷っているのかな？」と相手にとって気になる状態を生み出すことができる。自分自身も相手の変化に敏感になるので、交渉などを有利に進めることもできるだろう。

　コミュニケーションがスムーズに進められることで効率があがるのはもちろんのことだが、伝達系脳番地の働きがアップする〝3秒ルール〟、ぜひお試しいただきたい。

brain science

脳科学の格言

物覚えが悪くなったことを、
脳の衰えのせいにするのは
間違いです。
年齢とともに新しいことを
記憶しづらくなっているのは、
たんに年不相応な
記憶のやり方を
していることが原因でしょう。

薬学博士・脳科学者
池谷裕二

第３章

今からでも遅くない！
スイスイ覚えて能率アップ!!

「脳科学」で記憶力を最大限に鍛える！

記憶力の低下は実は加齢のせいではなかった！　最新の脳科学からわかった今からでも記憶力を伸ばすコツを伝授しよう。

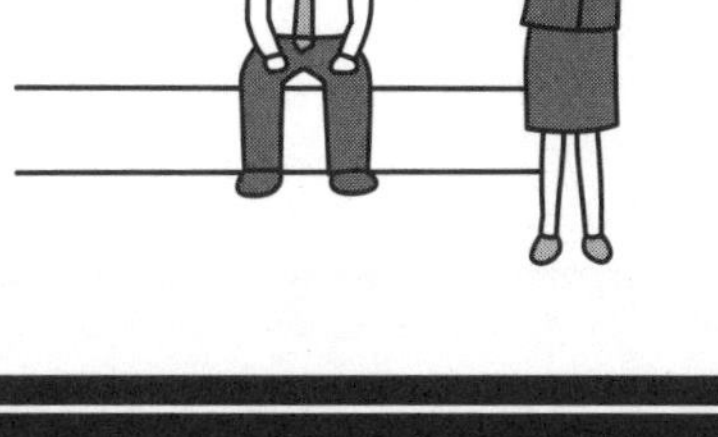

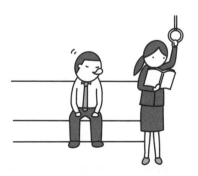

brain science

記憶にも種類がある 頭で覚える記憶と身体で覚える記憶

KEY WORD ▽▽▽ 手続き記憶、陳述記憶

記憶には どんな種類があるか

脳が司る記憶。私たちは毎日、無意識のうちに記憶と忘却を繰り返すが、それがどんなものかを改めて意識することはない。

まず、記憶は大きく2つに分けることができる。ひとつは「手続き記憶」で、楽器の弾き方や自転車の乗り方など、身体が自動的に動くような記憶である。繰り返し練習して覚えてしまえばずっと忘れることはなく、年月が経っても再現できる。

もうひとつは「陳述記憶」で、言葉や文字で陳述可能な記憶である。これはさらに、経験に基づいた物語としての記憶である「出来事記憶」と、単語や文法などの知識である「意味記憶」に分けられる。

「手続き記憶」は小脳、被殻《ひかく》、尾状核《びじょうかく》に蓄えられ、「陳述記憶」は海馬、扁桃体、大脳新皮質に蓄えられる。

「記憶」にはさまざまな種類がある

陳述記憶

簡単に言えば「頭で覚える記憶」。その内容は言葉で話したり、文字で陳述したりすることができる。手続き記憶と異なり、時間が経てばいつの間にか忘れてしまうこともある。海馬・扁桃体・大脳新皮質に蓄えられる。

手続き記憶

ピアノやバイオリンの演奏、自転車の乗り方、スポーツでの動きなど、繰り返し練習して覚える「身体で覚える記憶」。一度覚えれば忘れることはなく、ほぼ無意識で行うことができる。小脳、被殻、尾状核に蓄えられる。

意味記憶

単語の意味、つづり、文法、歴史の年号など、繰り返し見たり書いたりして覚える記憶。年月が経てば忘れてしまうこともある。言葉で表現することができる「言語的記憶」のほか、音楽や絵画など「非言語的記憶」がある。

出来事記憶

エピソード記憶とも呼ばれるもので、これまで経験したことが基盤となった記憶のこと。「◯◯さんは優しい性格だから好きだ」といった言葉にできる「言語的記憶」と、忘れられない風景などの「非言語的記憶」がある。

記憶は時間と大きな関係がある

１１０ページでは記憶を、記憶するものの特徴によって「手続き記憶」と「陳述記憶」に分類した。この記憶を、今度は「脳にとまっている時間」という観点から分類してみると、また違った一面が見えてくる。そう、記憶はすぐに忘れてしまうものもあれば、不思議とずっと覚えているものもあるのだ。重複する部分もあるが、３つの段階を紹介しよう。

第一段階は「短期記憶」である。脳にとまっているのは数秒～１分程度とごくわずかな時間で、ほかのことに意識を向けるとすぐに忘れてしまう記憶だ。たとえば、電話をかけるときに番号をとりあえず暗唱するような場合が好例だ。単語、もしくは数字なら５～９桁程度が限界である。

第二段階は「近時記憶」である。脳にとまっているのは数時間から１週間程度と短期記憶よりも長く、記憶が記銘されてから一旦別のことをして忘れられ、それから再生されるのが特徴だ。例をあげるなら、前日の夕飯のメニューや試験の一夜漬けで得た内容などがこれに当たる。

第三段階が「長期記憶（遠隔記憶）」だ。脳にとまっているのは数カ月～数十年と長期にわたる。例をあげるなら子どもの頃の思い出、住所や名前、生年月日、同級生の顔や名前といったもので、ずっと忘れることなく脳内にとまる。

これらはきっちりと分かれているわけではなく、短期記憶と近時記憶には重なるところもある。近時記憶を何度も反復するうちに長

脳にとまっている時間で記憶は分類される

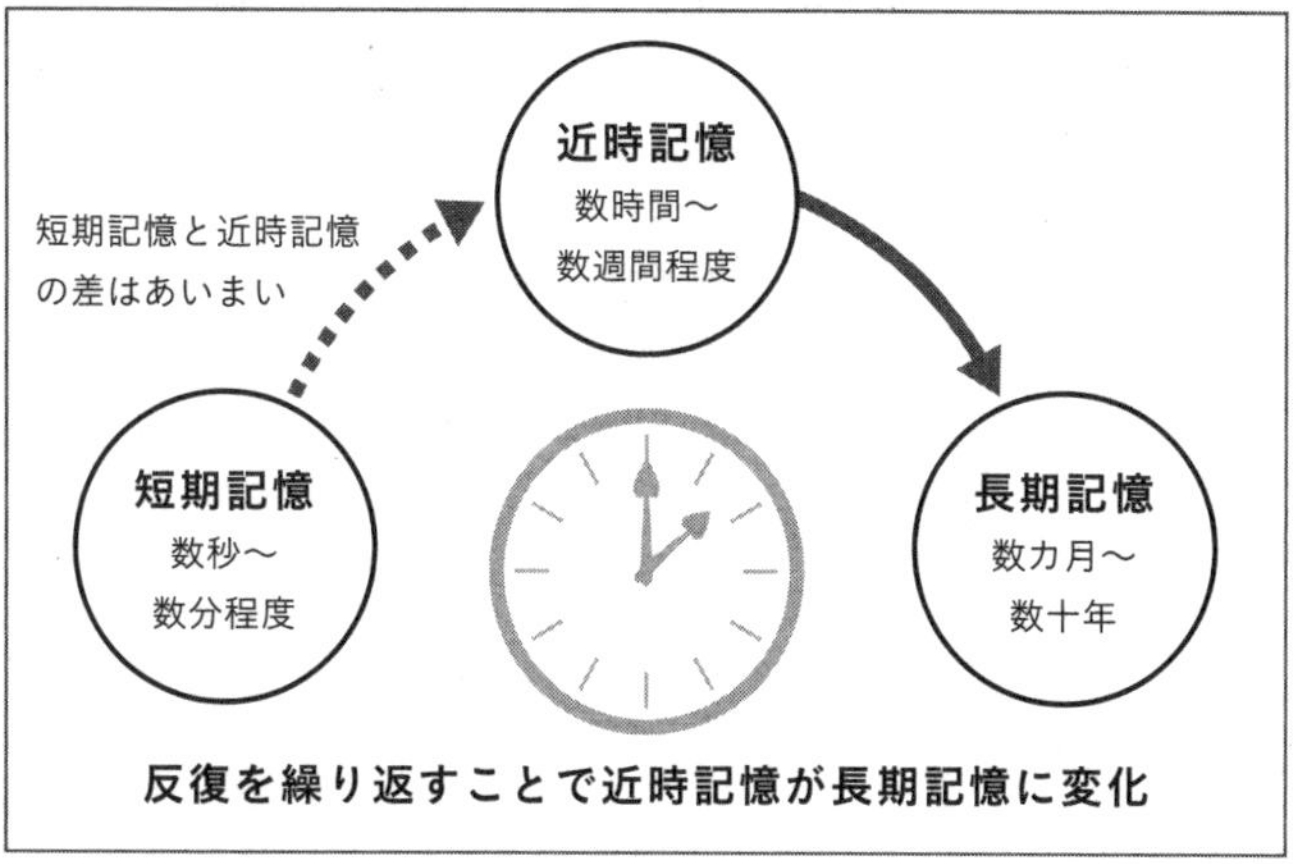
近時記憶
数時間〜
数週間程度
短期記憶と近時記憶
の差はあいまい
短期記憶
数秒〜
数分程度
長期記憶
数カ月〜
数十年
反復を繰り返すことで近時記憶が長期記憶に変化

期記憶となることもある。たとえば、友達の誕生日や好きな食べ物を知り、そういった機会を繰り返していくと、何十年たっても誕生日や食べ物の好みを覚えている、というのは近時記憶が長期記憶に変わったと言えるだろう。同窓会で昔のエピソードが盛りあがるのは、長期記憶が関係しているのである。

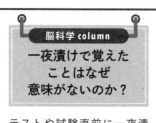

脳科学 column

一夜漬けで覚えたことはなぜ意味がないのか？

テストや試験直前に一夜漬けで覚えたことは、時間が経てばきれいさっぱり忘れてしまう。これは近時記憶が長期記憶に移行していないからだ。一夜といわず何度も反復することが、勉強のコツである。

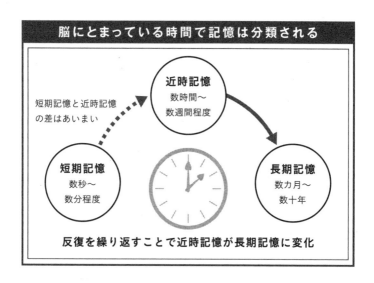

brain science

記憶の種類によって脳のどこにしまわれるかが異なる

KEY WORD ▽▽▽ 記憶のプール場所

運動中枢か大脳新皮質か

記憶は、その種類によって脳のどこにしまわれるかが違う。たとえば短期記憶や近時記憶の場合、大脳辺縁系の海馬に一時保存されるが、すぐに消去される。

長期記憶のなかでも、楽器の演奏や自転車の乗り方などといった「手続き記憶」に関しては、小脳や被殻、尾状核に蓄えられる。これらは運動学習の中枢であり、まさに「身体で覚える」という言葉がよく当てはまっているだろう。

一方、長期記憶のなかでも経験や出来事についての記憶、つまり陳述記憶の場合はまず、海馬が一時的記憶として取り込む。海馬では情報の整理・分類が行われ、必要と判断された情報が大脳新皮質に送られ、長期記憶として保存される。

海馬は記憶や空間学習能力にかかわる重要

記憶の種類によってプールされる脳の場所が違う

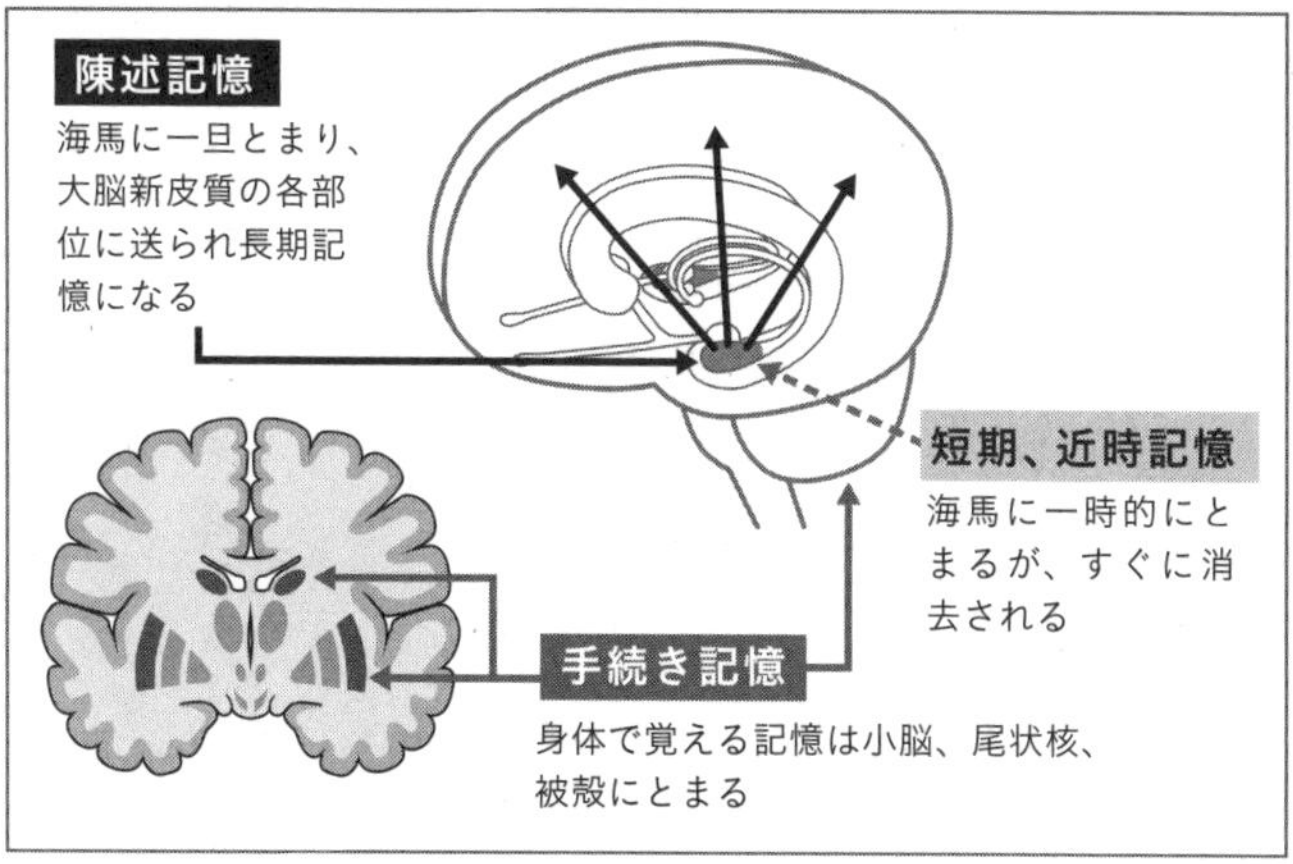
陳述記憶
海馬に一旦とまり、大脳新皮質の各部位に送られ長期記憶になる
短期、近時記憶
海馬に一時的にとまるが、すぐに消去される
手続き記憶
身体で覚える記憶は小脳、尾状核、被殻にとまる

な器官で、心理的ストレスを長期間受け続けると神経細胞が疲れて働かなくなることもある。ここにダメージを受けると、数年前のことは鮮明に覚えているのに、直近の出来事に関する記憶がすっぽりと抜け落ちることも少なくない。海馬が近時記憶を、大脳が長期記憶を担当していることがよくわかる。

脳科学 column

年を取ると物忘れしがちな理由は神経細胞のせい

記憶とは、脳内で神経細胞とシナプスが組み合わさり、脳に情報が蓄積される。若いうちは使いやすい細胞が見つけやすいが、次第に使いにくい細胞が残ってマッチングに時間がかかり、記憶しにくくなる。

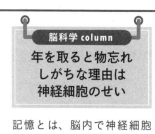

brain science

誰もが使っている短期記憶の進化系「ワーキングメモリー」のしくみ

KEY WORD ▽▽▽ ワーキングメモリー

会話には欠かせない短期記憶の〝すごい版〟

短期記憶と同様に、脳にプールされている時間が短く、すぐに忘れ去られる記憶でありながら、目的達成のためのプロセスに重要な働きをしている記憶がある。それが「ワーキングメモリー（作業記憶）」だ。

たとえば会話において、Aさんが「そういえば山田さんが佐藤さんとつき合いはじめたらしいよ」と言う。それを聞いたBさんはその情報を一旦頭のなかに記憶し、以前佐藤さんが鈴木さんとつき合っていたことを思い出し「佐藤さんって鈴木さんとつき合っていなかった？」と質問するのだ。この一時的に記憶されるときに使われるのが、ワーキングメモリーである。目的を持った一時的な記憶で、ほかの記憶と照合することで目的を達成する。ワーキングメモリーなしでは、コミュニケーションは成立しない。

コミュニケーションに不可欠な「ワーキングメモリー」

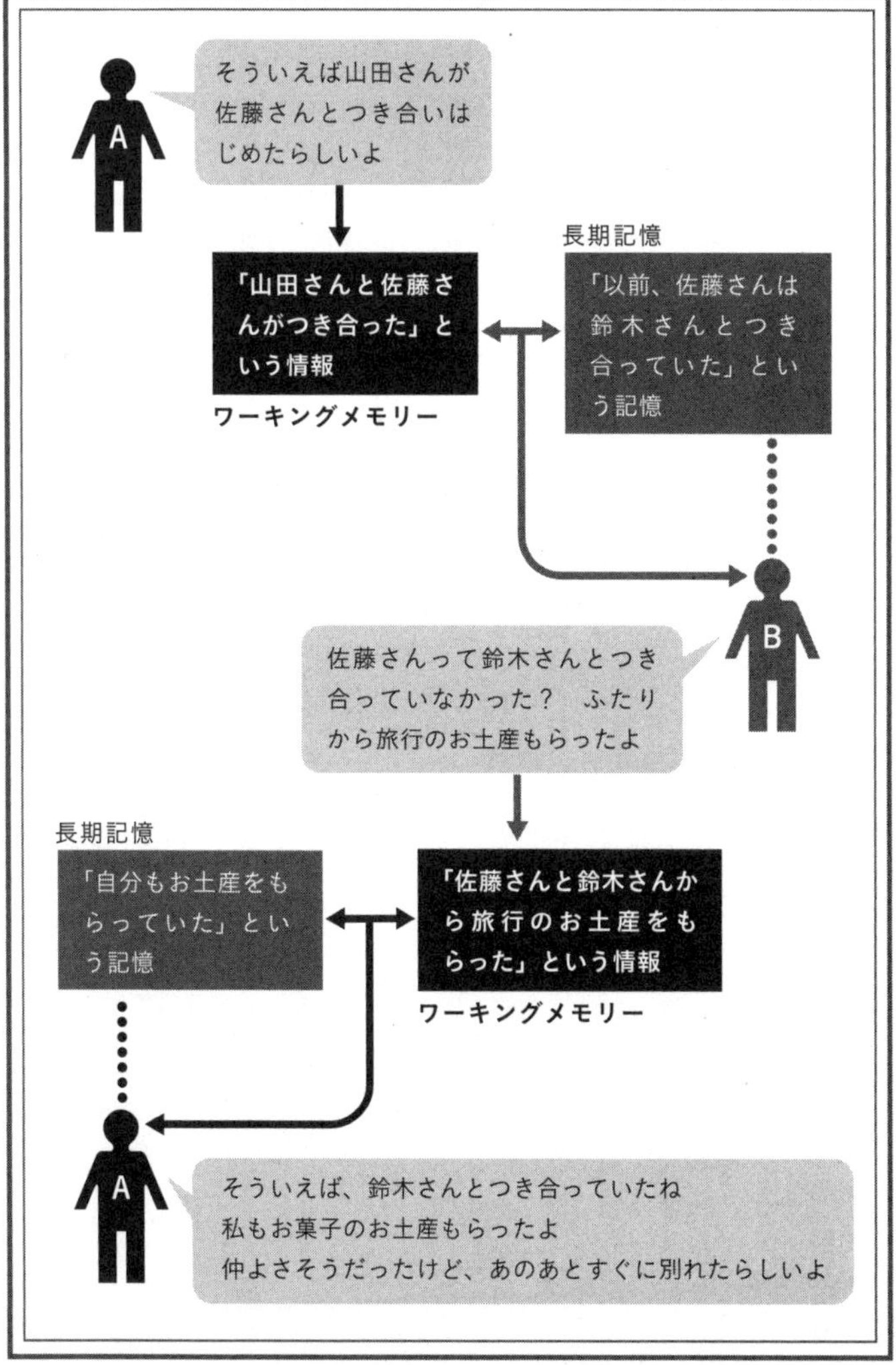

brain science

記憶することは忘れること ハードディスク的な脳のしくみ

KEY WORD ▽▽▽ 記憶の保存場所

脳はみずから不要な記憶を消去する

昔は話せた英語が、しばらく使わないうちに口から出てこなくなっていた。小学校時代の親友の名前が思い出せない。そうした経験は枚挙に暇がないだろう。

近時記憶や長期記憶でも、人は永遠に思い出せるわけではない。引き出す機会が少なければ、次第に忘れていってしまう。これは脳のしくみによるもので、記憶を蓄えておくためのスペースを確保しようとしていることにほかならない。正確な容量は解明されていないが、長期記憶として脳に蓄えられる容量には制限があるのだ。また、パソコンと同じで、不要なものも含めて膨大な情報をため込んでいれば、検索するだけでも一大事。効果的なアウトプットができなくなってしまうのだ。忘れることで、脳はその効率を保っているとも言うことができるだろう。

必要のない情報を脳は無意識のうちに消去する

長期記憶として大脳に保存された記憶は、引き出される機会の少ないものを消去する

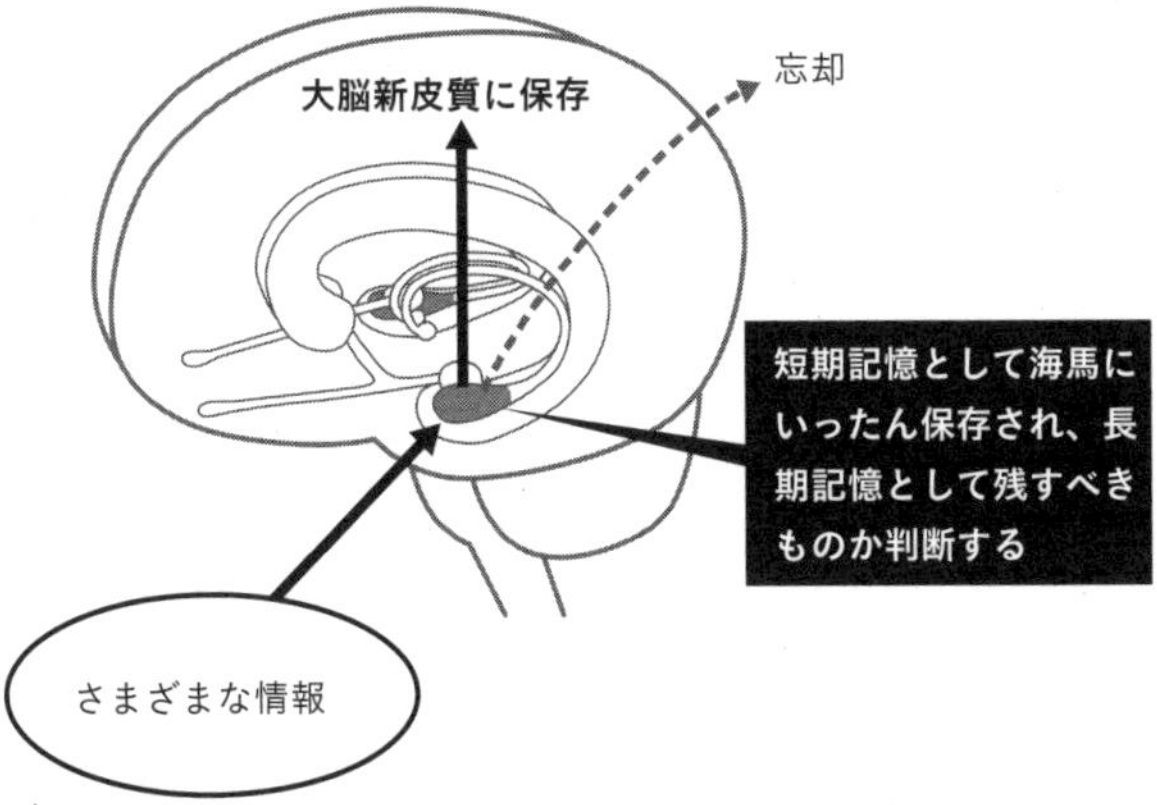
忘却
大脳新皮質に保存
短期記憶として海馬にいったん保存され、長期記憶として残すべきものか判断する
さまざまな情報

不要な記憶をため込んだ脳

多くの情報のなかから目的の情報を探すのに時間がかかる

情報

必要な情報だけを残した脳

必要な記憶だけを残した脳は、新しい記憶の効率もよい

情報

brain science

記憶力のいい人・悪い人の違いはけっして頭のよし悪しではない

KEY WORD ▽▽▽ 視覚イメージ

記憶の名手はどうやって覚えているか

人の名前や単語をすぐに記憶できる人もいれば、繰り返し読んでもさっぱり覚えられない人もいる。だが、頭のよし悪しの問題とあきらめてしまうのは、まだ早いかもしれない。

というのも、記憶力自慢の人々が実力を競う「世界記憶力選手権」では、入賞者の多くが「視覚イメージ」を使って記憶しているのだ。

視覚イメージによる記憶法の例をあげてみよう。たとえば世界のコーヒー産地ベスト3（1位ブラジル、2位ベトナム、3位インドネシア）を覚えたいとしよう。まず、それぞれを視覚イメージにする。たとえばブラジルはサッカーボール、ベトナムはアオザイ、インドネシアは小さな島といったところだろうか。そして、この3つを組み合わせて、アオザイを着た人が小島の上でサッカーボールで

映像をイメージすることで記憶がプールされやすくなる

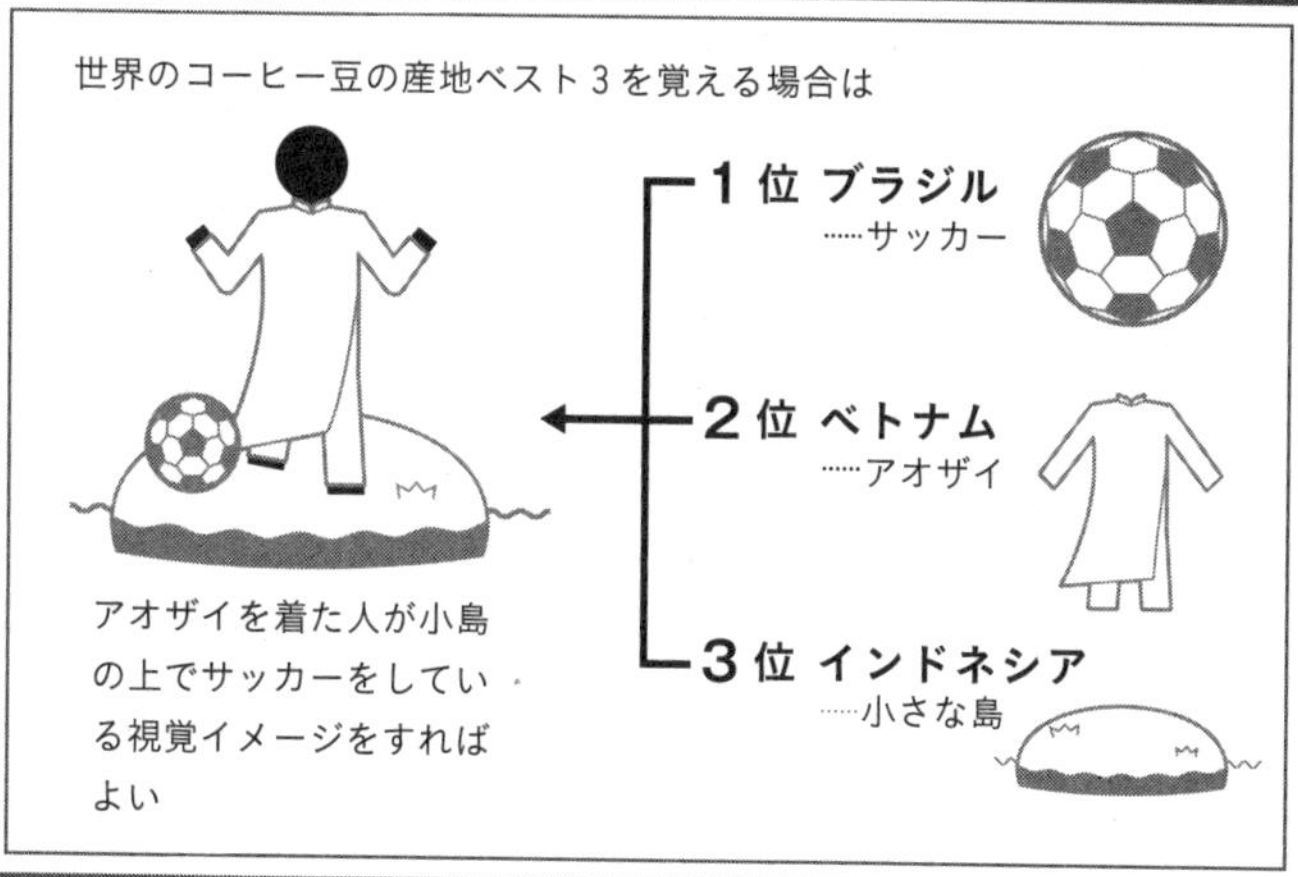
世界のコーヒー豆の産地ベスト３を覚える場合は
1位 ブラジル
……サッカー
2位 ベトナム
……アオザイ
3位 インドネシア
……小さな島
アオザイを着た人が小島の上でサッカーをしている視覚イメージをすればよい

遊んでいるところを連想するわけだ。単なる国名が並んでいるだけの状態より、ずっと思い出しやすくなるはずだ。イメージや意味づけという点では、歴史の年号を覚えるときの語呂合わせも同様の記憶手段である。記憶の定着には対象に興味を抱き、何度も反復することが重要である。

脳科学 column

単なるもの忘れと認知症はどう違う？

物忘れの原因は、必要な記憶を脳内から引き出すための検索力、集中力の衰えである。そのため、言われれば思い出すことができる。認知症は直前のものを含め、記憶そのものが失われ、思い出せない。

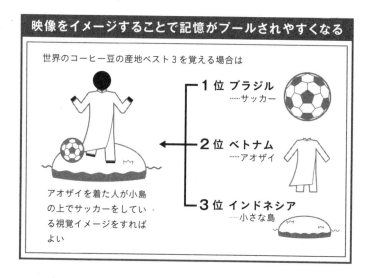

記憶力がいい人になるために今すぐはじめたいトレーニング

KEY WORD ▽▽▽ 脳を訓練するチャンス

その物忘れ、実は危険かも!?

物忘れをしない人などいない。ある程度の年齢になれば、脳内の神経細胞であるシナプスの接続に時間がかかる可能性が高くなるし、脳は忘れることで新しい記憶が入ってくるための容量を確保しているのだ。しかし、明らかに危険な物忘れというものも存在している。自分にとって、重要で特別な意味を持つ事柄を忘れる場合だ。最重要取引先との面談を忘れる、といったケースがあげられるだろうか。

朝から晩まで仕事をしている仕事人間の人にありがちなのは、毎日仕事だけに没頭するという偏った脳の使い方をしているせいで、並行処理能力が低下している可能性だ。複数の物事を同時にできない脳になっているのだ。予定をうまく立てられない、人から話しかけられたときにすぐ応じられないといった状態に心当たりがあれば、確度はさらに高まる。

偏った脳の使い方をしている人は記憶力が低くなる

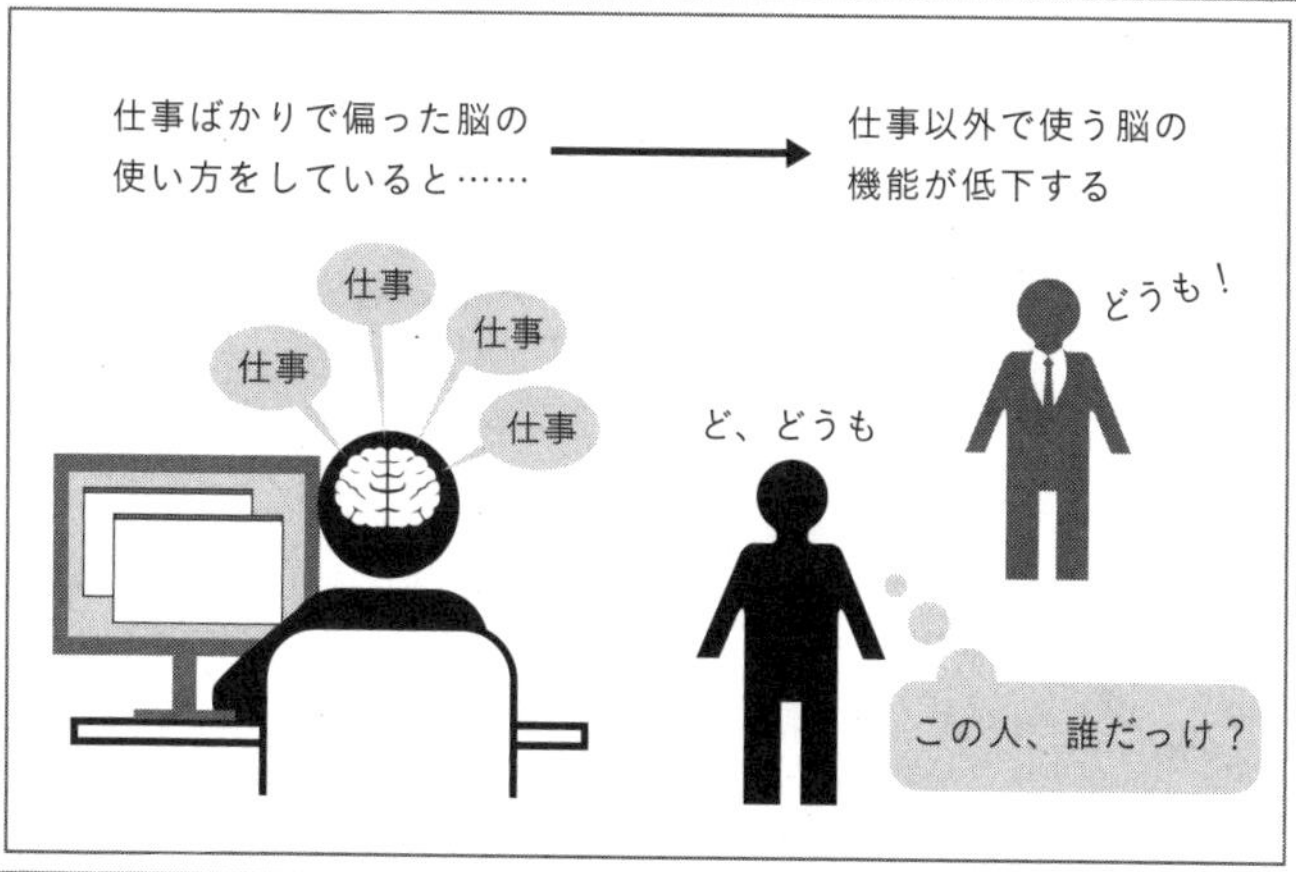

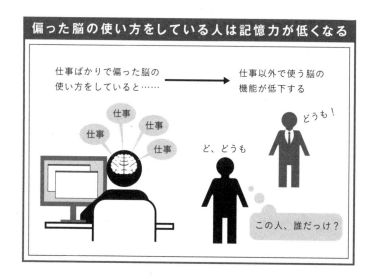

こうした脳の偏りをなくすには、仕事以外のことにも目を向ける必要がある。自分の仕事だけでなく、雑用をしたり家族との時間を楽しんだりすることは、決して無駄な時間ではなく、「脳を訓練するチャンス」なのだ。雑用とバカにせず、脳をまんべんなく使うことが物忘れ改善の近道なのだ。

脳科学 column

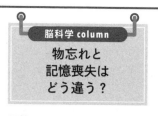

物忘れと記憶喪失はどう違う？

記憶を引き出せなくなる物忘れに対し、記憶喪失は記憶そのものをなくす。通常はエピソード記憶が失われ、手続き記憶が残るので車の運転はできたりする。精神的ショックやストレスが原因となることも。

確実に記憶するための脳科学的に正しい覚え方

記憶したいものを確実に記憶するためには、どうしたらいいのだろうか。大前提として、意識的に脳に入力していない情報は思い出すことはできない。それを解決するためには、「声に出して言う」「ノートに書く」という2つの行動が有効だ。人は自分で理解していないことを言ったり、書いたりすることはできない。自然と内容を意識するようになるのだ。脳は情報を処理するとき、すぐにわかるものは一瞬しか認識しなかったり、似ているものは同じと解釈したりと、省エネ化する性質がある。それによって思い違いや言い間違いが発生する。書いたり言ったりするアウトプットは省略ができないというメリットもある。

ただ、なかにはメモを取る習慣はあっても、ほとんど無意識的に取っていて、単なるポーズになっている人も多いので注意したい。あとで誰かに話すという想定で、意識的に情報をとり、自分の言葉に置き換えて書くのも効果的だ。そして、1日の終わりには必ずノートを見返して、重要な内容は誰かに話すと、その内容はより深く脳に残ることになる。

さて、物忘れの好例として「今やろうとしていたことを忘れる」のも日常でよく見られる事態である。自分や周囲の過去と現在、未来を判断する機能を「過程性」というが、これが一時的に失われたのが「今やろうと～」的物忘れのメカニズムだ。疲労がたまっていたり、起きたばかりで脳がまだよく働いていないときには低下しやすい。

これを防ぐためには、疲れがたまっている

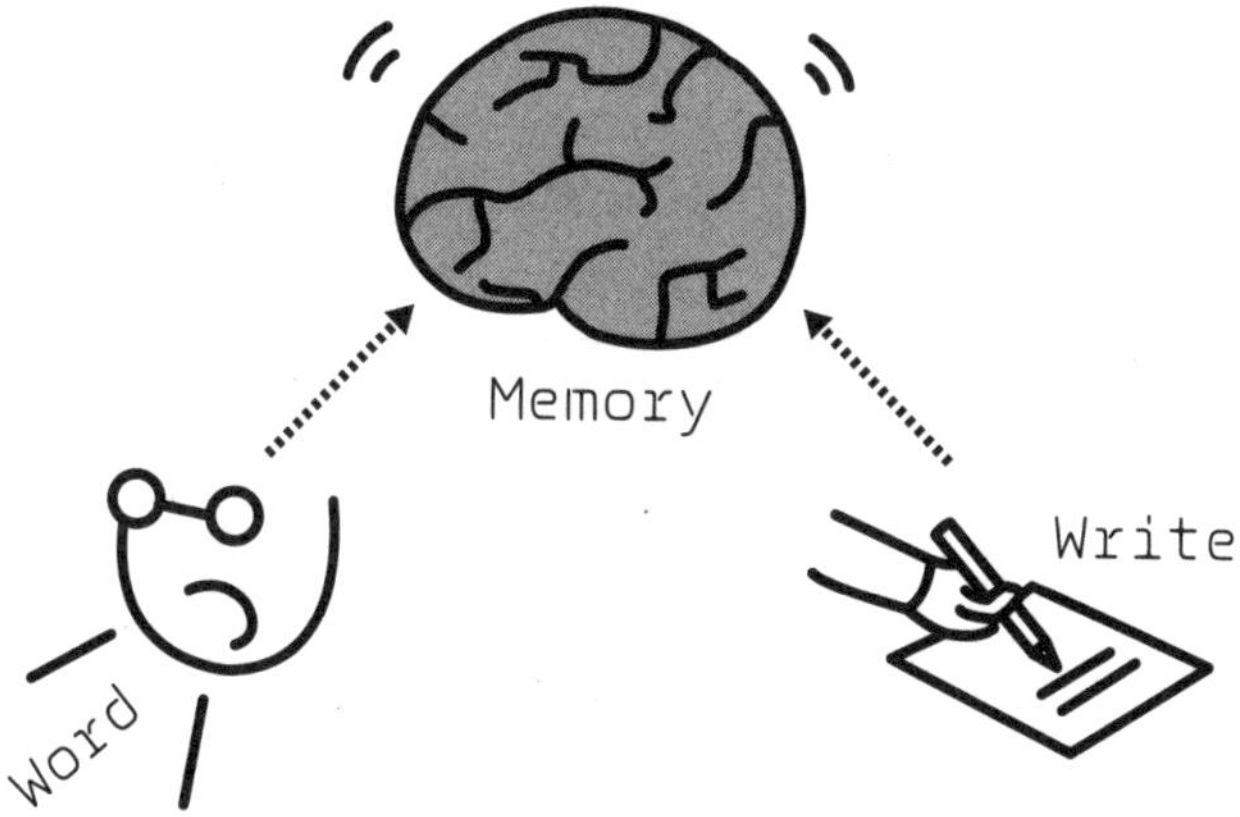

場合は十分に休憩を取ること。また、起床し立てであれば脳の準備運動をすることだ。手足を動かしたり、雑用をするとよい。

なお、記憶は「繰り返し」が重要である。名前を忘れやすいのであれば、名刺交換時に相手の名前を言ったり、会話をするときも意識的に名前を呼ぶと思い出しやすくなる。

脳科学 column

お経をあげるのも脳トレになる

声として外部に出す情報は、理解できる情報の数に比例する。たとえば毎日同じ時間にお経をあげるのは、立派に脳を活性化させることにつながるのだ。仕事なら、書類を音読すると同じ効果が得られる。

brain science

夢の記憶力アップが実現できる!? 今すぐ実践できるコツ10選

KEY WORD ▽▽▽ 記憶力を強くする習慣

絶対覚えられる必勝パターンを探そう

記憶力は、頭のよし悪しというよりも、脳の性質をおさえ、うまく記憶できる方法を踏襲することで必ずあげることができる。あれこれと試行錯誤をしながら、自分なりの成功パターンを確立していくとよいだろう。左図に記憶力を強くする習慣を10項目あげるので、試しながら自分に合った方法を自分のなかでパターン化するとよいだろう。

ただ、大前提として「人はどんなにがんばっても覚えられる量には限界がある」ということである。多くのものは覚えられない。であれば情報をいかに整理整頓し、選択と選別を行うかが大事になってくる。

また、記憶というとつい覚えることに日が向きがちだが、歩くなどして足腰を鍛えて脳の血流をよくしたり、意欲を持って生活するのも記憶力向上の基礎となるだろう。

記憶力がアップする10の生活習慣

① 夜にやることリストをつくる

サーカディアン・リズムで脳の働きが活性化する午後7時〜9時の間に、翌日やるべきことを3つ書き出し「やることリスト」をつくる。

② イヤなことを先にする

物事に関して嫌悪感を持つことは、記憶を阻害する原因となる。やる気が失われたり、脳が効率よく働かないなど、ほかにも負の影響を及ぼすことも。

③ いらないものは減らす

机の上が散らかっていたり、カバンに不要なものが入れっぱなしになっている人は、それだけ記憶できる量も減ってしまう。

④ サーカディアン・リズムを利用する

朝は決まった時間に起きて太陽を浴び、午前中と夕方に訪れる脳の覚醒度がアップする時間を有効に活用して記憶しよう。

⑤ スマホ中毒から脱する

脳の力を減少させるだけでなく、時間も浪費する。窓の外や周囲に目を向け、さまざまな情報を受け取ったほうがよい。

⑥ 仕事を人に任せる

自分がすべき仕事にきちんと集中することで、記憶力もアップする。もちろん、そのためには普段からのコミュニケーションが必要。

⑦ わかりやすい会話をする

電話や日常会話において、自分が言いたいことをわかりやすく整理し、まとめて話すように意識すると脳や記憶の強化につながる。

⑧ 予定を立てる

予想外のハプニングが起こると、脳は正しく動かない。できるだけ想定外の出来事が起こらないよう、計画は先々のことまで入念に検討しておこう。

⑨ 社会的評価を受けておく

仕事で必要な資格試験など、外部からの評価を受けることができるテストを受験することは非常によい。

⑩ 寝る

身体はもちろんのこと、脳の健康を保つための基本である。特に午前 0〜3 時はもっとも重要で、年齢を問わず組織を修復するため脳から成長ホルモンが分泌される。

brain science

「喉元まで出かかっているのに……」は記憶力の問題ではない!?

KEY WORD ▽▽▽ 概念と語彙《ごい》を結びつける機会

なぜか人の名前が出てこない あの謎を解明

顔や性格は思い出すことができるのに、なぜか名前が思い出せない。言いたいことはあるのに、言葉が出てこない。つい「あれ、どう?」などと代名詞で済ませてしまうことはないだろうか。記憶力が低下しているようにも見えるこの現象だが、そう単純ではない。

脳科学的に見ると、この「喉元まで出かかっている現象」の人は、普段から話をする機会が少ない人に多く見られる。また、しゃべってはいても自分が使いやすい言葉しか使っていないという人にもよく見られる。

人は、身の回りのあらゆるものの名前を口に出して生きているわけではない。たとえばコーヒーを飲むときも、目の前にある光景を「マグカップに入ったコーヒー」などと語彙でとらえることはないはずだ。人に説明する機会でもないかぎり、改めて概念と語彙を結

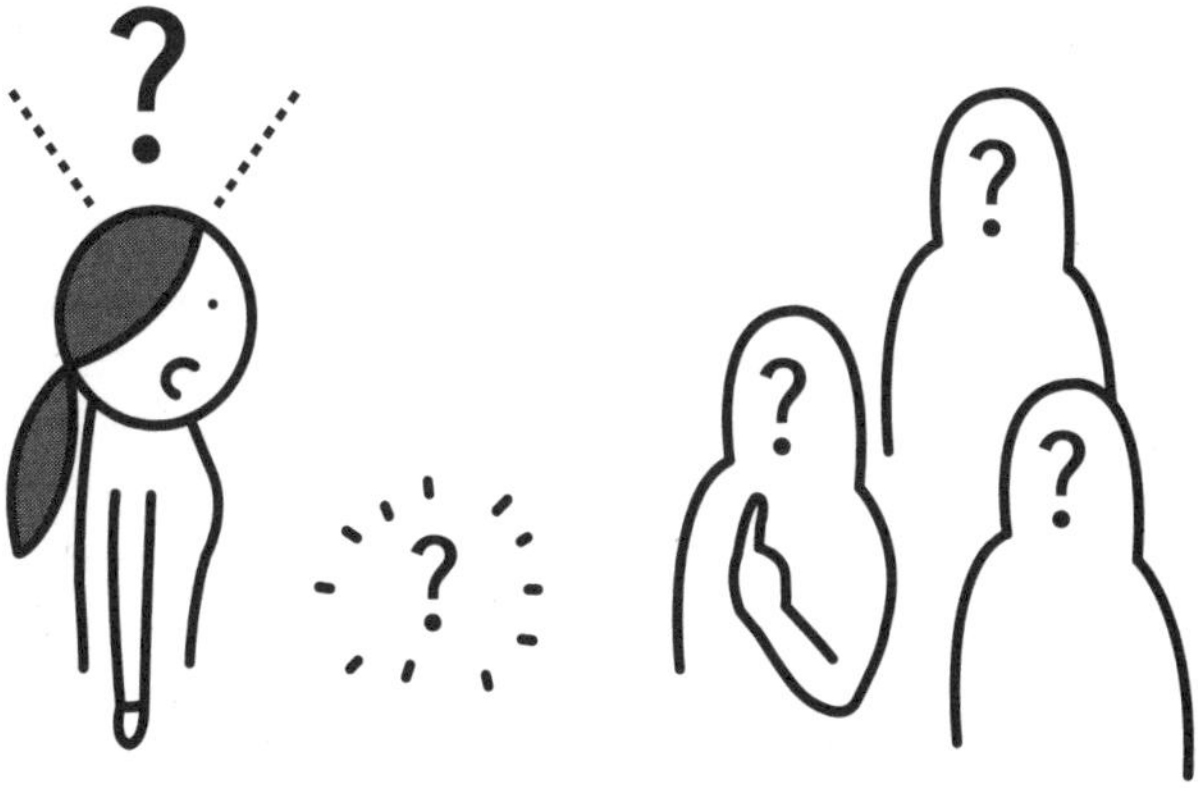

びつける機会はないのだ。そうなると、結びつける力は弱くなる。自分が使いやすい言葉ばかり使う人は、意志的に言葉を選んでいないため、似たような言葉を選ぶ傾向になる。脳においては聞く中枢と話す中枢は対になっているので、この力が弱まっていると人の話を聞き返すことが増えるという。

脳科学 column

真の意味でのコミュニケーションは言葉だけではない

脳の機能が活用できずに言語を介したコミュニケーションに支障をきたすことは多い。ただ、コミュニケーションとは本来、言語を伴わないこともある。心や愛情によってなされることも忘れずにいたい。

「喉元まで出かかっているのに」を減らすにはどうするか

普段から語彙と概念を結びつけて話していなかったり、意志的に言葉を使って話していなかったりする場合、どうしても「喉元まで出かかっているのにうまく言い表せない」という状況に陥りがちである。これを防ぐにはどうしたらいいのだろうか。

まず、人は自分が思っているほどしゃべっていないことを自覚しよう。よくふり返ってみれば、あいさつやあいづちくらいしか口に出していない人も多いはずだ。それを踏まえた上で、毎日の生活のなかでできるだけ言葉を発する機会を増やしてみよう。

もし会話をする相手がいないなら、新聞や雑誌などを音読することを習慣にするとよい。続けるうちに、言葉と気持ちが結びつかないもどかしさは解消されていくはずだ。

意志的に言葉を選んで話していない場合は、普段の会話で、相手と確実に会話のキャッチボールをすることだ。言葉を受け止め、意味がわからなければ質問し、それにふさわしい答えを返す。相手の理解度によって言葉を使い分けたり、専門的な言葉を噛み砕いて話したりすることを心がけたい。たとえ興味のない話題であってもスルーせず、関連した内容で話せないか考えてみよう。

また、家族や友達など、いつも同じ相手と過ごしているとつい「あの人がさ……」「あれが見当たらない」などと代名詞で語ってしまう。これを防ぐトレーニングは、本や雑誌、テレビなどを引き合いに話す練習をしてもいいだろう。「この間見た番組で、タレントの

日常生活でも概念と語彙を結びつける会話をしよう

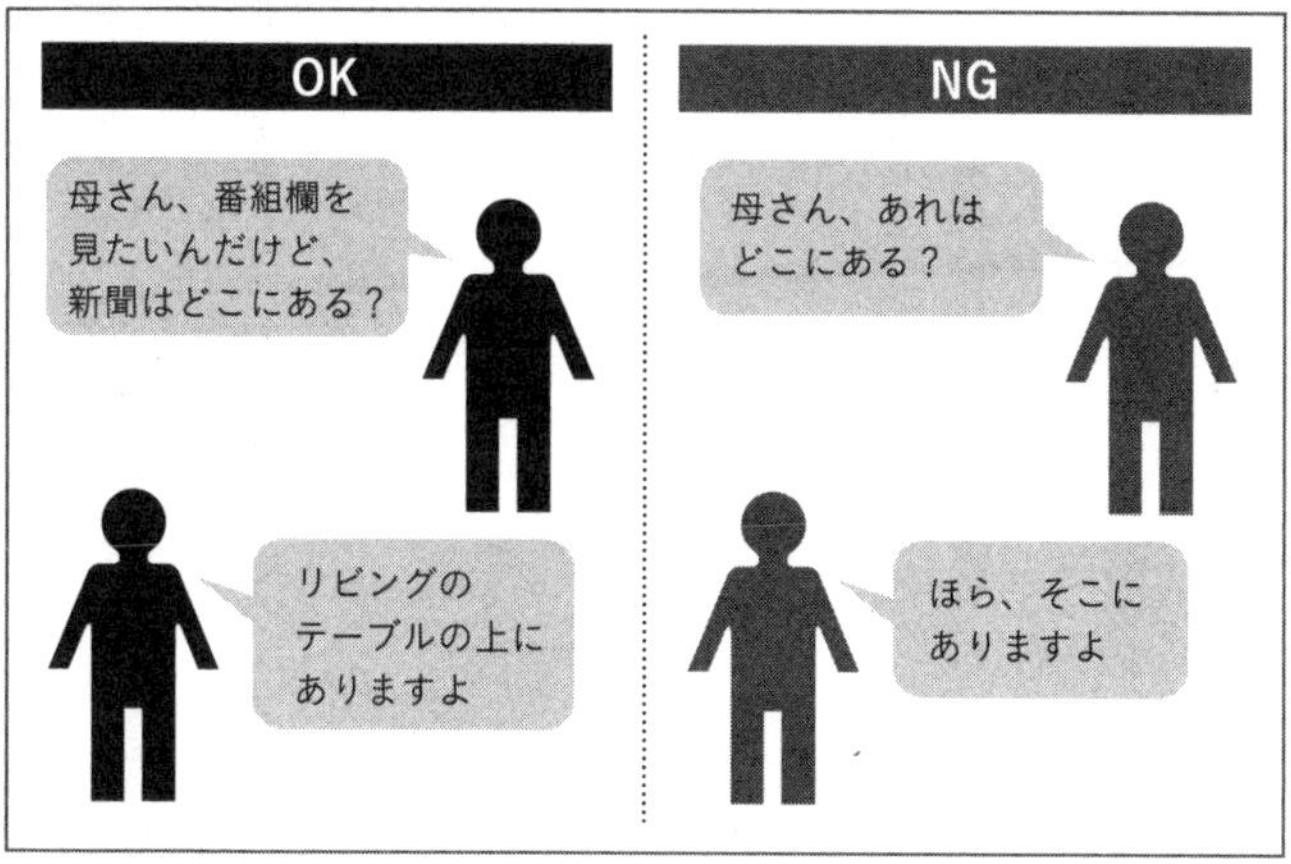

○○さんが『××』ということについて話していたよ」などと会話に出したり、映画を見た感想を話し合うのも効果がある。

社会人になると、毎日の忙しさに追われてつい仕事や狭い範囲のことしか見えなくなってしまうものだ。自由に使える語彙を増やすには、意識して会話を変えていくといい。

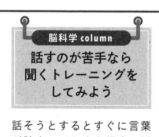

脳科学 column

話すのが苦手なら聞くトレーニングをしてみよう

話そうとするとすぐに言葉が詰まってしまう場合、話す練習よりも先に聞く練習をするほうが効果がある。聞くことは、理解力を高めること。しっかり聞けば、しっかりと話せるようになるのだ。

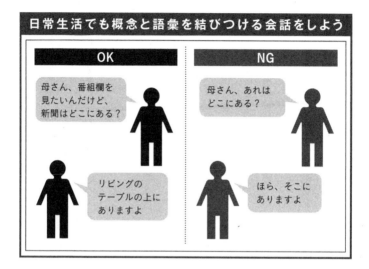

brain science

モーツァルトは記憶に役立つ!? 記憶にまつわる噂を一刀両断

KEY WORD ▽▽▽ 記憶力アップに有効なモノ

食べ物と記憶は関係がある？

「〇〇を食べると頭がよくなる」「リビングで勉強する子は成績がいい」など、世のなかには記憶や勉強に関する噂がさまざまな形で飛び交っている。それだけ多くの人が気にしている記憶だが、「記憶力をアップする」と喧伝されている情報が、科学的に、あるいは統計的に本当に効果があるかどうかというのは、非常に難しい問題である。いくつか例をあげて検討してみよう。

まず身近なところでは「食べ物」がある。たとえば青魚に多く含まれているＤＨＡ（ドコサヘキサエン酸）は、脳の発育や機能維持に有用だとされている。卵黄や大豆製品、穀類に多く含まれているレシチンは脳の主要神経伝達物質であるアセチルコリンの主成分である。レバーに多く含まれている亜鉛は、記憶力向上にいいとされている。カカオ製品も

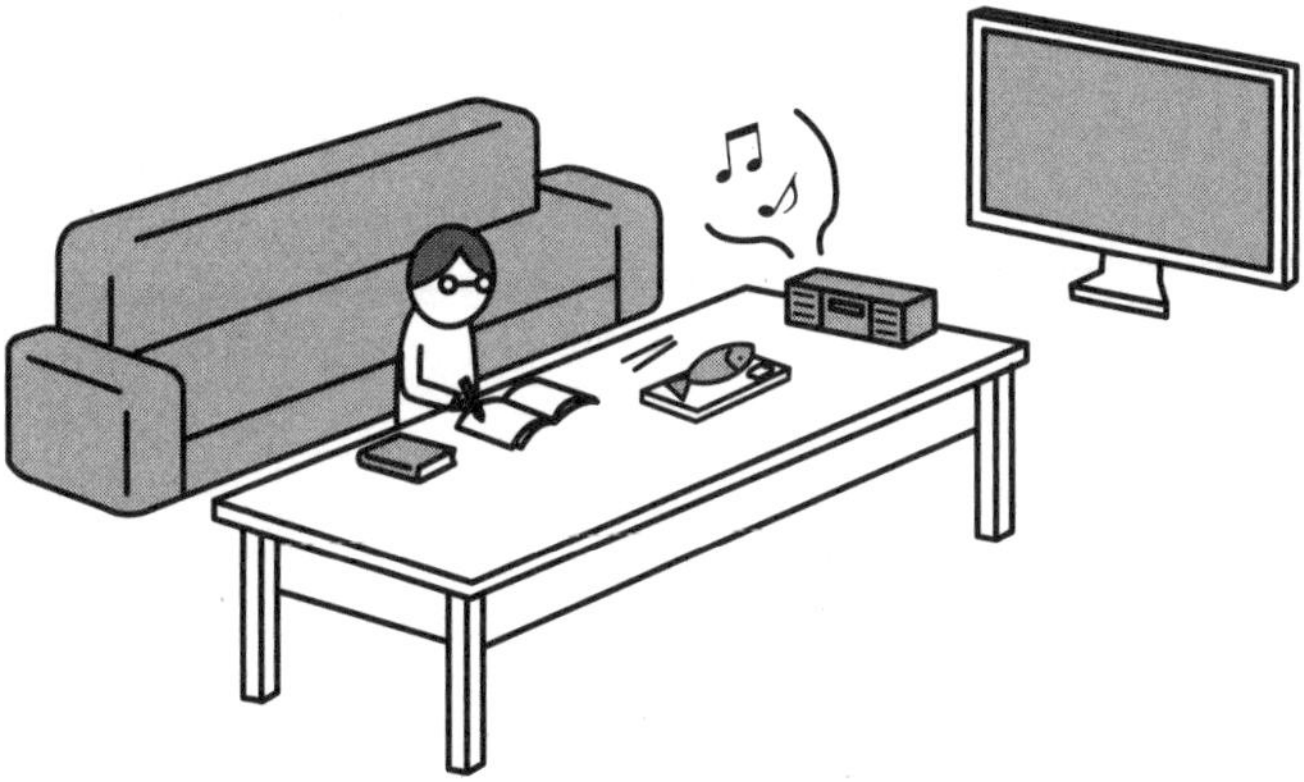

記憶力と関連づけて語られることが多い。

これらの食品を食べて記憶力がアップするかどうかは、本当のところはわからない。脳科学者にはこうした食品が有用だと言う人もいるが、実際は「効くかもしれないし効かないかもしれない」というのが、科学的に正しい答えとなる。

脳科学 column

「ながら学習」は効率がいい？それとも悪い？

ながら学習の是非はよく話題にのぼるテーマだが、実際は個人の感性と経験に左右される。ラジオや音楽のほうに気持ちが向かうなら避けるべきだし、リラックスして学習に取り組めるならアリである。

リビングでの勉強は効率があがる!?

「個室の子ども部屋よりも、リビングで勉強する子のほうが成績がいい」という説も根強い。これはテレビ番組で放送された情報が広く知られるようになった説で、東大入学者の実に半数弱が個室ではなく、リビングで勉強していたという調査結果を踏まえている。

集中することを目的とする場合、静かで誰もいない空間のほうがはかどると考える人は多い。しかし、よくよくふり返ってみると、そのような状況で過ごしたことはあまり多くないのではないだろうか。保育園・幼稚園から小学校、中学校……と進むなか、子どもは常に集団のなかで過ごす。どちらかというと、ザワザワした雰囲気のほうが慣れているのだ。リビングでの距離感は、ほどよく集中するという意味では最適とも言える。

また、記憶という観点から見てもリビングはよい環境である。料理のにおい、母親の動き、目の前にある新聞……そうした周辺情報と結びつくことで、学習した内容は長期記憶として定着しやすく、また思い出しやすくなる可能性が高い。

「モーツァルトを聞くと記憶力が高まる」とする説もある。モーツァルト効果と呼ばれるもので、心理学のフランシス・ラウシャーの実験により有名になった。

実験ではモーツァルトの曲を聞いた学生は、聞かなかった学生よりも試験の成績がよかったことがわかった。しかし、同様の実験が多くの研究者によって試みられたものの、科学的には証明できていない。

さまざまな情報が記憶力に働きかける「リビング学習」

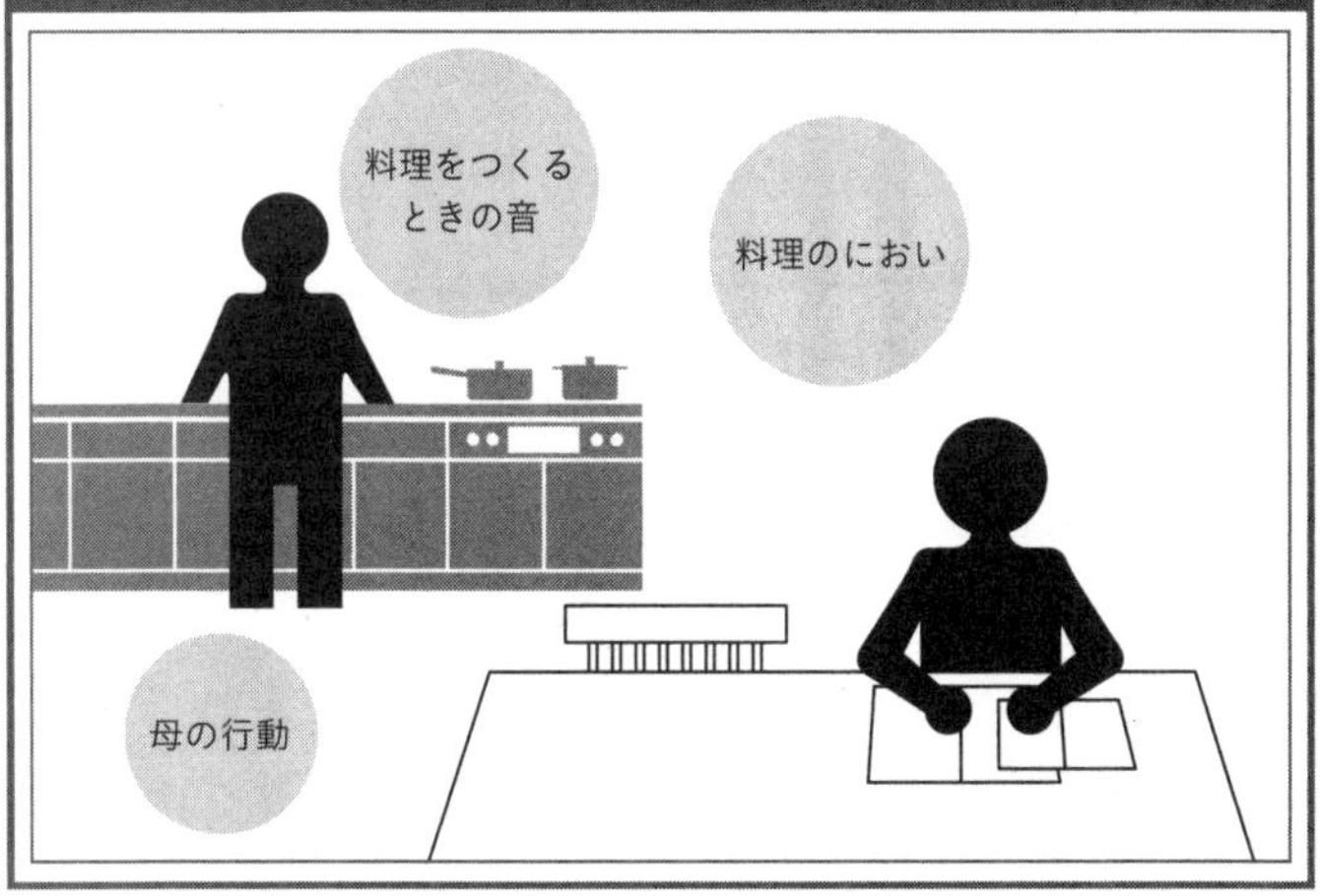

「モーツァルトの音楽はアルファ波が出るのでよい」という説もある。アルファ波はリラックスと関係が深いとされるが、アルファ波が出る状態で記憶力がアップするといった科学的証明がなされているわけではない。

　記憶を確かなものにするには、現状では明確な近道というものはなさそうだ。

脳科学 column

寝ながら勉強ができる睡眠学習は効果があるのか？

睡眠学習は多くが動物実験によるもので、まだまだ不明な点が多い。睡眠中の脳波による研究が進むなか、成績が向上する脳波も発見され、朝に勉強したほうが夜よりも成績があがるという論文も出ている。

brain science

人間は反復しないと覚えられない悲しい生き物

KEY WORD ▽▽▽ エビングハウスの忘却曲線

「予習・復習が大事」というのは本当なのか？

小学生の頃、親や先生から「予習復習をしなさい」と言われた経験を持つ人は多いだろう。がみがみ言われてイヤになった人も多そうだが、果たして予習復習に明確な効果などあるのだろうか？　記憶という観点から見ると、復習は実に有利なのだ。

参考になるのは「エビングハウスの忘却曲線」と呼ばれるものだ。ドイツの心理学者であるヘルマン・エビングハウスが行った記憶の実験によるもので、被験者に意味のない文字列を記憶させ、その文字をいくつ思い出せるかを時間の経過とともに追って曲線化したものである。

実験では、20分後に覚えていた割合は58％、1時間後には44％、1日後には26％、1カ月後には21％と、どんどん下がっていく。つまり、時間とともにほとんどのことは忘れてし

記憶の定着に役立つ「エビングハウスの忘却曲線」

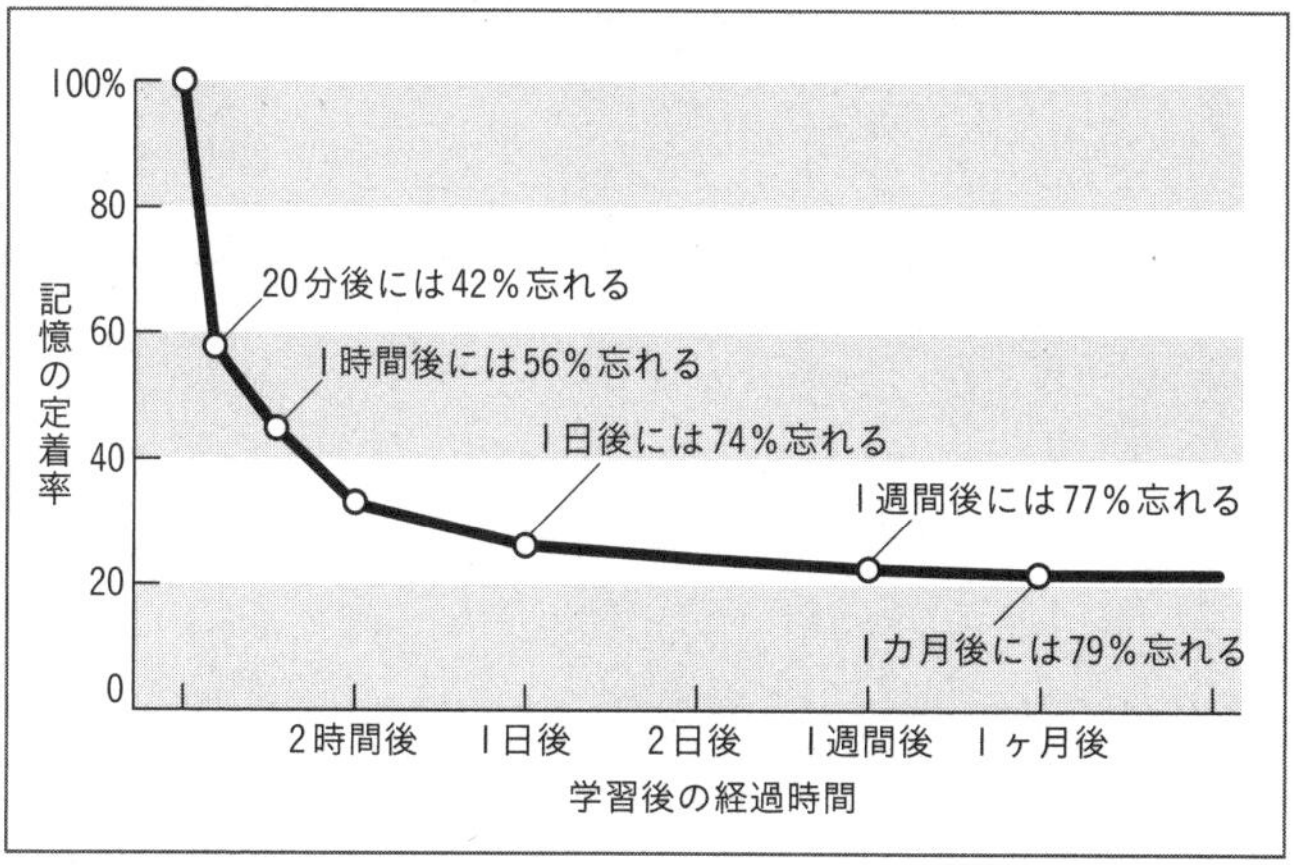
100%
80
60
40
20
0
記憶の定着率
20分後には42%忘れる
1時間後には56%忘れる
1日後には74%忘れる
1週間後には77%忘れる
1カ月後には79%忘れる
2時間後
1日後
2日後
1週間後
1ヶ月後
学習後の経過時間

まうのだ。

しかし、覚えたことをそのままにせず、反復すると記憶できる割合は格段にアップするのだ。何かを学んだらその日のうちに復習し、1週間後にまた復習して忘れたことをカバーするとよい。復習は確かに、効果があるのである。

脳科学 column

声に出して覚えるといいってホント!?

英単語などを声に出して覚えることは、非常に効果がある。視覚野だけでなく聴覚野、運動野、言語野など多くの部位が活動し、印象に残りやすいのだ。英会話でもしゃべりまくったほうが効果が高い。

brain science

時間制限つきで覚えることで記憶はより定着しやすくなる

KEY WORD ▽▽▽ 時間制限で脳を活性化

脳は時間制限を設けるとより活発に働くようになる

英単語でも専門用語でも、何かを暗記しようとする場合、どんな行動を取るだろうか？普通に机に向かって勉強をはじめる人は多いと思うが、このときにひとつ試してみていただきたいことがある。20分なり30分なり時間制限を決めて、その間は覚えることに集中してみるのだ。

脳の性質として、時間制限を設けるとそれに向かって一生懸命がんばるというものがある。専門的に言えば、時間制限を脳が意識することで、記憶系脳番地を活性化しやすくなるのだ。

逆に、決めずにダラダラとやると集中力が低下しやすい。暗記するぞと思って机に向かったものの、いつの間にか寝てしまったり、スマホでゲームをはじめてしまったりといった失態は、思い当たる人も多いだろう。20分、

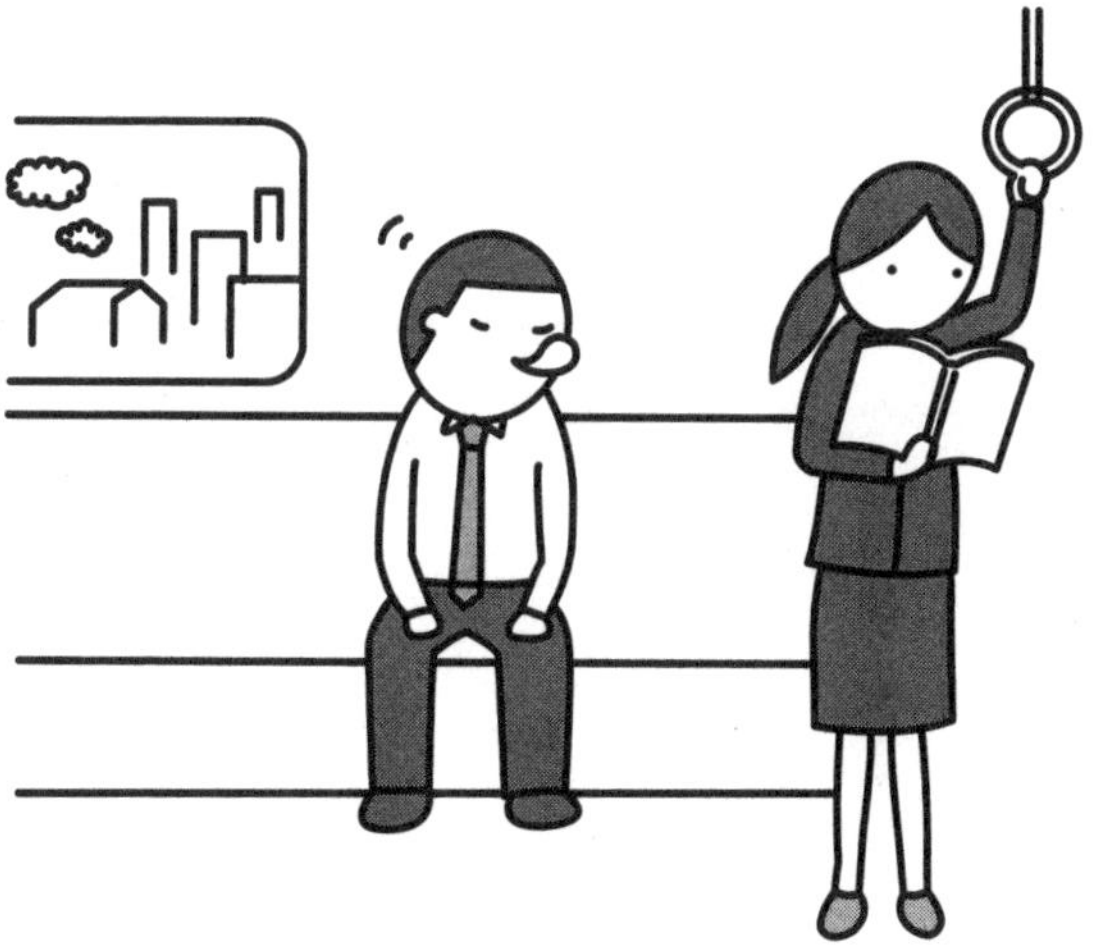

30分といったデッドラインを設けることは、脳の機能からみて非常に合理的なのだ。

忙しい人の場合、なかなかまとまった勉強時間を確保するのは難しいかもしれない。ただ、この方法であれば通勤時間や昼休みの一部を暗記タイムと決めてしまえば、比較的継続しやすいだろう。

脳科学 column

記憶力アップに役立つプチ脳トレ

記憶系脳番地を活性化させて“覚えられる脳”になるためには、その日に自分が発言したことのなかでベスト/ワーストを思い出すことを日課にしたい。関連する出来事を思い出せば、記憶力が高まる。

brain science

昨日起きたことを3つ思い出すだけで記憶力を鍛えることができる

KEY WORD ▽▽▽ 記憶をたぐり寄せる

「昨日何したっけ？」を3つだけ考えてみよう

記憶力をアップするためには、脳の記憶系脳番地を刺激し、鍛えることが有効である。ただ、やみくもに何かを覚えても効果はたかが知れている。そこで、日々簡単に記憶力をアップできるトレーニング方法をひとつご紹介しよう。

それは、朝起きたときに前日の出来事を3つ思い出し、記録することだ。内容はなんでもよいが、自分にとって覚えておきたいことであることが大切だ。「仕事を効率よく進めるため」「ダイエットに活かすため」など、目的をはっきりさせると一石二鳥だろう。何か勉強していることがあるなら、その内容でもよい。

この方法が記憶力のトレーニングになるのは、あえてひと晩おいて詳細を思い出しづらくなったところで思い出す、という作業をす

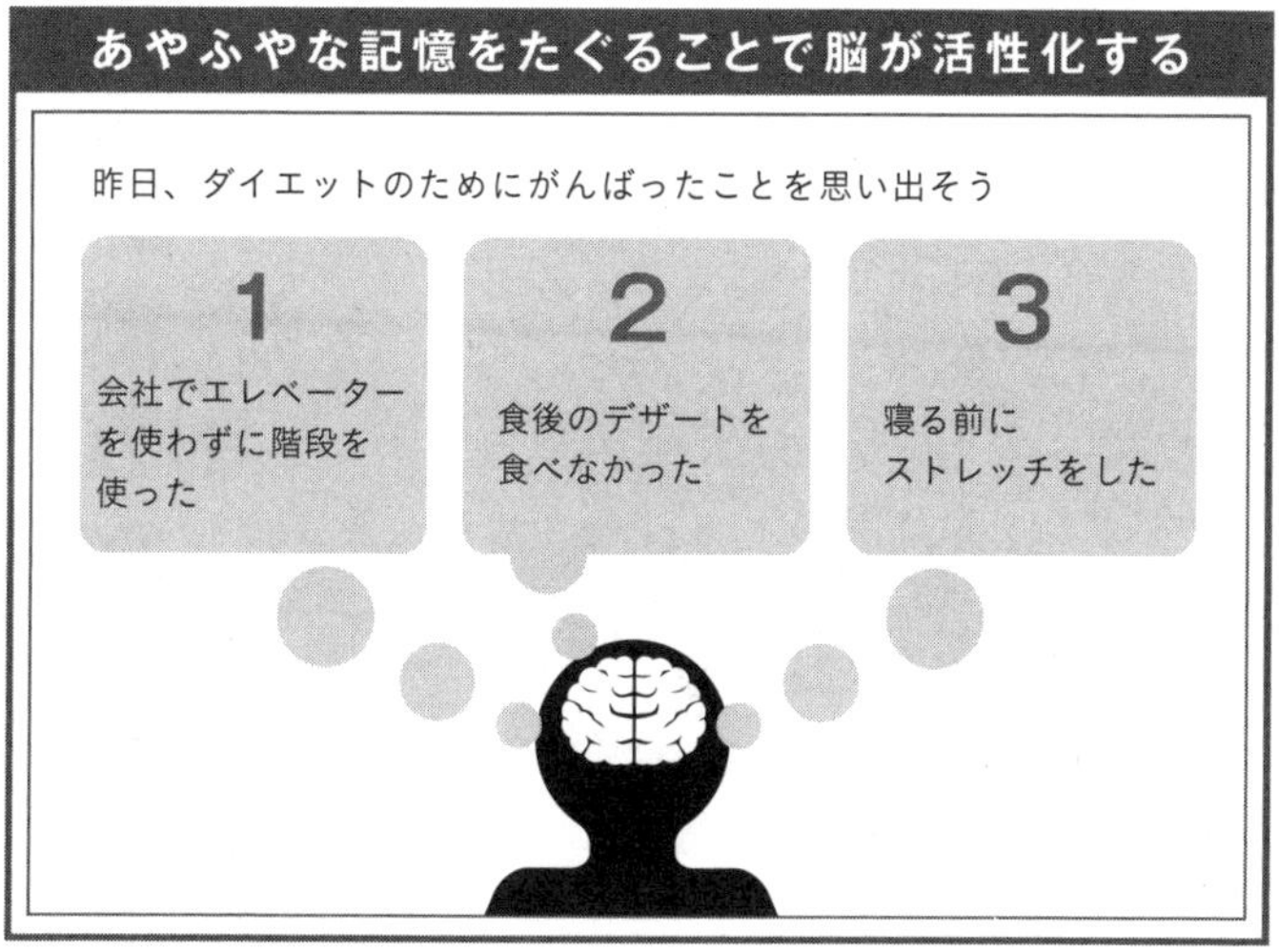
あやふやな記憶をたぐることで脳が活性化する
昨日、ダイエットのためにがんばったことを思い出そう
1
会社でエレベーターを使わずに階段を使った
2
食後のデザートを食べなかった
3
寝る前にストレッチをした

ることだ。思い出しづらいとき、人は記憶を一所懸命たぐり寄せようとする。このプロセスが、記憶力アップのために役立つのだ。

思い出した内容はメモしておき、数日ごとにふり返ると記憶力の確認につながる。継続していくうちに簡単に思えてきたら、数を増やすといいだろう。

脳科学 column

記憶系脳番地を刺激する妄想ゲーム

記憶は脳内にある過去の記憶が、覚えたいこととマッチングすると覚えやすい。この能力を鍛えるには、互いに無関係な知り合いを2人選び、脳内で性格や外見などの共通点を探してみるとよい。

brain science

古い概念から新しい概念を！マイ新語・マイ造語をつくってみよう

KEY WORD ▽▽▽ 古い概念を脳内で検索し、新しい概念をつくる

新語・造語を考えると記憶力がアップする⁉

「なんだか最近よく見るな」と思っていたら一気に広まり、みんなが使うようになる新語や造語。「えっ、今の若い人ってそんな言葉使ってるの⁉」「なんか違和感あるな～」と感じつつも、流されるように使ってしまっている自分を悔しいと思う人もいるかもしれない。ブームに乗るのは大いに〝アリ〟だが、

一歩進んで自分で新語や造語をつくってみると、記憶力をアップする絶好のチャンスに。

新語や造語をつくることは、一見すると記憶とは関係がないように見えるかもしれない。しかし、実際は大きく関係がある。

これまでにない新しい概念を考えるときのことを考えてみてほしい。これまで用いられてきた古い概念についての理解があってこそ、生み出すことができる。古い概念を脳内で検索した結果、「これまでにない新しい概念だ」

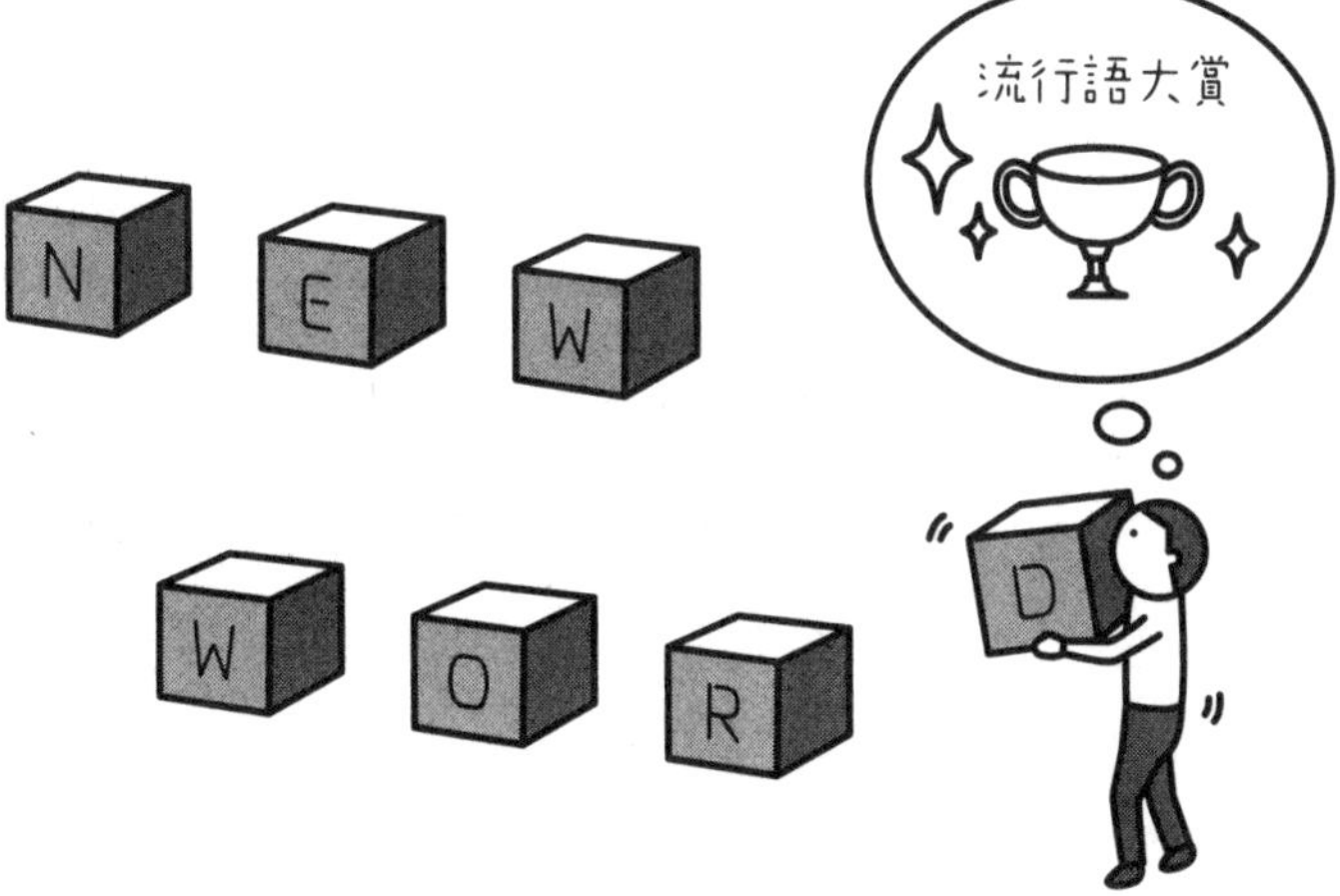

と判断できるということだ。

身近にあるもの、起こった出来事などに名前をつけてみたり、うまく言い換えたりしてマイ新語・マイ造語をつくってみるといいだろう。周囲から「うまい！」なんて言われれば、ユーモアのある人と受け取られるなど、別の効果もあるかもしれない。

脳科学 column

洋楽を口ずさむと記憶力をアップできる!?

英語力をアップしたいと考えるなら、洋楽を口ずさんでみるのがおすすめ。語学は声に出して覚えると記憶に残りやすい。さらに、メロディーにのって自然と歌詞が出てくるのも追い風となるはずだ。

brain science

日曜は翌週のスケジュールをシミュレーションして記憶力アップ

KEY WORD ▽▽▽ 長期的な設計で脳を刺激

人生設計を立てると記憶系脳番地が活性化する

成功した経営者やデキるビジネスマンの習慣として、「長期的な人生設計を立てる」という話を聞いたことはないだろうか。「45歳までに会社を××人規模にして、50歳で海外に拠点を広げる。55歳になったら世界××カ国に……」といった具合である。手帳に書くことで夢を実現する、といったビジネス本がヒットしたこともある。

このように、明確な目標を胸に抱き、常にそれに向かって努力することは、記憶系脳番地を刺激するという意味でも非常に効果がある。日々、仕事をする上ではさまざまな決断を迫られたり、方向性について検討する機会があるだろう。そのたびに、記憶のなかから目標や夢を引っ張り出し、再確認することにつながるからだ。

これをもう少し短い期間に落とし込んで、

予定のシミュレーションで記憶力も効率もアップ！

日	月	火	水	木	金	土	日
え〜と、今週の予定は？ 	定例会議	取引先Aの訪問	ランチミーティング	企画会議	取引先Bの接待	草野球	彼女と映画を見に行く

1週間単位で考えてみるといい脳トレになる。日曜の夜、翌週のスケジュールをすべて頭のなかでシミュレーションしてみるのだ。会議に客先への訪問、プレゼンテーションの予定、力を入れたい業務など。いわば未来の記憶をつくることで、記憶力はあげることができる。仕事の効率アップにも役立つはずだ。

脳科学 column

脳に刺激を与えるならガイドブックを持たない

旅行に行くなら、ガイドブックを持たずに行くと脳トレになる。必要な情報は事前に調べておき、現地ではその記憶と現地で得た情報を組み立てながら過ごすのだ。思い出をつくりながら脳トレもできる。

brain science

はるか昔までさかのぼる人間にとって特別な記憶となる「顔」

KEY WORD ▽▽▽ 顔中枢、物体認知

顔は不思議な認知のされ方をする

人間の脳は、顔に対してだけ特別な反応をすることがわかっている。そのメカニズムを追ってみよう。

　人間が誰かの顔を見たとき、まず活動するのは脳の一番後ろにある視覚野である。ここには色や明るさ、動きなどすべての視覚情報が集められるが、顔に関する情報は紡錘状《ぼうすいじょう》回《かい》という場所に送られることになっている。ここは側頭葉の下にあり、位置的には頭蓋骨からもっとも遠い場所、つまり万が一、外傷を受けた場合、もっともその影響を受けにくい場所なのである。顔を認知することが、いかに人間にとって重要なことであるかを物語っているようだ。

　顔の情報は、主に右脳で処理される。現代では言語を司る左脳が優位半球とされているが、言語が発達するより以前は顔が相手を判

人が顔を認識するしくみ

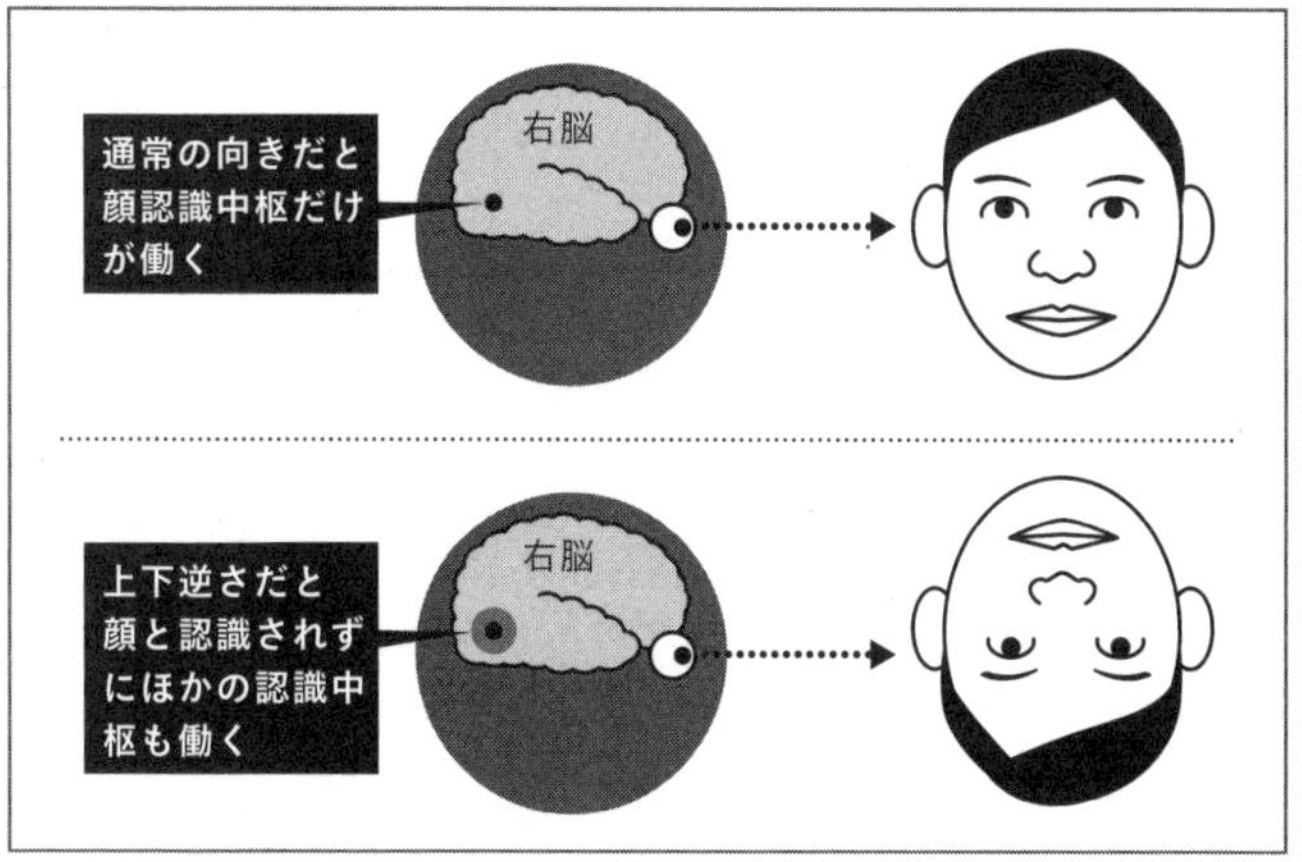

別する重要な要素だっただろう。本来的に、人間は右脳が優位な動物と言うことができるかもしれない。顔はほかのモノと違い、顔の情報だけを処理する特殊な神経細胞が集中する「顔中枢」を持っている。ほかの物体はすべて「物体認知」中枢にまとめられるが、顔だけは特別なのだ。

脳科学 column

生まれつき顔がわからない人がいる

病気などで顔中枢が傷つくと顔だけがわからなくなる「相貌失認《そうぼうしつにん》」という症状が起きる。生まれつき相貌失認の「先天性相貌失認」の人も全人口の1～3%おり、人の顔を覚えられないという症状が出る。

接客のプロはどうやって顔を覚えているのか？

顔認知の検査をする際は、脳波が用いられる。顔が認知されるとＮ１７０と呼ばれる反応が現れ、顔中枢にある神経細胞の活動を受けて反応すると考えられる。

ところで、心霊写真を見たことがあるだろうか？　壁のシミやテレビに映った影や光が、どう見ても人の顔のように見えるといったたぐいのものだ。実はこれは「なんでも顔に見えてしまう」という人の性質をよく表している。点が３つあれば、人はもう顔に見えるのだ。これは決して気のせいではなく、脳波を測定してみると前述のＮ１７０が現れるのだ。

これは人間にとって、顔の認知が非常に重要なものであることを示唆しているのではないだろうか。言語ができる以前は、豊かな自然のなかで自分を守るために、顔は最大の情報源だったのだろう。生存本能が、顔認知能力だけを発達させたのだ。

さて、旅館の女将やホテルマンなど、接客のプロと言われる人のなかには、人の顔を覚えることに優れている人がいる。数年ぶりに顔を合わせた客でも名前を正確に記憶していたり、好みを覚えていてそれに合わせた接客ができたりするのだ。

彼らほどではないにせよ、人の顔を覚えるにはコツがある。顔は特徴的な部分をイメージとしてつかみ、名前などを付随させて覚える。手帳で整理したり、定期的に復習をするのもおすすめ。後天的な努力でも、ある程度顔は覚えられるようになる。

人はなんでも「顔」にみえる

目のように横に並んだ２つの点、その下に口のような横線や丸などがあると、それだけで「顔」だと感じてしまう。

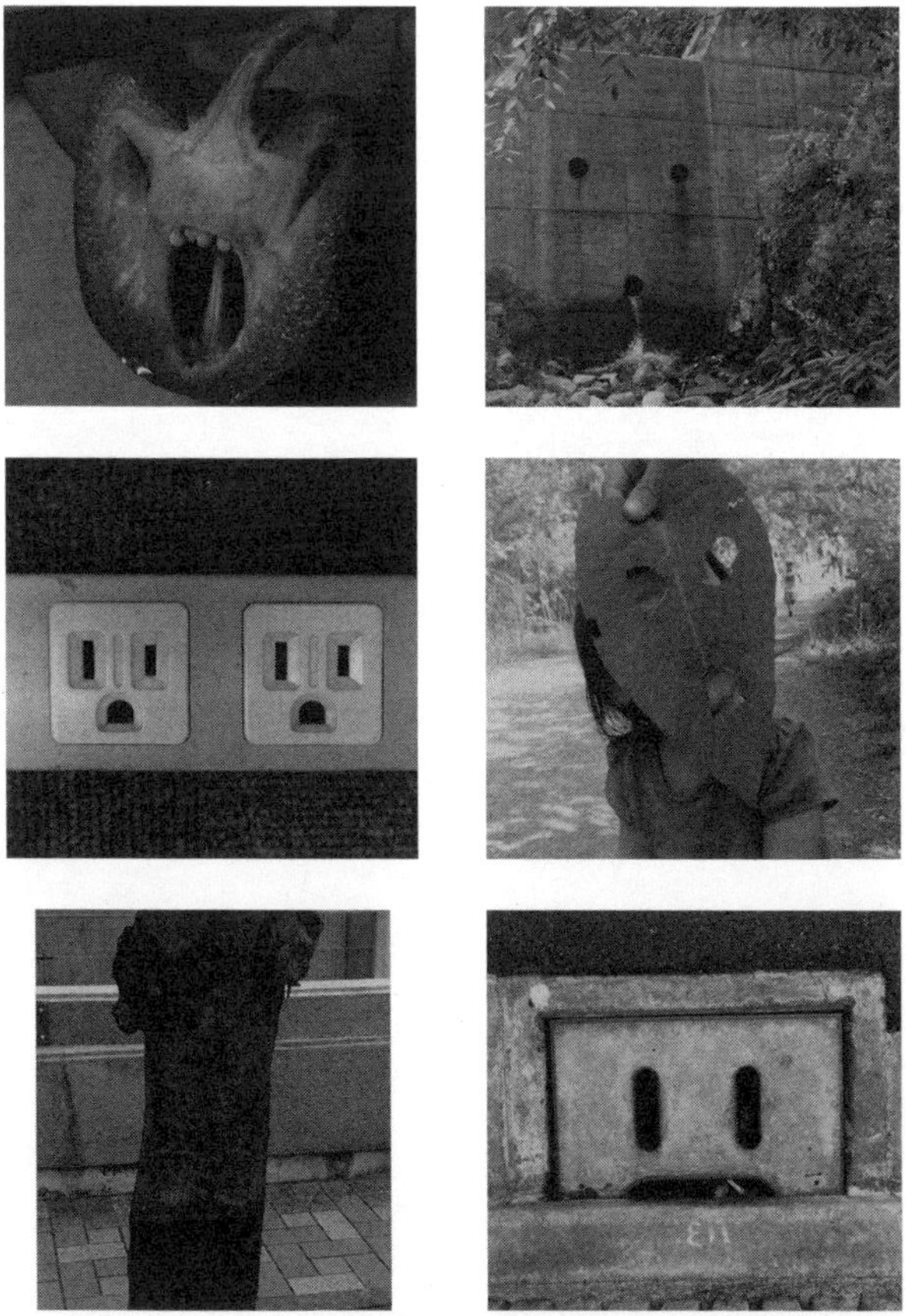

brain science

記憶が常にリセットされる!?
記憶喪失のさまざまな不思議

KEY WORD ▽▽▽ 逆行性健忘、前向性健忘

昔のことは覚えているのに さっきのことは忘れている

記憶喪失というと、事故や精神的ストレスなどが原因となり、過去の記憶が引き出せなくなる「逆行性健忘」と呼ばれる症状が連想される人は多いだろう。これに対し、過去の記憶は覚えているのに、直前の記憶を忘れてしまうのが「前向性健忘」である。

前向性健忘にかかると、自分の名前や職業、生い立ちなどは覚えているのに、なぜか数分前に会話した内容や自分が取った行動がさっぱり失われてしまう。記憶が定期的に前向性健忘を患う前の頭の状態にリセットされてしまうのと同じことで、自分が何をしているのか、どこにいるのかすらわからなくなってしまうので、周囲の協力がないと日常生活すら危うい状態になってしまう。

前向性健忘の原因は、脳の海馬が傷害されることが原因であると考えられている。海馬

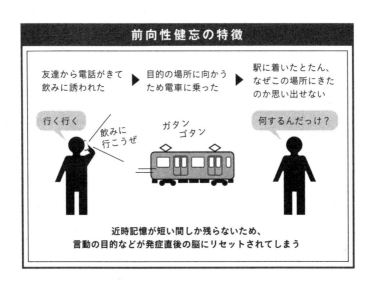

前向性健忘の特徴

友達から電話がきて飲みに誘われた ▶ 目的の場所に向かうため電車に乗った ▶ 駅に着いたとたん、なぜこの場所にきたのか思い出せない

近時記憶が短い間しか残らないため、言動の目的などが発症直後の脳にリセットされてしまう

は短期記憶を司る器官で、1950年代にアメリカで行われた手術がきっかけで明らかになった。てんかん発作を抑えるための手術を受けた男性が、新しいことをまったく記憶できなくなってしまったのだ。この事例をきっかけとし、脳と記憶の研究が飛躍的に進歩することとなった。

脳科学column

映画や小説の題材ともなった前向性健忘

映画『メメント』は、妻が殺害される現場を見て前向性健忘になった主人公が、犯人に復讐を企てる作品だ。小説『掟上《おきてがみ》今日子の備忘録』は1日しか記憶がもたない探偵の話。身体にメモをして記録を残す。

脳科学の格言

記憶を組み合わせて
新しいものを
生み出すのが
「創造性」。

脳科学者

茂木健一郎

第４章

いいアイデアがポンポン生まれる
ま～るいアタマをつくり出そう！

「脳科学」で柔軟な思考を養い発想力を高める!

くだらない“なんとなくの決まりごと”で脳にブレーキをかけてない？　抑制を取っ払い、クリエイティブな脳を創造する！

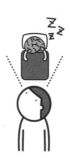

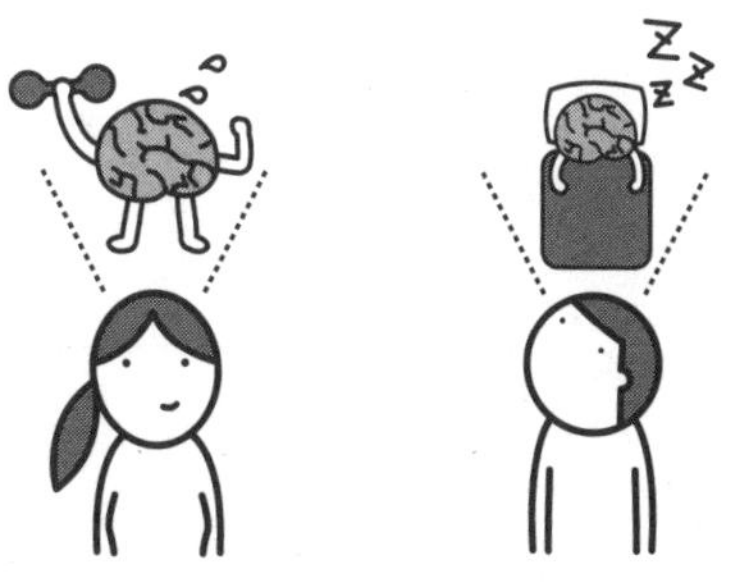

brain science

マイナス思考でいると脳の働きが止まる！

KEY WORD ▽▽▽ ポジティブ発想

脳の機能を最大限に使うには前向きに生きることが必須

脳の機能を最大限に活かしきって生きようと思うなら、何より大切なのは「ポジティブ発想」で生きることだ。好奇心を持って「何それ、おもしろそう。やってみたい！」という前向きな姿勢を持つことが脳は大好きだ。逆に「できないからしたくない」「やったことがないからイヤ」といったネガティブ発想は、脳にとって悪影響を及ぼしてしまう。

マイナス思考はなぜよくないのだろうか。マイナス思考に陥ると、思考が止まった空白期間が続く。すると何事もつまらないと感じるようになり、ストレスをためる。これが脳の働きを止めてしまうのだ。このタイプの発想を持つ人は、一度落ち込むと元気を回復しにくく、ボケやうつにもなりやすい。未知の世界に好奇心を持ち、前向きに生きることが脳にも人生にもいいことなのである。

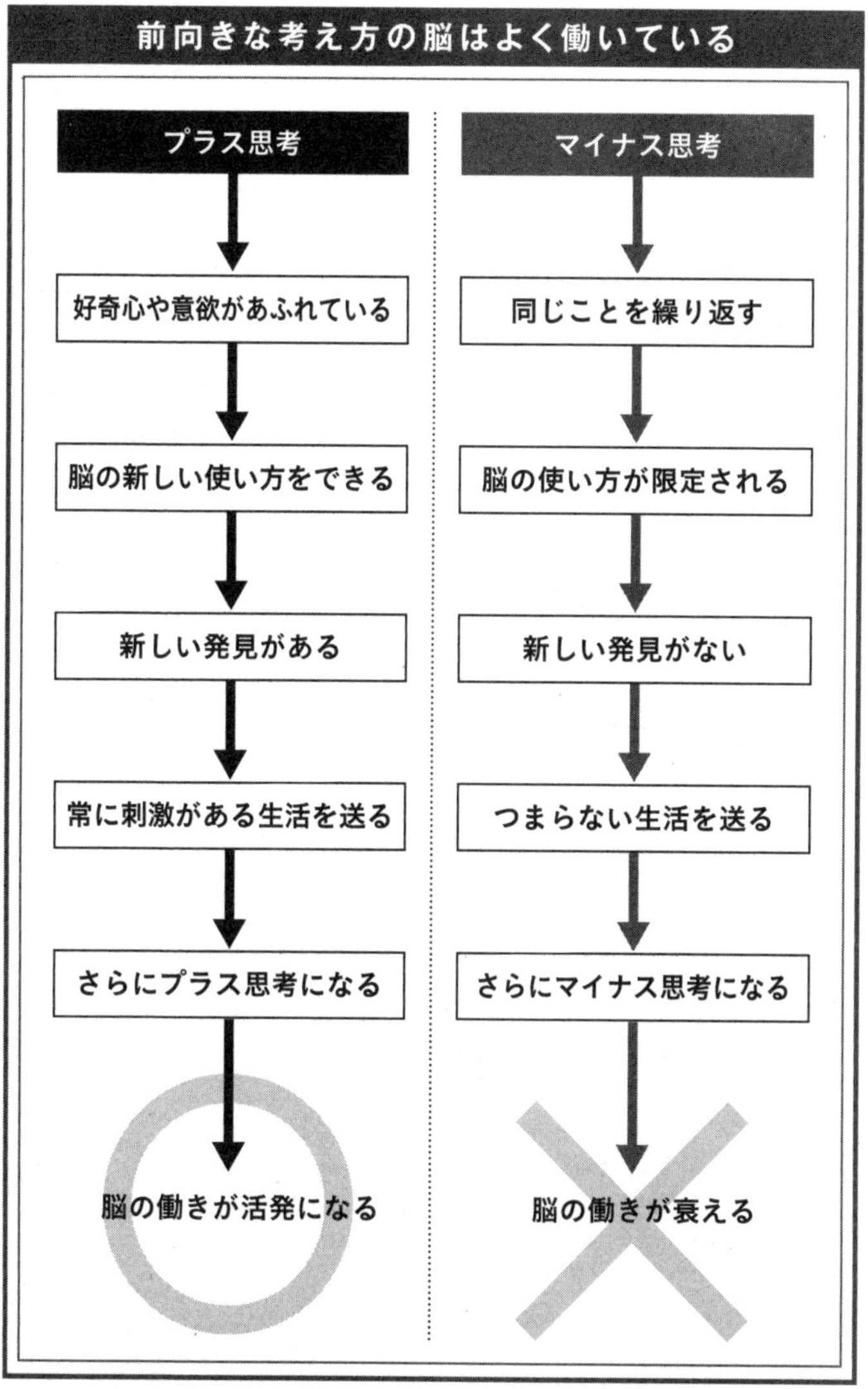
前向きな考え方の脳はよく働いている
プラス思考
好奇心や意欲があふれている
脳の新しい使い方をできる
新しい発見がある
常に刺激がある生活を送る
さらにプラス思考になる
脳の働きが活発になる
マイナス思考
同じことを繰り返す
脳の使い方が限定される
新しい発見がない
つまらない生活を送る
さらにマイナス思考になる
脳の働きが衰える

正しい欲求を育てることが脳を育てる

脳は刺激を受けることで活性化し、その力を最大限に活かすことができる。「〇〇をしたい」「××がほしい」などと欲求を持つことは脳にとって非常にいいことだが、その一方で現代人ならではの問題も起きつつある。スマホやインターネットによって情報過多になった現代では、脳が常に刺激を受け続けている。つまり、脳が休めないのだ。使い続ければ脳は疲れる。五感を閉じてシャットアウトする時間を持たないと、脳には大きな負担がかかってしまう。

さらに、欲求の感じ方も変わってきた。そもそも論からいえば、欲求は自分がやりたいと思うことを追求するものだ。自発的なものなのに、情報過多の現代では広告や他人の発言に影響されているだけ、というケースが少なくないのだ。情報が増えたぶんだけ、やりたいことや食べたいものは増えていく。本当はいいと思ったわけではないのに、雑誌に載っていた服が無条件にいいものに見えてほしくなる。流行っていると言われれば「一度、買ってみようか」となる。これらは、他人が用意した欲求を自分の欲求だと思い込んでいるのである。

個人の嗜好《しこう》という話でいえば、まったく問題はないだろう。しかし、脳の観点からいえば、通常は経験により獲得される欲求が、情報からダイレクトに生み出されるものに変わり、脳内の欲求のバランスが歪む。何がほしいのかわからなくなり、ランキングを見て選ぶ……といった状態で思考停止してしまうと、

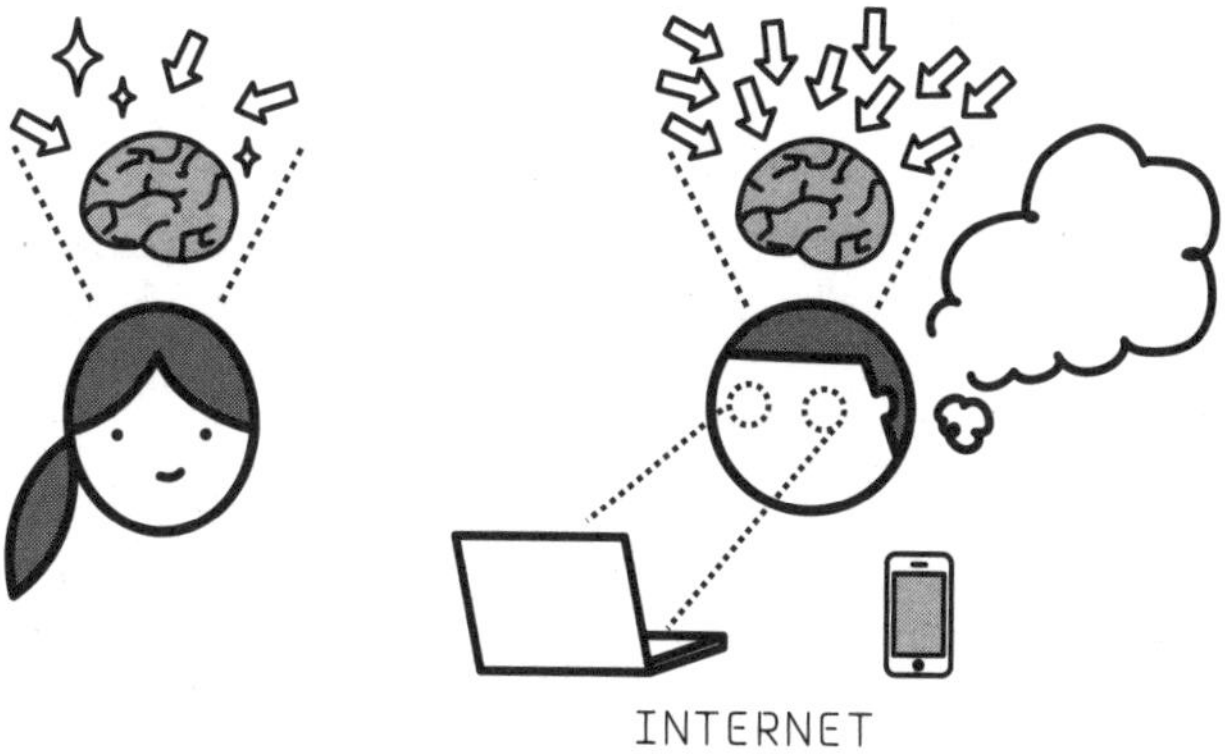

脳は衰えてしまう一方だ。「今すぐチェック」「もっと早くほしい」といった思考パターンの人は、危険信号と言ってもよいだろう。

　情報や他人の欲求に影響されて、受け身になって流されていては、脳は活性化することはない。自分のなかで生まれる欲求に素直になることで、脳は成長していくのだ。

脳科学 column

プレゼントは さまざまな脳番地を 刺激する！

誰かにあげるプレゼントを選ぶとき、人は視覚系や伝達系の脳番地をフルに発揮する。さらに、相手が喜ぶ姿を見て感情系脳番地も刺激を受ける。他人を喜ばせたいという欲求は脳にとってプラスだ。

brain science

話を聞かない男、地図が読めない女 脳にいいのは女性の生き方!?

KEY WORD ▽▽▽ 男脳、女脳

なぜ女性のほうが長生きすることができるのか?

世界保健機関の統計によれば、2013年の日本の平均寿命は男性が80歳、女性が87歳である。女性のほうが長命である理由はさまざまな原因があるだろうが、脳科学の観点から見れば、女性特有の生き方にヒントが隠されているという視点が見えてくる。

たとえば、女性は料理や洗濯、掃除などの家事を担当することが多いが、こうしたこまごまとした作業はどれも身体をよく動かし、いろいろな脳番地をつないでいく。衰えにくい脳を、日々つくり出しているのだ。

流行に敏感で好奇心が旺盛なのも、大きな強みだ。年を取ってもおしゃれや美容への興味を持ち、韓流スターに憧れてグッズを買い集めたりもする。もちろん、脳にとってはいい刺激である。

話題が豊富なのも、脳科学的にはプラスだ。

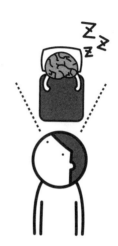

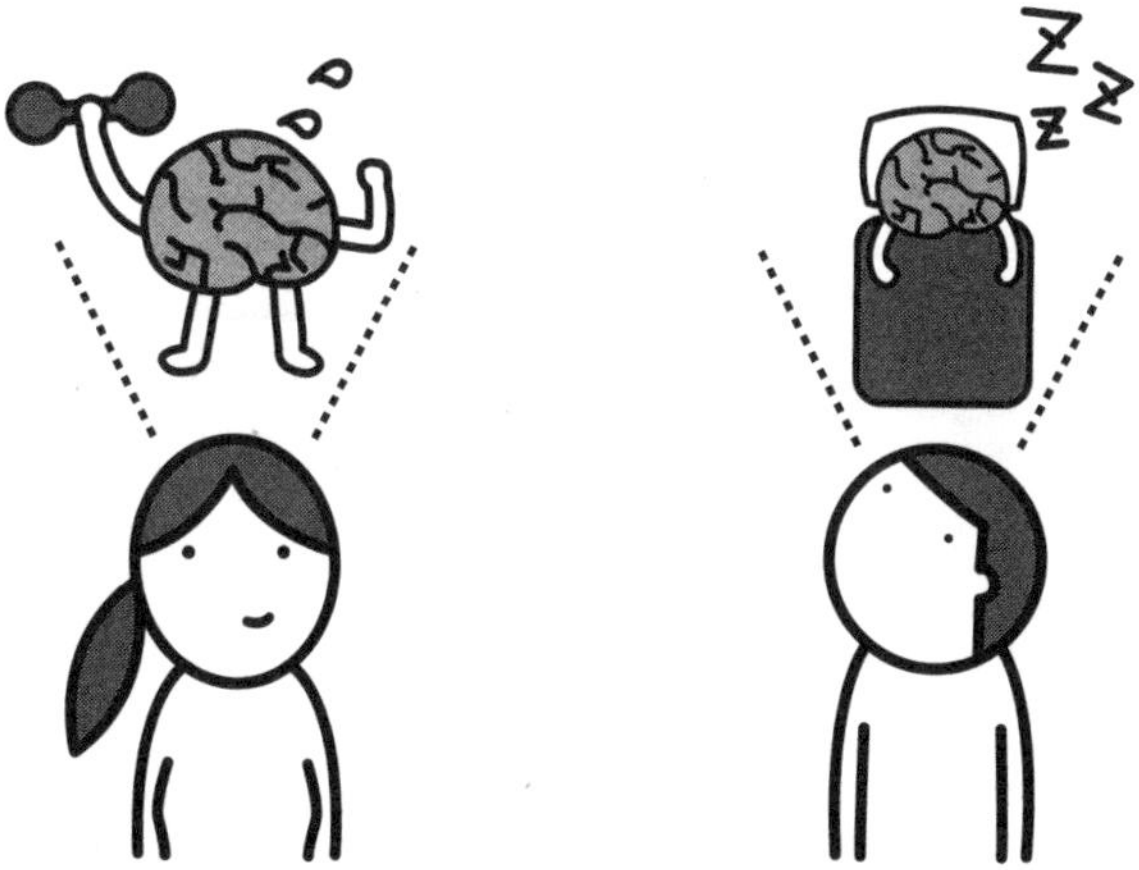

仕事や時事問題が中心で同じような話が多い男性に対し、女性は仕事から家庭のこと、嫁や孫、テレビの話、ご近所の噂に恋バナなど、実に多種多様である。意味のない会話の代表例のように言われる井戸端会議も、考えようによっては脳にいい刺激を与えているのかもしれない。

脳科学 column

脳の性差は「脳梁《のうりょう》」の厚みが生み出している!?

男女の脳を比べると、女性は男性より右脳と左脳を連結する「脳梁」が厚い。そのため女性のほうが右脳・左脳の情報交流が活発で、欲求が生まれやすい。交流が少ないと、特定分野を掘り下げることが得意になる。

男脳・女脳は胎内でつくられる!?

2002年、アラン・ピーズとバーバラ・ピーズによる『話を聞かない男、地図が読めない女』というタイトルの本が、全世界で600万部の大ベストセラーになったのを覚えているだろうか。「男脳」「女脳」という考え方の火つけ役となった同書だが、脳の男女差は本当に存在するのだろうか？

人間は受精した後、最初は全員女性として成長する。妊娠7週目頃になると男性の染色体を持つ個体に男性ホルモンのアンドロゲンが放出され、肉体は男女へと分かれていく。

女性の胎児にはアンドロゲンがほとんど存在せず、脳もアンドロゲン知らずで成長していく。一方、男性の脳にはアンドロゲンが血液をとおして大量に降り注いで脳がつくられていく。このアンドロゲンが、男性と女性の脳の違い、つまりいわゆる「男脳」「女脳」を生むと考えられている。

アンドロゲンは、左脳の働きを抑制する作用があるとされる。左脳が言語や計算を司るのはすでに1章をご覧になった方であればご存知だろうが、その例としてわかりやすいのが言葉の発達だ。一般的に、言葉を話しはじめるのは男の子よりも女の子のほうが早いケースが多いだろう。

一方、男の子はアンドロゲンによって発達が遅れた左脳とは別に、空間認識や感性を司る右脳が発達する。だからこそ男性は空間認識能力や図形処理が得意となり、地図を読めるようになるという。

一方、女性の場合は左脳の成長が抑制され

男脳、女脳に関係している「アンドロゲン」

脳を日々鍛えながら生活している女性、脳をあまり鍛えられない男性。男性が男性らしくあるために必要なホルモンで、男性性器の発育、骨格や筋肉の形成、性欲の高ぶり、精子の生成などに深くかかわる。

女脳

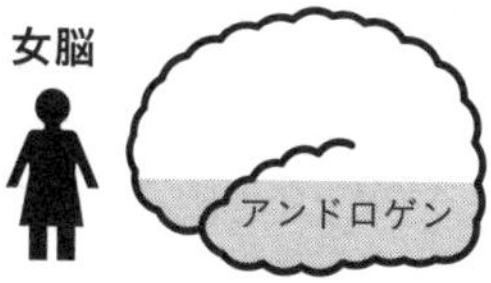

- アンドロゲンが少ない
- 左脳が抑制されずに育つので、人とのコミュニケーション能力が育つ。

男脳

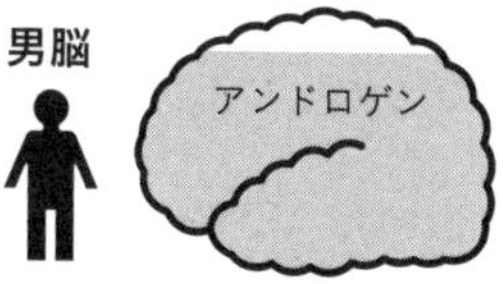

- アンドロゲンが多い
- アンドロゲンの放出によって左脳の働きが抑制されるので、言葉よりも空間認識などが得意。

ずに成長できるため、男性よりも会話能力に優れ、他人の話を聞くことも得意、ということになるのだ。

しかし男脳・女脳は、きれいにスッパリと性質が分かれているわけではない。アンドロゲンの放出量に左右されるところもあるので、鵜《う》呑《の》みにしすぎるのは問題があるだろう。

脳科学 column

母体にストレスがかかりすぎると同性愛になる!?

妊娠中に母体が過度なストレスを受けると、アンドロゲンの放出量は減少する。そして生まれてきた子どもがホモセクシュアルになりやすいという研究報告がある。ラットの実験でも同様だそうだ。

brain science

男性はボケやすいってホント!? 防止したいなら人と会うことが大事

KEY WORD ▽▽▽ コミュニケーション能力と脳の関係

男性は女性よりボケやすい!?

定年になり、子どもたちが独立し、友達も減っていき……高齢になると、次第に他者との交流は少なくなっていく。ここで危惧されるのが、人と接する機会がなくなることで脳が衰えてしまうことだ。

実は、コミュニケーションはさまざまな脳番地に働きかけ、脳を成長させる格好のツール。たとえば、友達と世間話をすれば、相手の気持ちを考えたり、相手を楽しませようとおもしろい話をしたりすることもあるだろう。見聞きした情報を、相手に教えてあげることもあるかもしれない。これらはすべて、伝達系脳番地が活性化され、脳を成長させる要素となるのだ。

高齢になっても元気な脳をキープするには、何よりもまず他人とコミュニケーションを取ることだ。地域の行事に参加するのもよいだ

男性は記憶力と思考力が低下しやすい「軽度認知障害」

一般的に認知症の発症は女性に多いと言われているが、実はその前段階である「軽度認知障害」は女性より男性に多く、女性に比べて男性は 3 倍も早くボケると言われている。40 歳を過ぎると、脳細胞の減少速度が速まり、思考力が衰える。この速度には男女差があり、女性のほうがゆっくり進むため、男性のほうが早くボケることが多い。

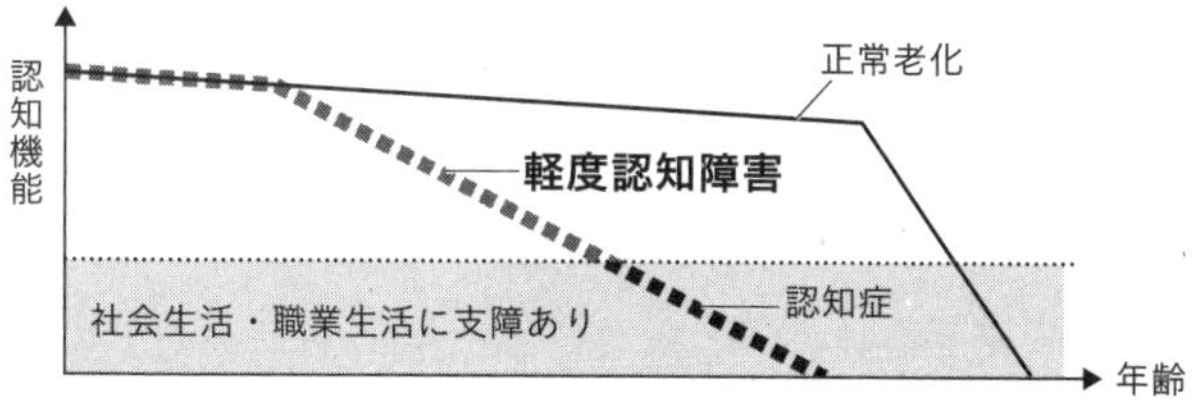

出典：認知症予防・支援マニュアル 東京都老人総合研究所

ろう。趣味のサークルをつくったり、情報交換のためのコミュニティを持ったりするのもよい。家庭菜園を営んでいる人なら、できた野菜を配って歩くのも脳にいい刺激を与えることにつながるだろう。こういう人が、ボケにくい人と言えそうだ。

ただし、男性の場合はなかなか地域のコミュニティに気軽に参加することができず、孤立してしまう人も少なくない。意識してコミュニケーションを取る必要があると自覚して、ボランティアや趣味の集まりを探し、積極的に参加するといいだろう。あらゆるところに出会いはあり、それはすべてボケ防止につながると考えよう。ひとりでパズルを解いたり、手先を使うゲームをするよりも、人とコミュニケーションを取ることのほうがボケ防止の効果はある。

brain science

融通がきかない、人の意見を聞かない頭の固いヤツは脳の成長が止まる!?

KEY WORD ▽▽▽ コミュニケーション能力と脳の関係

融通がきかない人は脳を活用できない

何事にも融通のきかない人というのがいる。頑固で他人の意見を聞き入れず、変化を嫌う。すでに何人かの顔が思い浮かんでいるかもしれないし、あなた自身がもしかしてそういった傾向があるかもしれないが、いずれにせよこれらは、脳にとって非常に残念な性格と言えるだろう。さまざまなことに興味を持つ柔軟性や、他人の意見にも耳を傾け、さまざまな角度からものを見ることは、普段使っていない脳番地を働かせ、脳を成長させることができるからだ。

こうした事態を防ぐには、積極的に自分よりも若い世代の人と交流を持つことだ。「イマドキの若い人は理解できない」という発言はどの世代でも日常的によく聞かれるが、理解できないと決めつけることがすでに、脳を育てる機会を失っている。自分の世代では発

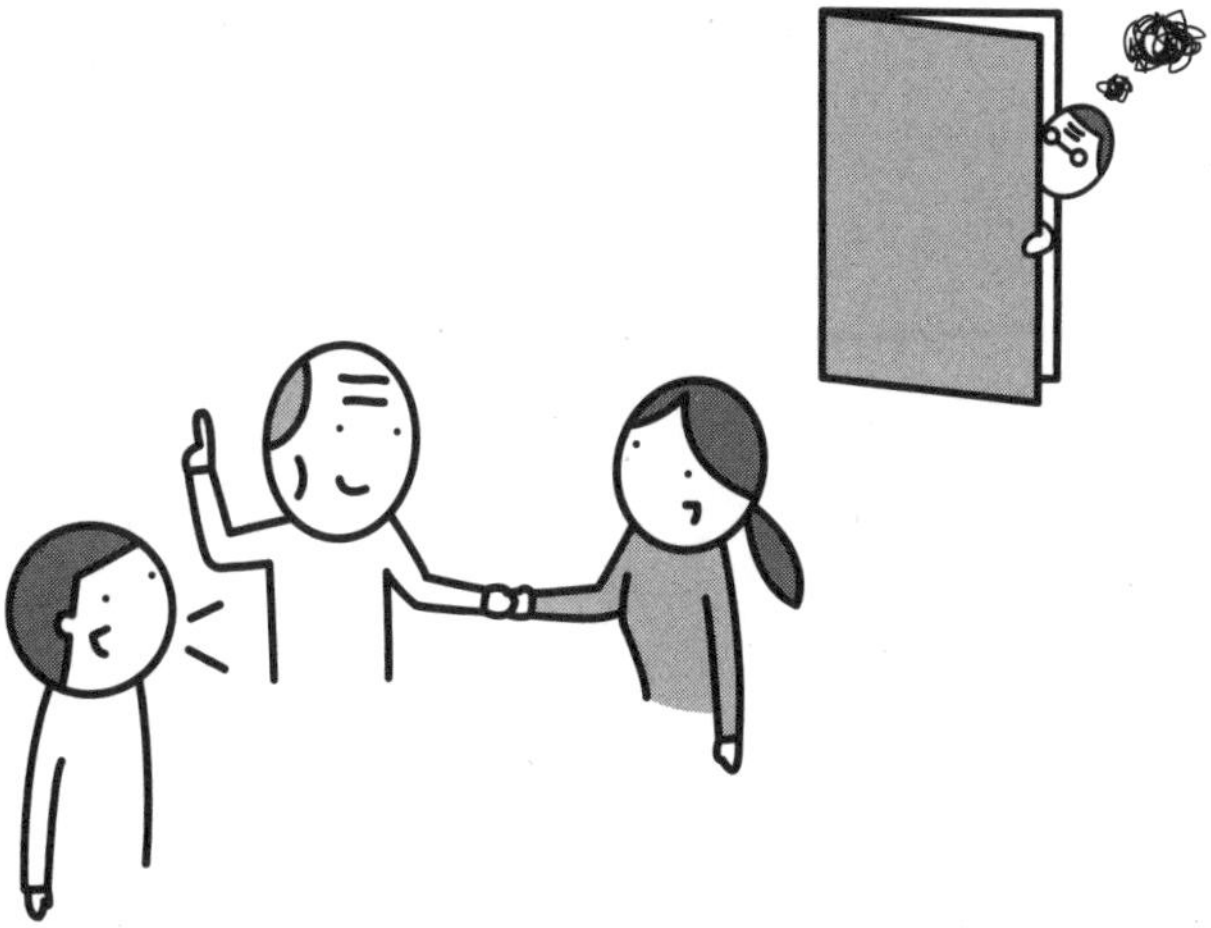

想できない、未知の世界にどんどんふれてみることだ。自由な発想を楽しむくらいの気分でいるといい。

　ほかにも、食べ物の食わず嫌いや知識の知ったかぶり、新語・流行語への拒否感といったものも脳には損。固定観念に縛られずに生きたいものだ。

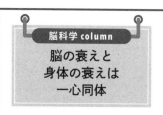

脳科学 column

脳の衰えと身体の衰えは一心同体

脳の健康は身体の健康と密接に関係している。常に健康を意識している人は、脳のケアをしているのと同じ意味を持つ。高齢になればなるほどその傾向は顕著なので、若いうちから生活習慣を整えよう。

brain science

だらしがない行動パターンがだらしがない脳を着々と育む

生活にメリハリのない人は脳の成長を放棄したのと同じ

あなたは食事を終えたあと、すぐに食器を片づけるだろうか。使ったモノを、もとにあった場所にきちんと戻すだろうか。こうした、ひとつひとつの行動を完結させずにだらしのない生活をしている人は注意したい。はじめたことを最後までやりとおせない人は、脳を使っていないのと同じことになるためだ。

KEY WORD ▽▽▽ 脳のメリハリ

何か行動をはじめるスイッチがオンになると、脳はその行動自体に支配されてしまう。しかし、物事をしっかり終わらせることで思考系脳番地と記憶系脳番地が活動し、発想力や記憶力といった能力にもいい影響を与える可能性が高いのだ。

脳を鍛えようと思うなら、使ったモノはもとの場所に戻す。寝て起きたあとはベッドメイクをする。そうしたひとつひとつのメリハリを大切にするといいだろう。

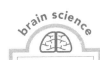

「はじめ」と「終わり」をキチンと決めれば脳が働く

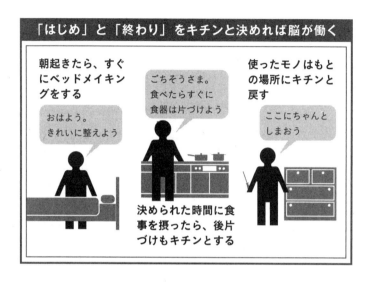

これは生活全般にも言えることで、休みの日にいつまでもダラダラと寝ていたり、夜も昼もない生活をしたりするのは、もっとも避けたいことだ。毎日決まった時間に起き、そうやって規則正しい生活リズムを保つことで行動の切り替えがしやすくなり、ひいては脳にとってもいい影響を与えるのだ。

脳科学 column

10日間限定の「○○絶ち」でハマりすぎを防ぐ

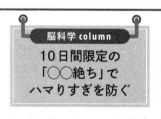

タバコやアルコールを過度に摂取すると、健康にも生活にも悪影響が出る。これらを10日間限定で断ってみると、感情系脳番地に刺激を与え「意外と大丈夫」とわかる。いきなりやめようとするより効果が高い。

brain science

1日単位、年単位で計画を立てる人は若々しい脳をキープできる

KEY WORD ▽▽▽ 計画力

計画を立てることで記憶力がよくなる

明日は○○の仕事をする、今週中には××を終わらせる。今年の前半にはこれを達成して、1年後にはこうなって……などと計画を立てることは、脳にとって非常にいい習慣である。未来の計画を立てることは思考回路を刺激することにつながり、脳のいい運動となるからだ。ひとつひとつ確認しながら生きることで、目標を確実にクリアしていくことにもつながるし、そのたびに脳は活性化される。達成できたらできたで、感情系脳番地を活発にすることにもつながるという。

予定を立てるのもいいことだが、その日にどんな仕事をしたか、どこに出かけたかなどを日記に書くのも効果的だ。これにより、経過した時間を今一度強く認識することになる。このひと手間が海馬を刺激し、記憶力がアップするのである。

脳は目標に向かって計画を確認しながら成長していく

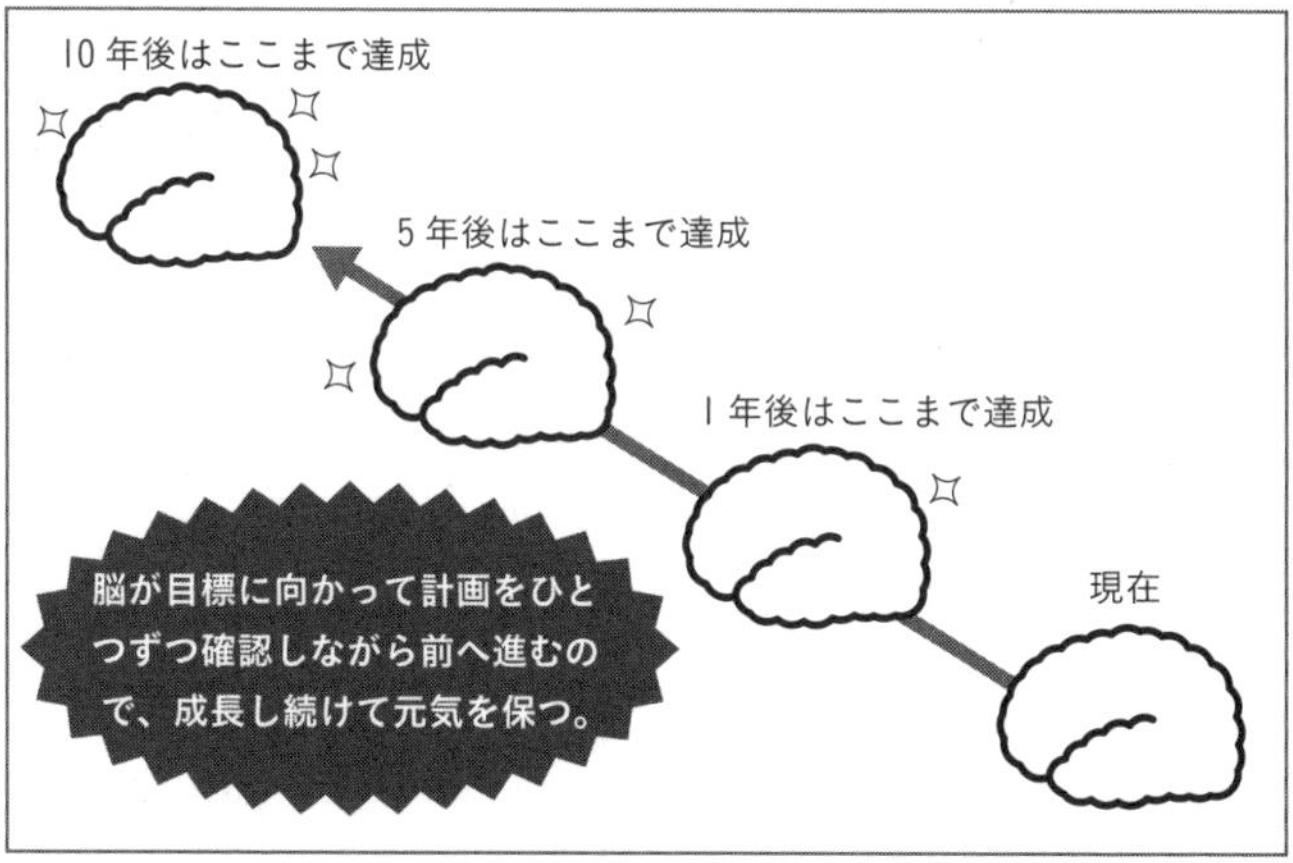
10 年後はここまで達成
5 年後はここまで達成
1 年後はここまで達成
現在
脳が目標に向かって計画をひとつずつ確認しながら前へ進むので、成長し続けて元気を保つ。

日記を書く際は、どんな思考をしたかを確認することもできるので、使った頻度が少ない脳番地を刺激するような行動を計画に組み入れてもいいだろう。

行動の計画、そしてふり返り。仕事における抜けや漏れを防ぎながら、脳も鍛えることができるならかなりおトクではないだろうか。

脳科学 column

年を取ったら行事を意識することが大事な理由

高齢者と呼ばれる年齢になったら、お盆やお正月、お花見など年間行事に積極的に参加をすることにしたい。季節や年月など、時間の流れを意識しながら行動できる人は、脳が老いることがない。

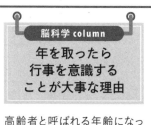

brain science

自分で自分をホメられるおめでたい人間の脳は成長する

KEY WORD ▽▽▽ ホメられると脳は成長

「えらい！」「すごい！」で脳は元気になる

教育や人材教育の現場では、性格的に「ホメられて伸びるタイプ」「厳しくされて伸びるタイプ」などと分類することがあるが、この2択で言うなら脳は間違いなく前者の「ホメられて伸びるタイプ」である。人間は誰でも人から認められたいという欲求があり、認められないことをストレスに感じるという性質を持っているからである。

認められないと感じるとき、脳はマイナス思考に陥っている。すると脳の働きは鈍り、脳番地の働きが止まったり同じ場所をグルグルまわったりと、正常に動かなくなってしまう可能性がある。

さらに言えば、ひとり暮らしであまり他人と接点がなかったり、職場でも特に変化のない仕事に就いていたりすると、そもそもホメられる機会も多くないだろう。

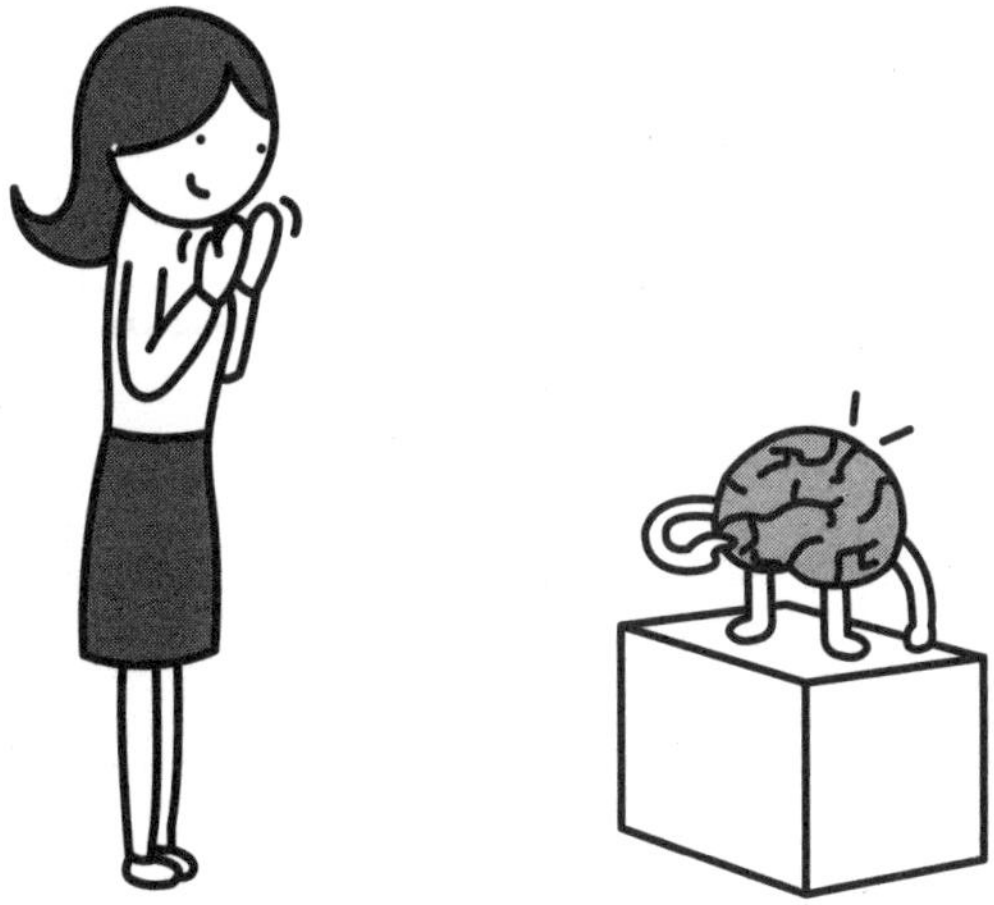

そこで大事なのが、自分で自分をホメるスキルである。日本人は謙虚さが大切とされることもあるが、ここは脳のため。胸を張れる分野や自分の長所など〝自分で自分をホメたいネタ〟をいくつか、常に持っておくといいだろう。自分が一番、自分の応援団というわけである。

脳科学 column

憧れは脳に◎
嫉妬は脳に×
その理由は？

嫉妬心を持つと、脳は熱を帯びて超前頭野の血圧があがる。こうなると脳は酸素効率が低下して、複雑な思考回路ができなくなる。憧れは逆に超前頭野がクールダウンされ、脳の酸素効率はよくなる。

brain science

得意分野がある人の脳は成長率がものすごく高い

KEY WORD ▽▽▽ ネットワークの強化

年を取っても強い脳は若いときのトレーニング次第

　身体におけるほかの細胞と同じように、脳の神経細胞は年々、減少もするし老化もする。ただし、神経細胞がつないだ複数の脳番地によるネットワークは、年々成長するしくみを持っている。つまり、たとえ老化が進んで細胞が減少しても、脳番地のネットワークを強化すれば、脳は強くすることができる。脳の働きは、ここ次第と言えるだろう。

　医学博士の加藤俊徳氏によると、まったく使っていない脳番地は、まわりの脳の機能とうまくつながることができない。脳は、まず特定の脳番地を大きく育てることで、ついでに周囲の脳も育ってくるという性質がある。さらに言えば、脳は使う頻度が高い脳番地を優先して選ぶ傾向もみられる。そこで、さらに使う部分が伸びる。

　この法則を利用するなら、若いうちから「こ

好きなこと、得意なことは脳番地がつながりやすい

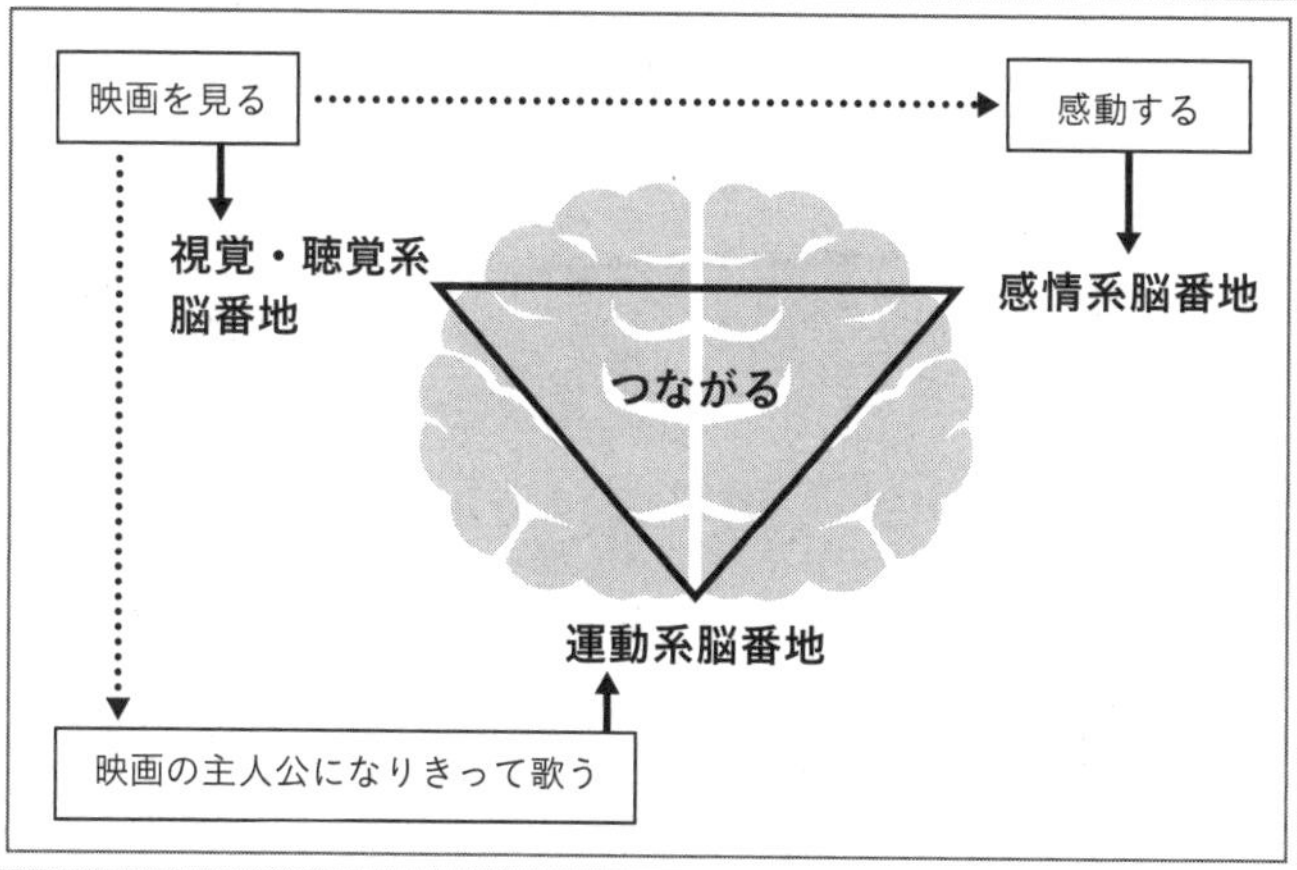

の分野では誰にも負けない」と胸を張れるような得意分野をしっかりとみがいておくとよい。それにつられて周囲の脳番地も成長し、脳にいい影響を与える。好きなこと、得意なことであれば脳番地も働きやすくなるので、今の自分が興味を持っていることを洗い出してみてもいいかもしれない。

脳科学 column

好きなことから派生して脳を育てよう

脳番地は常にほかの脳番地とつながろうとしている。絵を鑑賞して感動すれば視覚系と感情系の脳番地がつながり、さらに自分も描いてみると運動系脳番地にもつながる。得意分野を中心に伸ばしていこう。

brain science

「いいアイデアが浮かばない」病は不治の病ではない

KEY WORD ▽▽▽ 脳の基礎力

アイデアの前に基礎はできているか

「いいアイデアがなかなか浮かんでこなくって……」と嘆く人は多い。巷《ちまた》に「企画の方法」「発想力を高める」などといったふれ込みの本がたくさん出まわっているのも、アイデアに悩む人の多さを物語っているようだ。

　実は「アイデアが浮かばない」と悩む人の場合、発想力うんぬんの前に、「脳の基礎力」がついていないケースが多い。数学を例にとってみると、いきなり応用問題にトライする人はいない。まずは計算や公式といった基礎的な問題に取り組んだあとに、応用問題に進んだはずである。

　アイデアの場合も同じだ。アイデアはいわば応用問題に当たるが、基礎をすっ飛ばしていきなりアイデアに挑む人が実に多いのだ。浮かばなくて当然というものである。

　アイデアにおける基礎とは、普段の仕事で

しっかりとした「基礎」がないとアイデアは生まれない

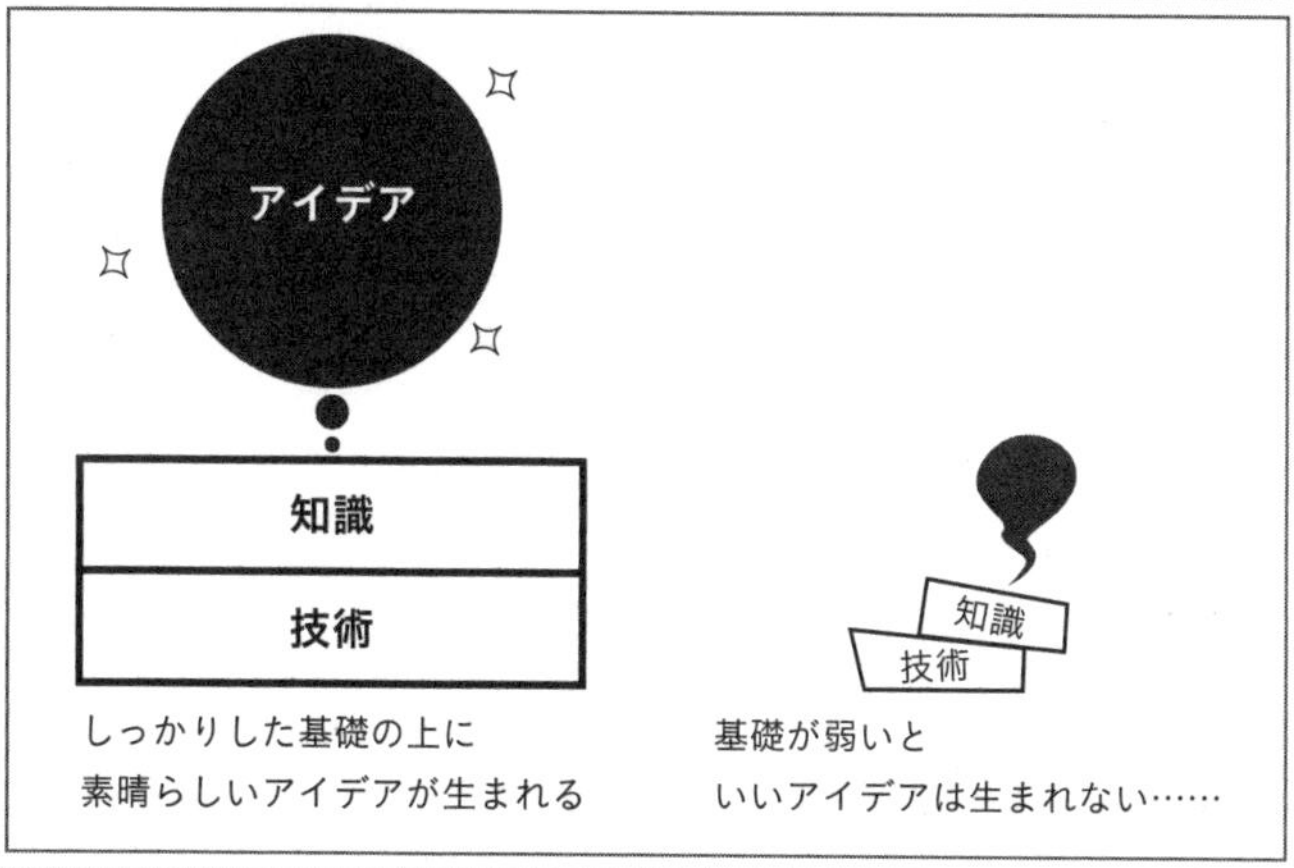
アイデア
知識
技術
しっかりした基礎の上に
素晴らしいアイデアが生まれる
知識
技術
基礎が弱いと
いいアイデアは生まれない……

知識と技術を身につけ、素人では気づかないような問題点を見つけることである。さらに言えば、他業界のアイデアを自分の業界に置き換えて考えるのも基礎力向上につながる。自分のフィールドで、こうした問題意識や発見力を基礎としてみがいてこそ、はじめて〝使える〟アイデアを出せるようになるのだ。

脳科学 column

アイデアの神様などというものは存在しない

ひらめきの瞬間を「神が降りてくる」と表現する人がいる。それは喜ばしいことだが、地道な努力をすっ飛ばしてひらめくことなどはありえない。思いつき＝アイデアと混同しないようにしたいものだ。

聞いただけで満足していませんか？

「いいアイデアが浮かばない」とビジネスマンが悩むとき、その前提として必ず課題がある。たとえば顧客から提示された解決すべきテーマや、経営上の課題といったものだ。

実は、この情報を確実に脳に入れていないために「いいアイデアが浮かばない」ともがいている人も多くいるようだ。ただ資料を読んだだけ、顧客から話を聞いただけで、脳にきちんと入力しないままものを考えはじめているのである。

１７４ページにならって勉強に置き換えて考えてみるなら、理科や歴史の試験がわかりやすいだろう。一度では覚えられるはずがないからと何回も試験範囲の教科書を読んだのに、いざテスト用紙に向かってみると思い出せないことばかり。「わかったつもりだったけれど、わかっていなかった」と痛感した人も少なくないはずだ。

しかし社会人になってみると、そこまで切迫感をもって資料を隅から隅まで読みつくしたりはしなくなる。顧客から一度聞いただけの話を、わかったようなつもりになってアイデア出しに取り組もうとする。アイデア出しに日数をかければ、その間にもどんどん頭のなかから情報は抜け落ちていき、さらにあやふやなものになるはずである。

「いいアイデアが浮かばない」と思ったときは、まず前提条件として「情報が脳に確実な形で入力されているか」を検討したほうが建設的だろう。資料で読んだ内容を、資料を見ることなく説明できるだろうか。顧客に聞い

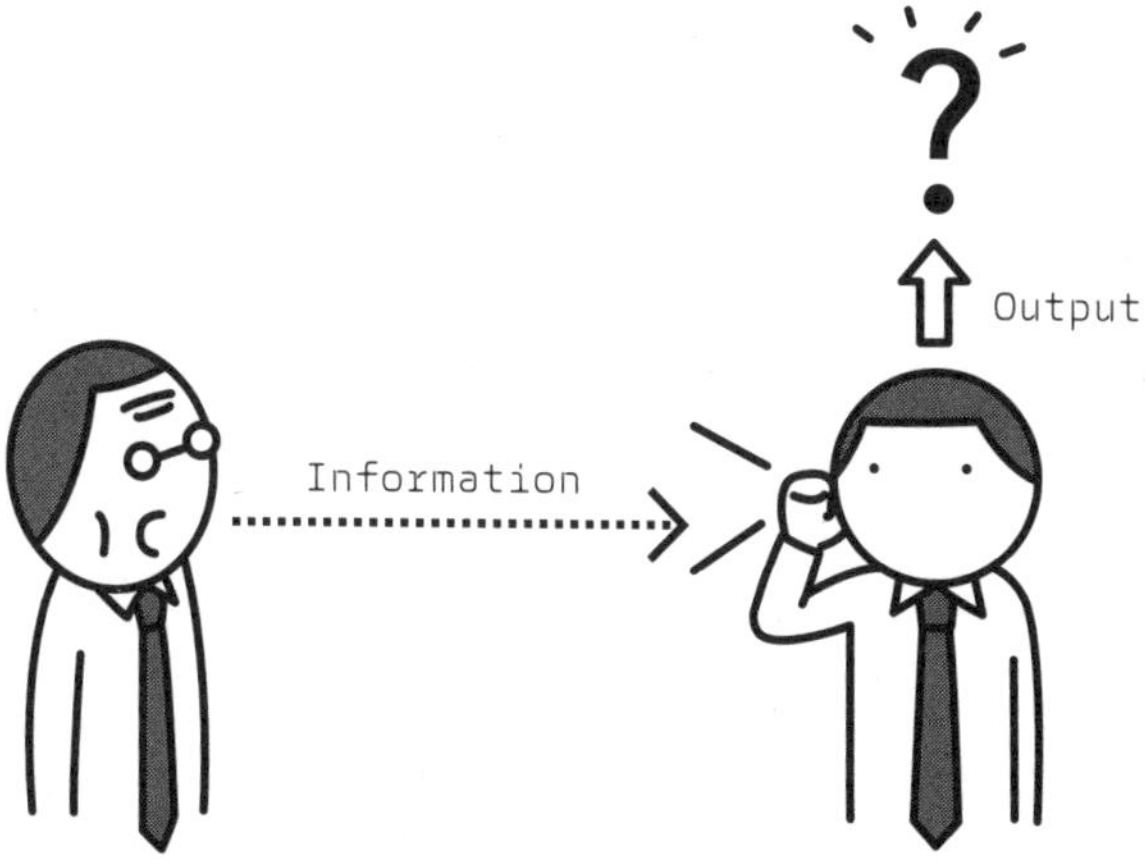

た話を、要点をまとめながら自分の言葉に置き換えることができるだろうか。メモやリサーチ内容は、要点を項目立てて言うことができるだろうか。できれば何も知らない人に聞いてもらってもいいだろう。うまく説明できないことがあれば、それはすなわち〝わかっていない〟証拠である。

脳科学 column

アイデアが浮かばないときの即効解決策

アイデアを出す近道は、まず課題を把握することだ。前提となる資料を読み込み、要点を箇条書きにする。会議の議事録があれば読み直す。こういった努力が、アイデア浮かばない病の克服になる。

brain science

過程を惜しまないラクをして出てくるアイデアなどない

KEY WORD ▽▽▽ アイデアのプロセス

いいアイデアは取捨選択の積み重ね

飲料や生活用品、ファッションブランド……さまざまな広告に添えられたキャッチコピーは、その商品の印象も売れ行きも左右する重要な言葉である。たった1行、と思われがちなキャッチコピーだが、その裏でコピーライターはクライアントの要望や商品の魅力を詰め込んだコピーを１００本も２００本も書き、そのなかでたった1本が広告に採用されるのだという。決して、サラッと1行書いて終わりという世界ではないのだ。

アイデアについても同じである。シンプルに見えるアイデアでも、その裏には多くの学習と、結局は採用されなかったたくさんの案があるのだ。ゼロからつくり、一発で素晴らしいアイデアにたどり着くことなど起こり得ないのだ。仮説を立て、いくつか出したアイデアを検討・分析する。それをヒントにさら

いいアイデアはいいプロセスを経ている

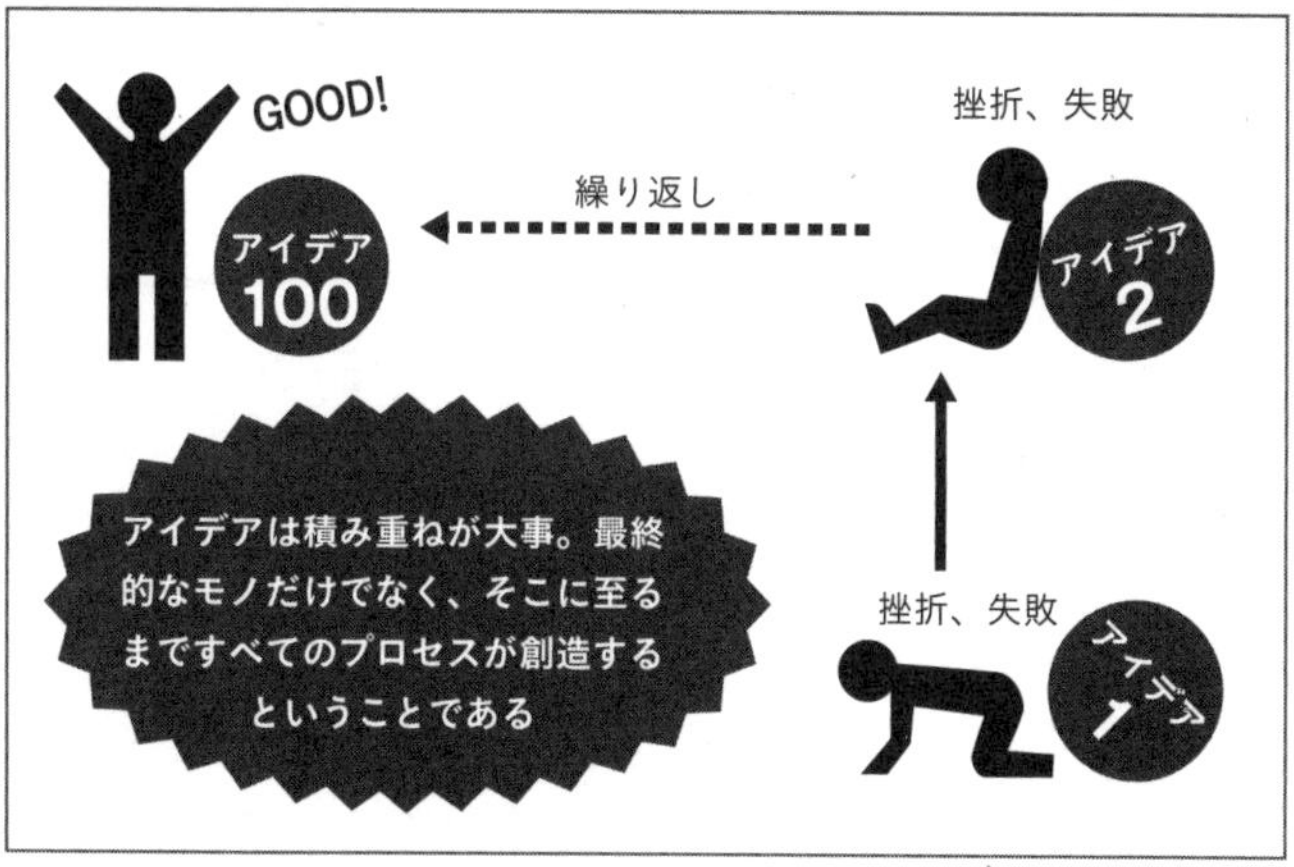

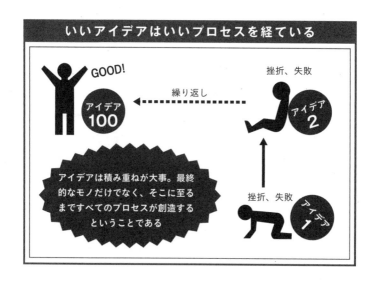

に仮説を立て……といった具合に、一歩一歩進んでいくなかに無数の捨てられたアイデアが存在するのだ。

しかし、それらは決してムダなわけではない。過程を経ねばわからなかった何かもある。そのプロセスも含めてすべてが「創造する」という行為なのだ。

脳科学 column

いいアイデアを出す究極の方法はラクをしないこと

いいアイデアを出したいなら、もっとも効果的な方法は「ラクをしないこと」だ。ネットで検索してなんでもわかったつもりになれる現代だからこそ、肝に銘じておきたいテーマと言えるだろう。

スピードを求められる現代人だからこそ大切な「脳の過程性」

KEY WORD ▽▽▽ 脳の過程性

アイデアを出そうと思うならまずは流れを見ること

スピード社会のなか、現代人は常にスピードと結果を出すことを求められている。そのため、つい「アイデアを思いつこう」というほうに意識が向いてしまう人も多いのだが、本当の意味で問題解決となる適切なアイデアを出すためには、「脳の過程性」と呼ばれる性質を意識して利用することが大切であると、医学博士の築山節氏は言う。

過程性とは、すなわち「現在に至るまでの過程を知ってはじめて正常な思考力が働く」というものである。たとえば、歴史の価値を考えてみよう。国家の成り立ちや外交関係、戦争、国同士の力関係……など、人類が生きてきた過程を知っているから、我々は国が歩むべき道を正しく予測し、判断することができる。しかし、そうした背景なく有事の事態に陥ったとき、正しい選択ができるだろうか。

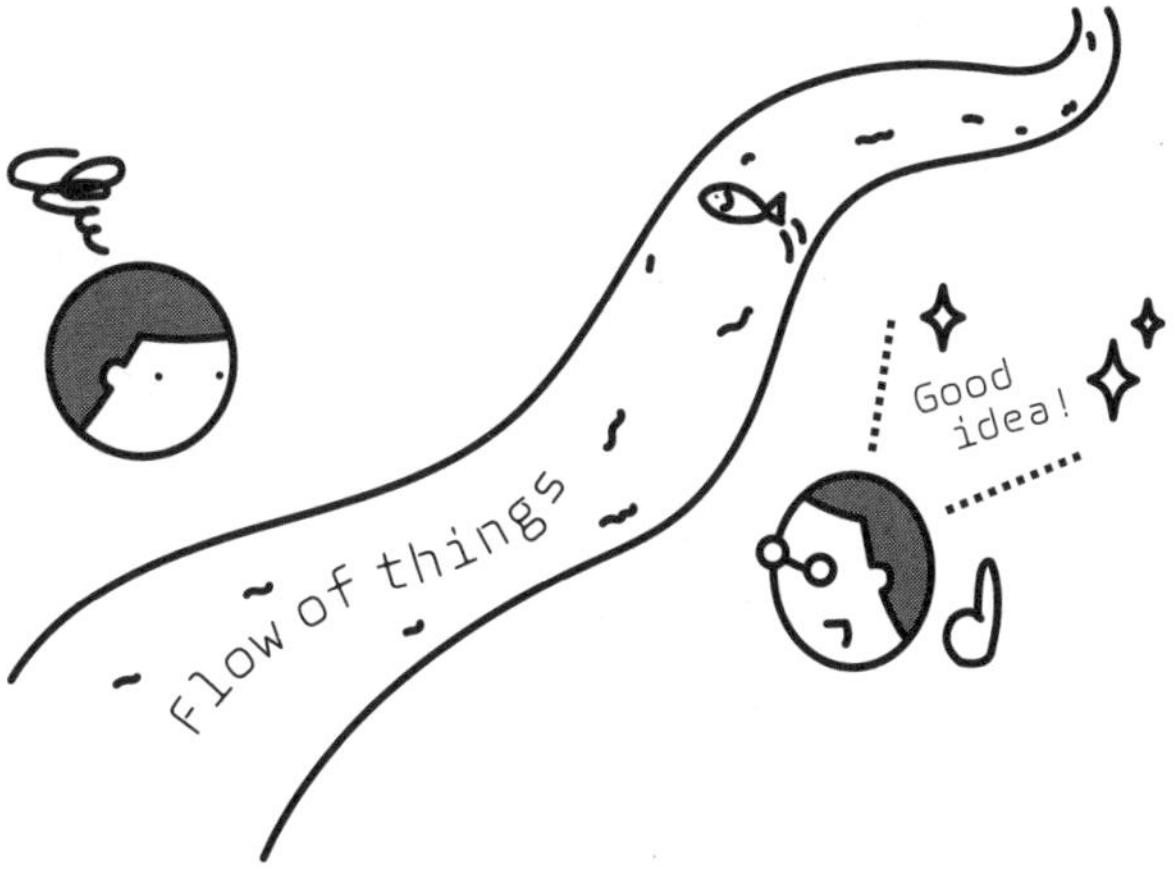

パニックになり、間違った選択をしてしまう。

脳もこれと同じで、全体の流れを把握せずに結果のみを出そうとすれば混乱しやすくなる。流れを見て、わからないことがあればひとつ前の状態に戻って考え、適切な決断を積み重ねていくことが成果につながるのだ。

アイデアが浮かばないとき、人は物事全体の流れを把握できていないケースが多い。普段から勉強と経験を積む地道な努力があってはじめて予測が立ち、それが確実な仕事と適切なアイデアの土台になり、さらにブラッシュアップを重ねてはじめてアイデアと言えるのだ。スピード社会においてはいかにもまわりくどい手法に思えるかもしれないが、コツコツと思考する努力を重ねることが、いいアイデアをどんどん出せることにつながっているのである。

brain science

発想力を鍛えてアイデアを生む お金を使ったトレーニング

KEY WORD ▽▽▽ 想像力を鍛えるトレーニング

いつもと同じことをしていてはアイデアなど浮かばない！

新しいアイデアを生み出したいと考える場合、まずは普段の生活パターンに変化を与えることが手っ取り早い方法だ。同じことの繰り返しでは脳が活性化しようもないのだから、いくら考えてもなかなかアイデアを生み出しにくいのだ。

といっても引っ越しをしたり、朝型から夜型に生活スタイルを変えたり、といった大げさなものでなくていい。通勤で使う道を変えたり、リモコンを操作する手をいつもと逆にしてみたり、といった小さな変化でも、脳はそれをフレッシュなものと感じ、いい刺激を受ける。

そのほかにも、普段は使わない脳番地同士を強く結びつけるようなトレーニングも想像力を鍛え、発想力をアップしてくれる。袋と硬貨を使った、ゲーム感覚で脳を鍛えること

脳を柔軟にする「コイン・トレーニング」

中身がみえない袋に硬貨を何枚か入れ、指の感覚だけでなんのお金かを当ててみよう。

●袋にお金を入れる

●袋を探り、指先の感覚だけで袋に入っている金額を当てる

ができるトレーニングをご紹介しよう。

まず、布など不透明な袋に硬貨数枚を入れる。硬貨の種類は何枚かミックスさせるとよいだろう。そして、袋に手を差し入れ、手の感覚だけでその袋に入れた硬貨の総額を調べるのだ。

目で見て指で数えるとき、私たちの脳内では視覚系と運動系の脳番地が働く。一方、不透明な布のなかにある見えない硬貨を数えようとするときは、手の触覚と運動系、さらには記憶系の脳番地も連動して働き、自分の記憶のなかの硬貨とふれている硬貨を一致させる作業を行っているのだ。さらには頭のなかで、硬貨を数えあげる作業も行われる。普段は結びつかない脳番地同士を結びつけることで脳は刺激を受け、新しいアイデアも浮かびやすくなるのだ。

brain science

パソコンは手書きに及ばない！今、あえて鉛筆で日記を書きたい理由

KEY WORD ▽▽▽ 手書きが脳に与える刺激

パソコンでは脳を刺激できない

かつては手書きだった書類やレポート類は、ほとんどすべてパソコンで入力するようになった現代。手紙はメールにとって代わられ、スケジュール帳もスマホやパソコンで管理する人が増えた。手書きで何かを書くといったらメモかサイン程度、という人も少なくないだろう。

実は、手書きとパソコンで文字を打つときの最大の違いは、脳への刺激である。パソコンを打つ指の動きは限定的で運動系脳番地をほとんど刺激しないが、鉛筆やペンを使って書く際は手の動きや筆圧の強弱など、脳は手の動きを細かく指示する必要がある。それにともない、使用する脳番地も幅広くなる。パソコンでは読みさえ知っていれば文字を入力できるが、手書きでは漢字や平仮名、アルファベットなどを使い分け、正確に書かなければ

鉛筆・筆の手書きは脳をどんどん鍛える

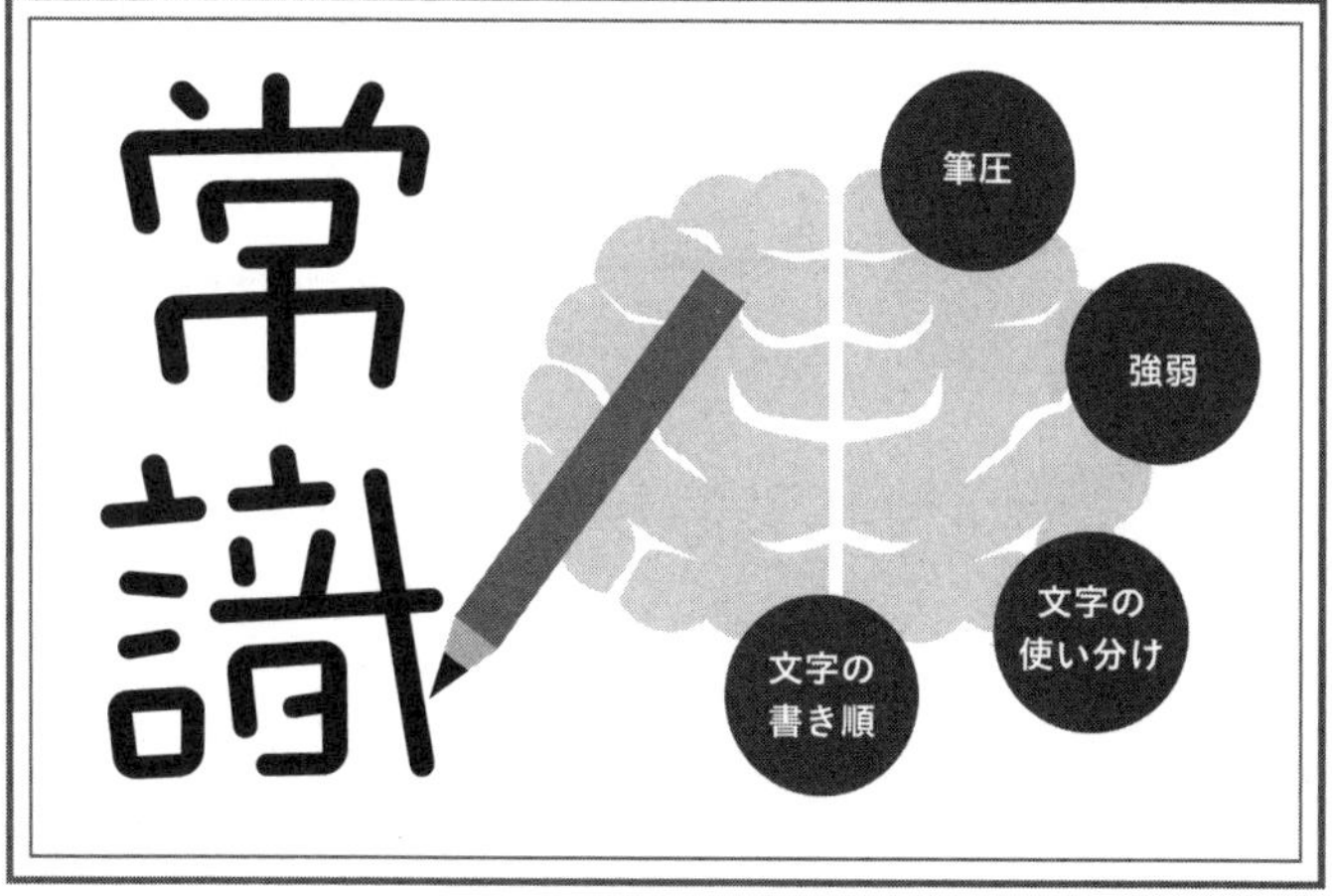

いけない。きれいに書くためにはさまざまな配慮も必要だ。鉛筆や万年筆を使えば先端を微調整しながら書くことになる。

このように、手で書くという行為は脳番地の成長にとって非常にプラスとなる。パソコンばかり使っている人は、まずは日記を鉛筆でつけてみてはいかがだろうか。

脳科学 column

8系統の脳番地は仏教の曼荼羅《まんだら》に似ている

仏教では曼荼羅という絵画がある。画面を縦3×横3の9マスに分割し、中心には大日如来《だいにちにょらい》、周辺にはさまざまな仏が描かれる。脳番地もこれに似て、自分自身に8つの脳番地が存在する、とも読める。

brain science

相手の裏の裏をかく！ ゲームはわざと負けて脳トレを

KEY WORD ▽▽▽ 発想の逆転

意外と負けられないから思考系脳番地が鍛えられる

人類は常に競争をすることで生きてきた。狩猟生活だった頃も、宗教が起こった頃も、大航海時代に続く植民地時代、そして世界中を巻き込んだ戦争まで、常に勝利を求めてきたとも言える。平和に思える現代日本でも、会社での出世競争から企業間の争い、合コンでの攻防まで枚挙に暇がない。人間は無意識レベルで勝ちたいと思う動物なのである。

当然ながら、ゲームでも同じだ。負けようと思ってゲームに挑む人はいないと思うが、脳トレの一環としてはぜひ、負けるつもりで挑んでみていただきたい。

たとえばジャンケンにわざと負けようとすると、簡単そうで意外に難しいことがわかるはずだ。相手がチョキを出してきたら、パーを出すつもりでいたはずが反射的にグーを出してしまう。負けるという発想がないのだ。

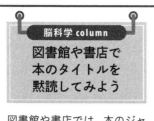

たかがジャンケンでもわざと負けるのにはアタマを使う

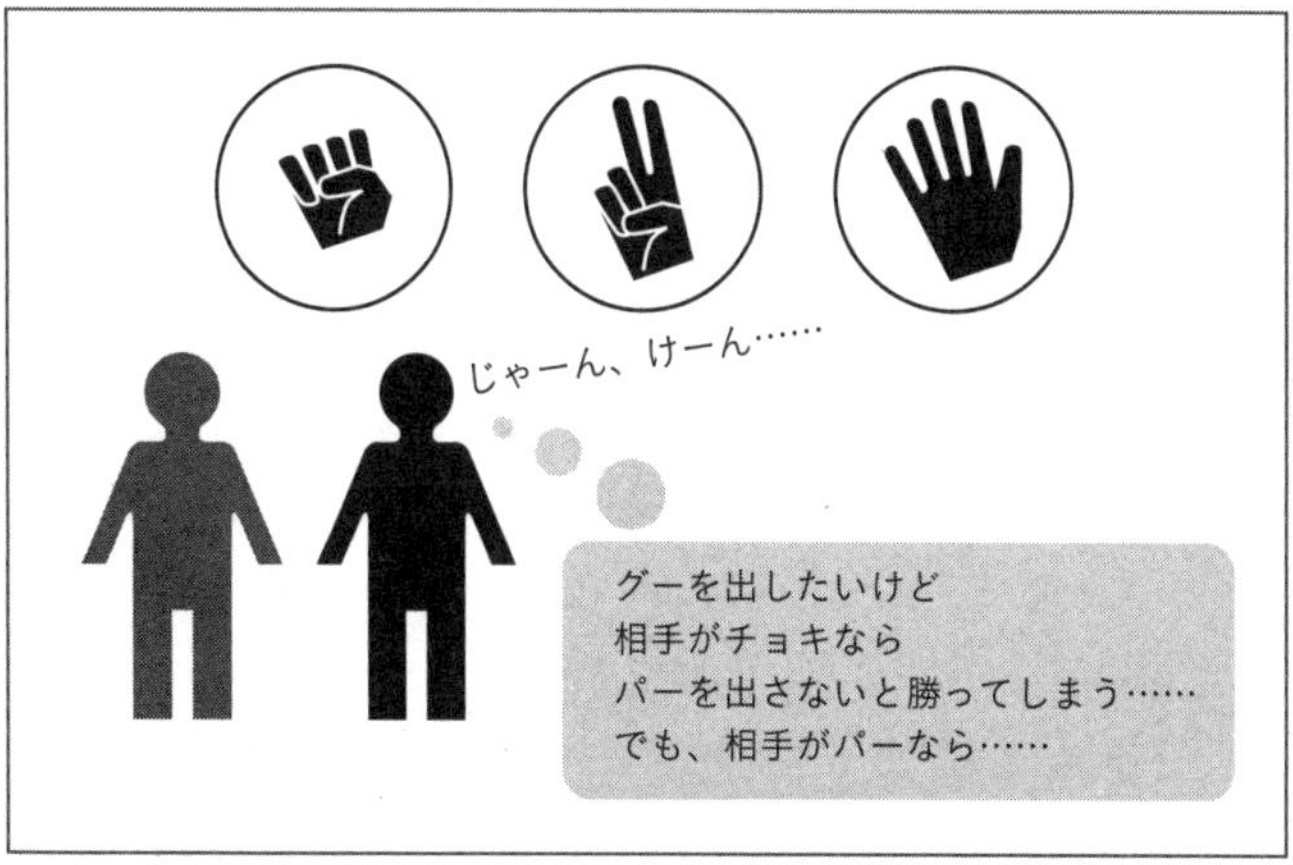
じゃーん、けーん……
グーを出したいけど
相手がチョキなら
パーを出さないと勝ってしまう……
でも、相手がパーなら……

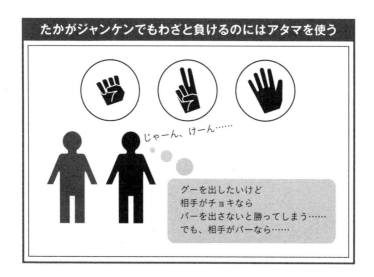

囲碁や将棋では、普段から常に最善を尽くすことを当たり前として何手も先を読むため、そこそこ実力がないと負けることも難しいのだとか。普段と正反対のものを目指す感覚は、思考系脳番地を大きく刺激する。ただし、いつもわざと負けていたら相手もおもしろくないので、脳トレとして行う際にはほどほどに。

脳科学 column

図書館や書店で本のタイトルを黙読してみよう

図書館や書店では、本のジャンルごとに棚が決められている。自分が普段読まないジャンルの棚でタイトルを黙読すると、そのジャンルの傾向がつかめる。これも理解系脳番地を鍛えることにつながる。

brain science

誰かに休日のプランを立ててもらうと脳を刺激する発見を得られる

KEY WORD ▽▽▽ 他人の思考をなぞる行動

自分の脳番地ばかり使っていてはダメなワケ

あなたは普段、休日の予定をどうやって決めているだろうか。自分のやりたいことを優先している、ゴロゴロしているうちに終わる、子どもと遊ぶ……などさまざまだろうが、彼女や友人、家族など自分以外の人の予定に合わせて過ごしてみると、思考系脳番地を鍛えることができる。

たとえば彼女の買い物に1日本気でつき合ってみる。最初はイヤかもしれないが、ショーウィンドーから季節を感じたり、流行色について考えたり、ひと休みに入ったカフェで外国人の多さに気づいたりと、自分で主体的に行動したときとは違う、思わぬ発見ができるはずだ。

他人が決めた予定に従うということは、言ってみればその人の思考パターンをなぞってみること。予想外の発見が、まだ使われて

誰かの計画に便乗すると脳は刺激される

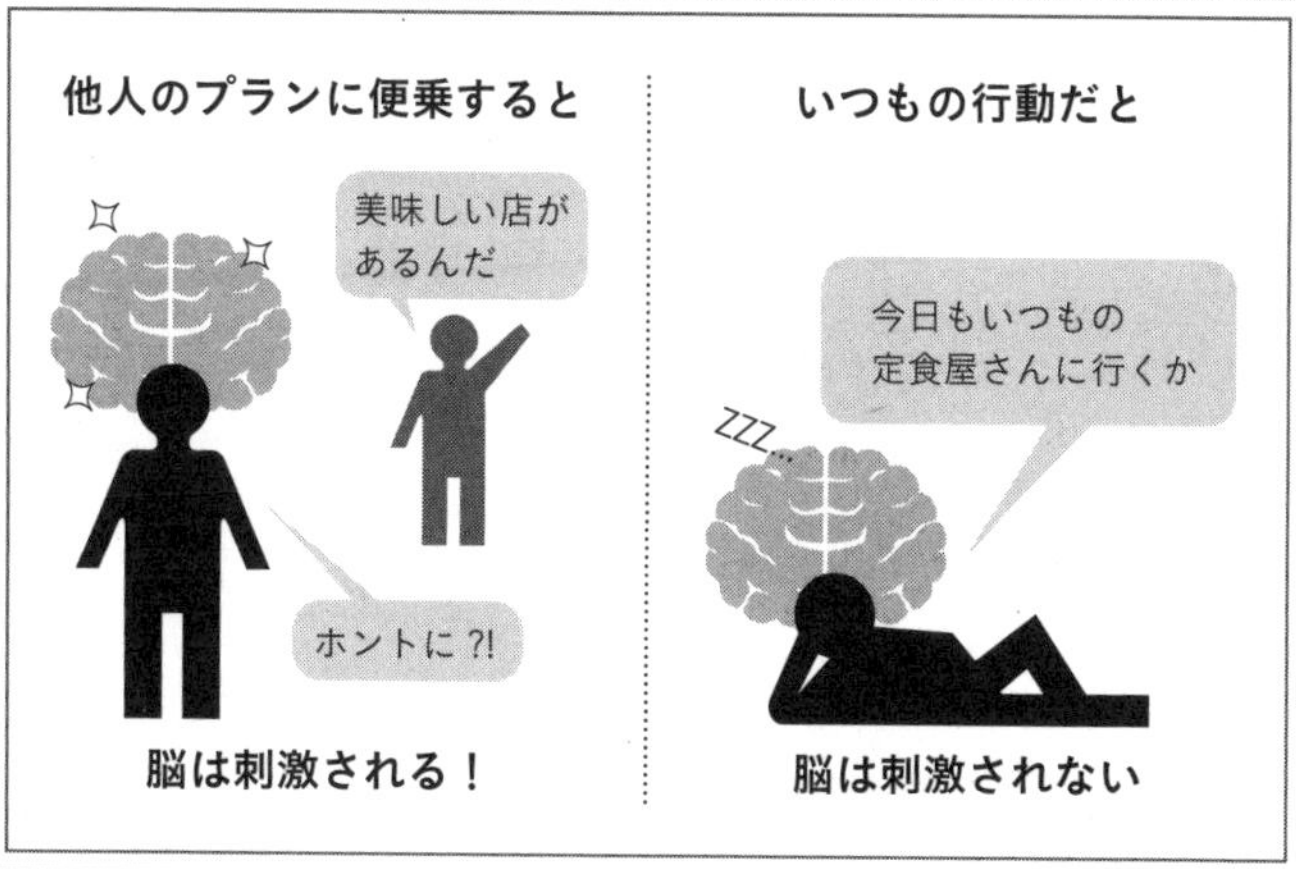
他人のプランに便乗すると
美味しい店があるんだ
ホントに?!
脳は刺激される！
いつもの行動だと
今日もいつもの定食屋さんに行くか
ZZZ...
脳は刺激されない

いなかった脳番地を刺激するのだ。

私たちはつい、自分が使いやすい脳番地ばかりを選んでしまいがちだ。特定の部分ばかり使っていると疲れてしまうこともある。たまには、他人の脳番地の使い方を体験させる、つまり脳番地をシフトさせてバランスのいい脳をつくっていこうではないか。

脳科学 column

ジャンル違いで映画を見ると脳トレになる

映画を見るときは１本だけでもいいが、脳トレを考えるなら異なるジャンルの作品を２作品一緒に見るといい。恋愛もの、ホラー、コメディなどと選ぶことで、感情系と視覚系の脳番地のトレーニングになる。

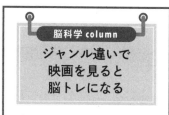

brain science

美容院をチェンジして感情系脳番地を鍛える

脳はチャレンジャーな人ほどよく育つ

　感情系脳番地を育てる感情体験は、映画や読書などの知的体験によるものもよいが、感情を激しく動かされるような体験も必須である。そして、脳は常に新しい体験を求める器官である。

　そこでおすすめの体験が、行きつけの美容院を変えてみることだ。カットやパーマの出来・不出来を初対面の人に委ねるのはそれなりに緊張感を伴い、脳を刺激することとなる。そして、仕上がりが失敗でも成功でも、感情は大きく動くことになり、これが感情系脳番地にとってプラスの刺激となるのだ。

KEY WORD ▽▽▽ 新しい体験

　美容院では美容師と会話をすることも多いが、まったくお互いのことを知らない人とコミュニケーションをするのもまた、脳にとっていい刺激を与えるはずだ。

　美容院を変える以外にも、簡単にできるこ

新規の美容院を開拓することで脳が刺激を受ける

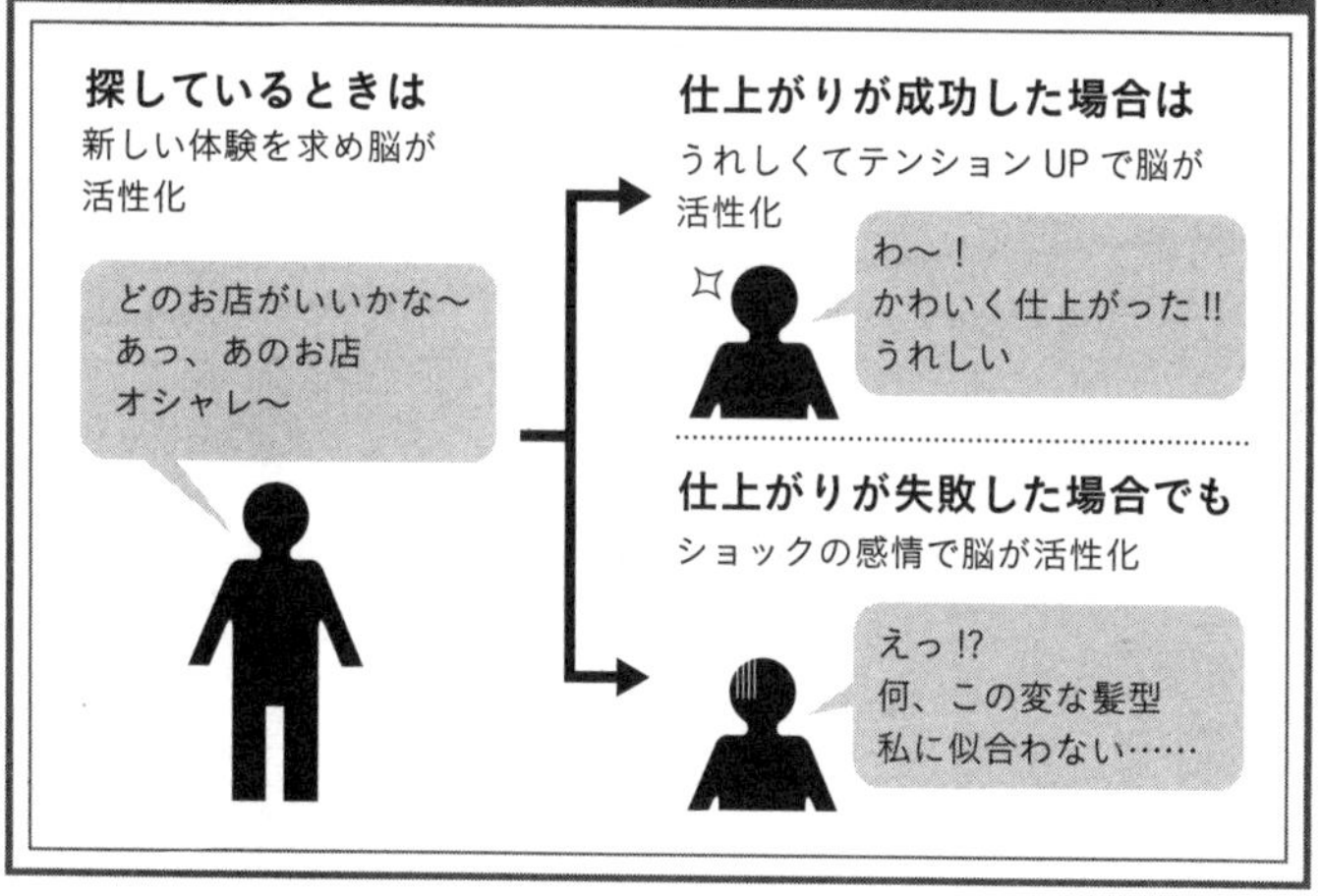

とは多い。たとえば着たことがない色の服を着る、いつもと髪型を変える、はじめてのバーに行ってみるといった具合だ。改まったレストランで、ちょっぴり贅沢なランチを楽しむのもよいだろう。楽しみながら新しい体験にチャレンジすることで、脳はどんどん成長していくのだ。

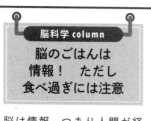

脳科学 column

脳のごはんは情報！　ただし食べ過ぎには注意

脳は情報、つまり人間が経験する体験や刺激を食べている。ただ、起きている間はずっと情報を食べ続けている状態になるので、脳は疲弊する。だから脳が食べるのをお休みする睡眠は大切なのだ。

brain science

尊敬する人になりきって理解系脳番地を鍛えよう

KEY WORD ▽▽▽ 自分にない長所を取り込む

パクッて上等！長所をどんどんマネてみよう

人に感謝と敬愛の気持ちを持つことは、人間関係では非常に大切だ。自分にとっても、感謝・敬愛する人のことは理解しやすくなるので、知らなかったことをどんどん自分のなかに取り込めるようになる。

さて、もしあなたに誰か尊敬している人がいるならば、その人のマネをすることをおすすめしたい。自分にない部分を取り込んでみるのだ。

まず、その人の行動のうち尊敬できる部分を3つ程度選ぶ。そして、それを実際に行動に移してみるのだ。少なくとも1週間程度は続けてみよう。

すると、マネをするたびに「どうしてあの人はこういう行動をするんだろう」「これをしているとき、どんな気持ちなんだろう」などと考えることになるだろう。マネをする対

尊敬する人をマネるだけで脳は活性化する

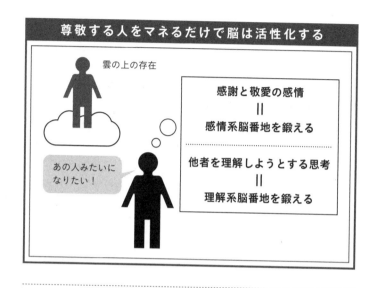

象について、単なる尊敬の気持ちを持っていたとき以上に、相手の心情や行動の理由を理解できるようになるのだ。

このとき、脳のなかでは理解系脳番地が刺激され、成長している。脳を鍛えるためにも、いいと思った行動はどんどんマネをしてみるといいだろう。

脳科学 column

地域ボランティアは最強の脳のトレーニング

地域の掃除などを行う地域ボランティアは、理解系脳番地を刺激する最強の脳トレだ。「今日は○○のごみが多い」「人通りが多い」などというわずかな変化に気づくことが、脳にとって刺激になるのだ。

brain science

好きな人に創作料理をつくると伝達系脳番地のトレーニングになる

KEY WORD ▽▽▽ 料理がコミュニケーション

絶対失敗できない状況が脳を鍛える

脳内には伝達系脳番地という部分がある。これは相手に何かを伝えたり、相手を理解しながらコミュニケーションを取ったりするときに使う脳番地だ。

この伝達系脳番地を鍛えるのにいいのが、好きな人に創作料理をつくるということだ。創作だから、もちろんレシピなど存在しない。

冷蔵庫にあるもので、サッとつくるようなシチュエーションを考えてみよう。

はじめてつくる料理は、仕上がりが想像できない。だから、どうやったらコクが出るか、素材が活かせるかと一生懸命考えるし、「彼はこういう味つけが好きだから……」「体調が悪そうだから、消化のいい料理にしよう」などと、相手のことにも思いを馳せるはずだ。そう、創作料理をつくることは、相手に対して気配りをすること。話をすることとはまっ

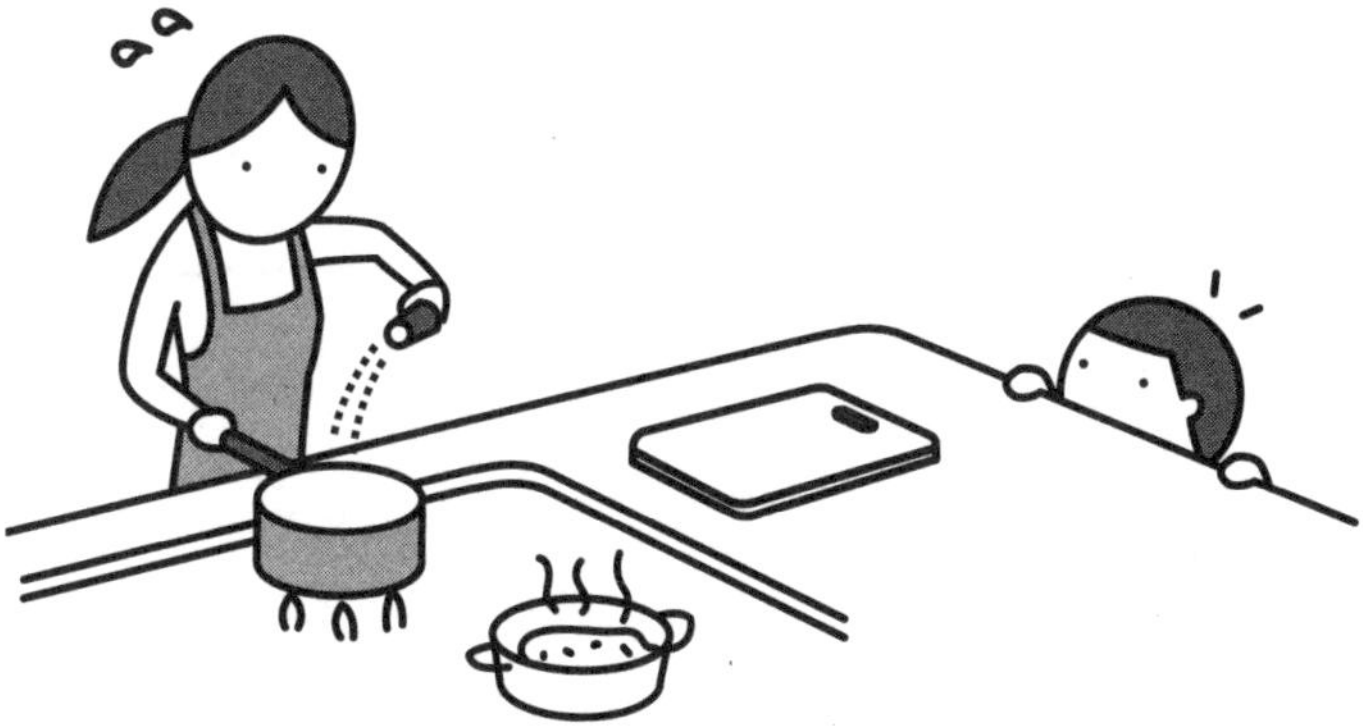

たく違うが、立派なコミュニケーションなのだ。料理が相手と自分を結びつけると考えると、伝達系脳番地は大いに刺激される。さまざまな工夫を凝らして料理をすることは筋道立てて物事を考えることだし、論理的な思考を鍛えることにもなる。さらに、成功すればおいしい料理を食べられる。

脳科学 column

脳は大きいほうが頭がいいと言えるのか？

脳の大きさは頭のよし悪しには関係ない。重さよりもむしろ、鍛え方、使い方が頭に影響を与える。ただ、海馬については大きなほうがいい。萎縮したり傷つきやすい組織だが、大きくなることもある。

脳科学の格言

ある現象が起きたときに、
脳は合理的な理屈を勝手に
みつけ出そうとするのです。
不合理なままでは
落ち着かないのが
脳なのです。

コピーライター・作家・漢字セラピスト
ひすいこたろう

第５章

悪しき習慣を断てば
物事の理解力は格段にあがる！

脳を鍛える！
暮らしの
「脳科学」習慣

日々の行動も脳に悪い習慣が多い。ここぞというときに最高のパフォーマンスができるよう、脳にいい習慣をはじめよう！

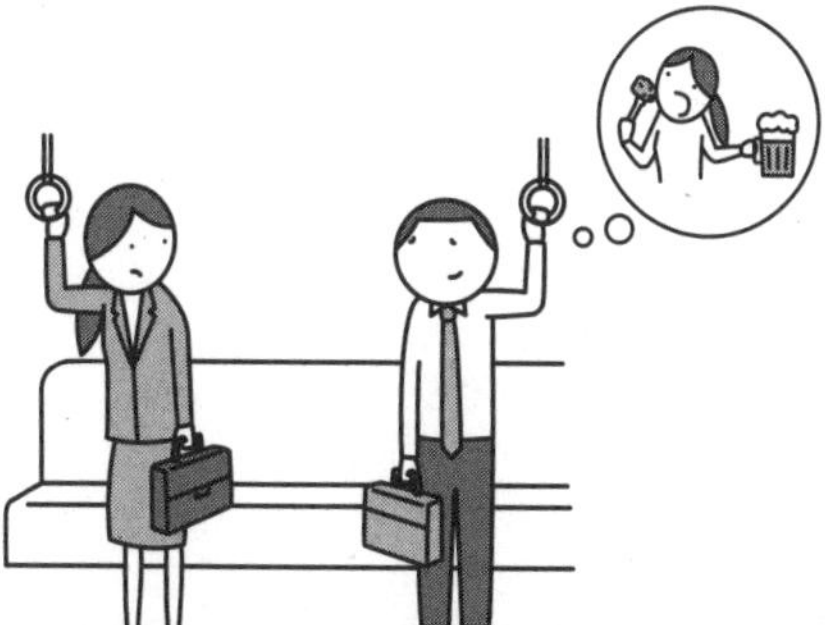

brain science

冴えた脳は健康な身体に宿る！身体から脳を元気にする方法

KEY WORD ▽▽▽ 身体と脳の関係

身体が不健康なら脳だって不健康になる

すっきりと冴えた脳や、集中力が高まる覚醒した脳は、健康体でなければそれらを維持することが難しい。一生懸命脳トレをして脳を鍛えようとしても、不摂生をしていては脳は活性化できないのだ。

ところで、健康な生活とはどういった生活を指すのだろうか。米・カリフォルニア大学のブレスロー博士は、20年にわたり生活習慣と身体的な健康の関係を調べた結果、7項目の健康習慣をまとめている。左記のうち、実施している数が多いほど寿命は長いということがわかっている。ブレスロー博士自身も95歳で論文を発表するなど非常に意欲的な生き方をし、97歳で没するという人生を送った。

では、健康な身体づくりの基本「食」という観点から、脳にいい食を考えてみたい。

人間の身体は炭水化物、脂質、タンパク質

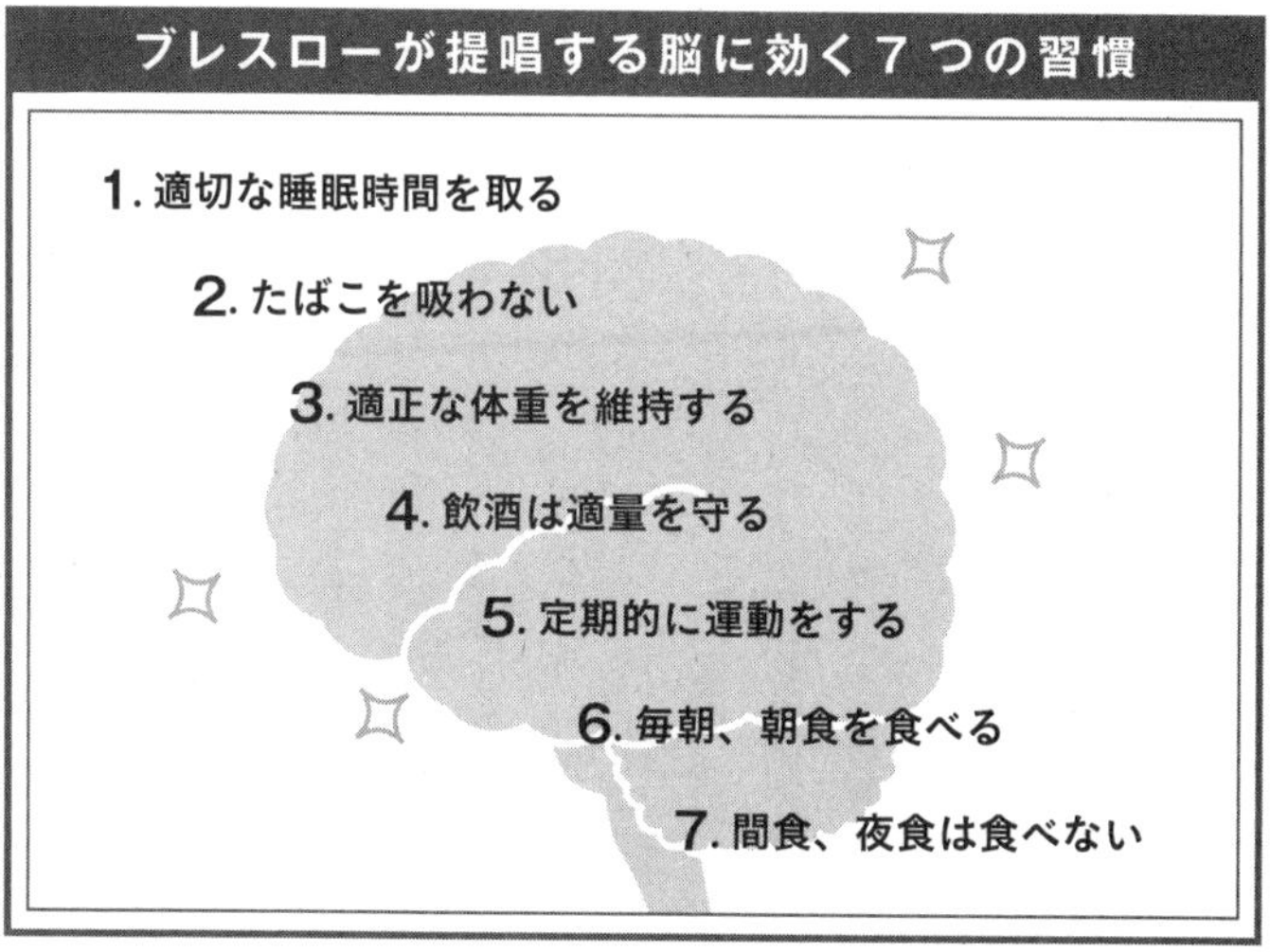
ブレスローが提唱する脳に効く７つの習慣
1. 適切な睡眠時間を取る
2. たばこを吸わない
3. 適正な体重を維持する
4. 飲酒は適量を守る
5. 定期的に運動をする
6. 毎朝、朝食を食べる
7. 間食、夜食は食べない

の三大栄養素をエネルギー源とするが、脳の神経細胞がエネルギー源とするのはブドウ糖のみ！　ちなみに脳は大きさのわりに大食漢で重さは体重の2％しかないのに、身体のエネルギーの約20％を消費する。どの臓器よりも大量のエネルギーを消費するわりに少量しか蓄積できないので、血液中のブドウ糖は常に一定値に維持されている。ブドウ糖はご飯やパンなどのでんぷん質、糖分などの糖質からつくられる。

　ビタミンやミネラルはブドウ糖の代謝に欠かせない栄養素なので、野菜や果物などをバランスよく摂取することが理想的だ。

　ちなみに、朝食抜きの状態は脳にとって不健康な状態をつくる。その日の脳の活動に大きな影響を与える可能性も高いので、注意したい。

朝食抜きは厳禁
肥満にも気をつけよう

朝食を摂らない場合、実際に生活に与える影響としては仕事の効率が低下したり、運動能力が低下したり、肥満傾向になったりする。なかでも、もっとも大きな影響を受けるのが脳だ。そのメカニズムを説明しよう。

まず、朝食を摂らないでいると1日24時間のサーカディアン・リズムが崩れ、身体に対して均一にエネルギー量を供給できなくなってしまう。エネルギー量が多い時間帯、まったくない時間帯とムラができてしまうので、脳に安定してブドウ糖を供給することも難しくなる。結果として、脳はエネルギー切れを起こしてしまうため、午前中の覚醒度があがるタイミングでも本来のポテンシャルを発揮することができず、低覚醒のままで推移する。当然ながら、仕事の効率もあがらない。

朝食を摂らないと低血糖状態になり、それが身体に影響を及ぼすことも覚えておこう。低血糖状態になると、脳は自分のエネルギーを確保するため、筋肉を取り崩してエネルギーをつくり出す。筋肉量が低下するわけで、これが続けば運動能力も低下する可能性がある。

以上は脳の働きについてであったが、低血糖状態はもちろん身体にも害がある。全身にエネルギーが回らなくなるので、体内では飢餓状態に備えるため盛んに脂肪をたくわえようとする。結果として肥満になりやすく、健康に影響をきたす人も少なくない。

肥満を防ぐ食べ方を身につけることは、脳にとってプラスになる。1日3食を規則正し

脳がイキイキ働くバランス健康食

「孫たちはやさしい（まごたちわやさしい）」で食材をチョイスすれば、身体はもちろん脳にもよい健康食に。

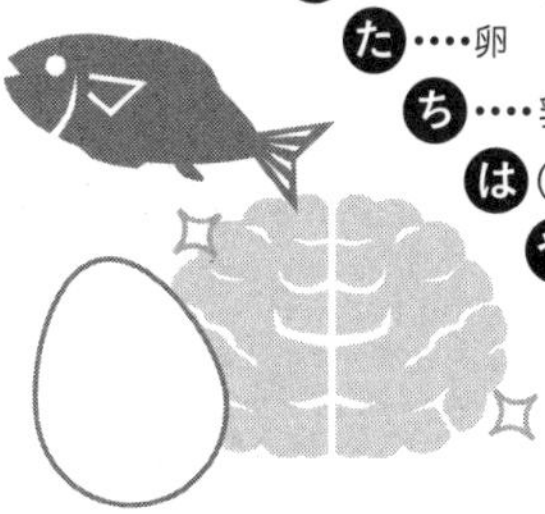

- ま……豆類（味噌、納豆、豆腐）
- ご……ごま、種子類
- た……卵
- ち……乳製品
- は（わ）……わかめ、昆布、ひじき、海藻類
- や……野菜類
- さ……魚類
- し……しいたけ（きのこ類）
- い……いも類

く、朝：昼：夜が3：4：3の割合で食べたい。ビジネスマンであれば、夜遅くに食事をすることは珍しくないかもしれない。しかし、夜遅い時間の食事は寝つきを悪くし、睡眠不足になりやすい。また、胃もたれしては朝食を食べないこともある。このパターンを繰り返さないよう朝食を食べたらなるべく昼食、夕食ともにだいたい12時間以内に済ませることが理想的だ。朝8時に朝食を摂ったら、夕食は夜8時までに食べるというわけだ。

遅い食事で太らないコツは、野菜を増やすこと、タンパク質や糖質、脂質を控えめにすることが大切だ。カロリーは通常の夕食より2割減を心がけること。よく咀嚼し、お菓子や果物を摂り過ぎないよう注意したい。なおお酒の量を減らすには塩分の少ないつまみを選び、水をたくさん飲むとよい。

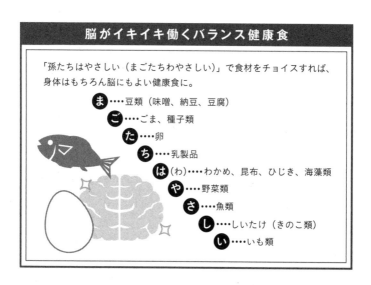

brain science

早起きできない人の脳はすべての効率がダウンする

KEY WORD ▽▽▽ 脳の覚醒時間の利用

脳のバイオリズムをコントロールする早起き

朝型の人からよく聞かれるメリットが、「朝は人に邪魔されないから仕事がしやすい」というものである。早朝であれば電話や来客もなく、自分の時間をフルに活用できるということだ。

脳科学的に考えても、朝型にはメリットが多い。サーカディアン・リズムにのっとった脳の覚醒時間を利用しやすい上に、成長ホルモンが分泌される深夜には寝ていることになるため、脳の成長を促してダメージを回復しやすいのだ。

さらにいえば、早朝かつ「一定の時間に起床すること」が脳の活用にはもっとも大切なことだ。これまで述べてきたとおり、脳は起きている間ずっと同じ状態でいるわけではなく、覚醒に向かっている時間と休息に向かっている時間がある。起床時間がバラバラだと

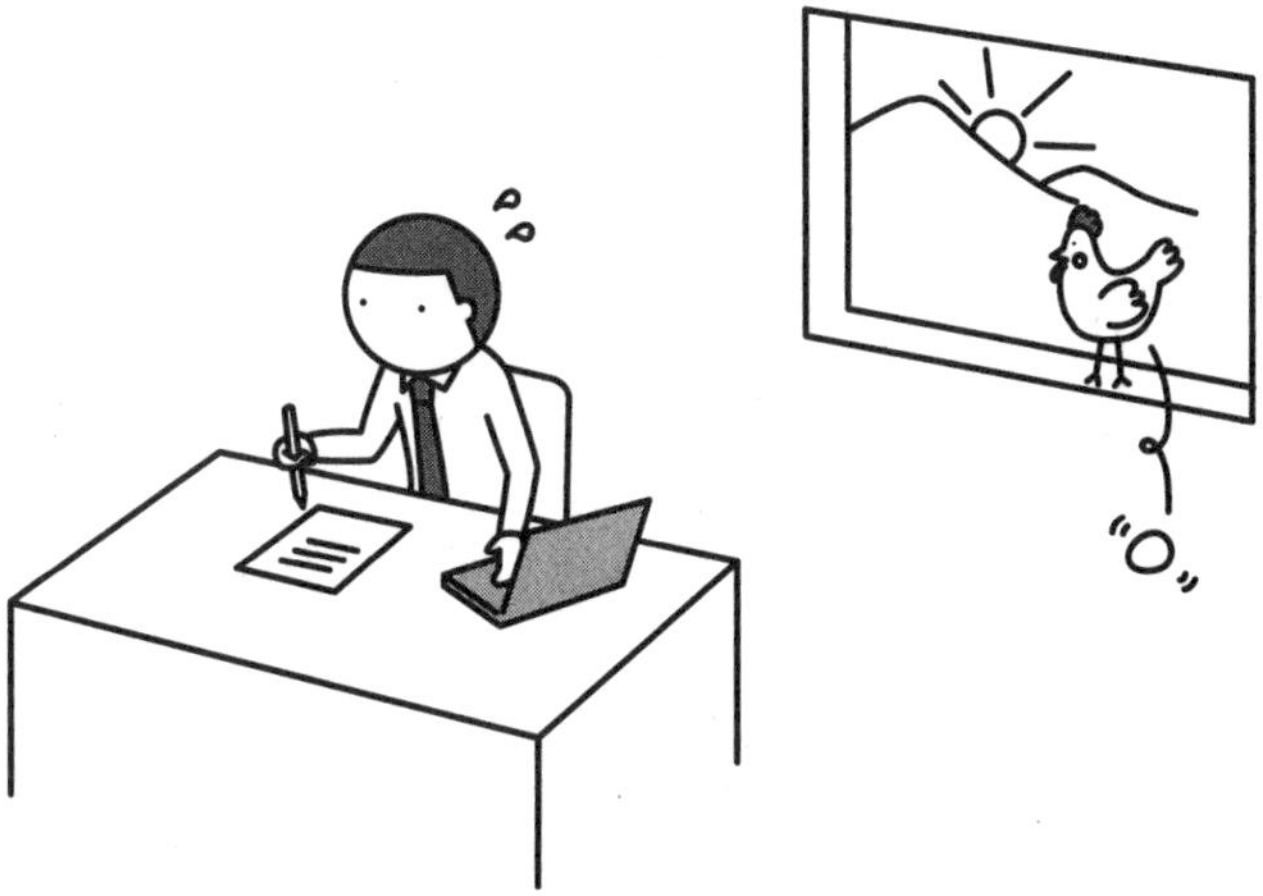

そのリズムが崩れ、頭が冴える時間と休息に向かう時間がつかめなくなってしまう。集中できない、眠りたいのに寝つけないといった状態では、効率などあったものではない。その結果いつも時間に追われ、やりたいこともできない生活が待っている。脳を活用したいなら、早起きをキープすることは必須なのだ。

脳科学 column

早起きは感情の安定をもたらす

早起きして太陽の光を浴びると、脳内にはセロトニンという神経伝達物質が生成される。これは感情を安定させる効果があるので、早起きをする人は感情が安定しやすいのだ。軽い運動をするとなお◎。

brain science

ただ、起きればいいってもんじゃない 脳をフル活用する朝の過ごし方

KEY WORD ▽▽▽ 脳科学的な朝の過ごし方

起きたら脳のウォーミングアップが必要

人間は放っておくと、脳内でもっとも原始的な感情系の要求に従って動くようになってしまう。脳が基本的に怠け者であり、ラクをしたがるものだということをよく自覚して、時間の使い方を考える必要がある。では、脳科学的に正しい朝の過ごし方を考えてみよう。

朝は一定の時間に起き、まず太陽の光を浴びる。これで脳は活動モードに切り替わるが、まだ目覚めたとは言えない状態だ。少しずつウォーミングアップにつながることをし、覚醒状態にもっていく必要がある。

そのために効果的なのが、足と手、口を動かすこと、つまり脳の機能の中でも運動系と呼ばれる部分を使うことだ。これは、人間の進化の過程を考えるとわかりやすい。思考系が司る高度な思考が発達する前には、何万年もの間、感情系より運動系が優位に立つ時代

脳の準備体操に役立つ朝の習慣

掃除や
片づけ
料理
ガーデニング
散歩などの
軽い運動
新聞などを
音読
あいさつや
会話

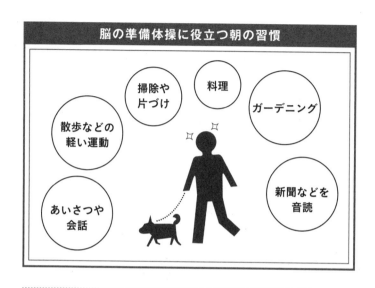

があったと、理学博士の高島明彦氏は言う。朝の時間に関しても、まず運動系を使わなければ思考系も働かない。

　もっともいいのは散歩やガーデニングなど、足を動かすことだ。運動系の機能は脳の表面中央部分にあり、ここの血流がよくなるため脳全体に血液が巡るようになる。散歩をした後に頭がスッキリするのは、こうした理由だ。

　家族とあいさつや簡単な会話をするのも、脳のウォーミングアップには適している。あまり頭を使わない、大まかな言葉を組み合わせた会話は前頭葉を活発にする働きがある。ひとり暮らしであれば、新聞を10分程度音読するのもいいだろう。前頭葉を活用するという意味では、料理やガーデニングもよい。クリエイティブな活動として、朝食やお弁当づくりを楽しんでみてはいかがだろう。

brain science

肥満は諸悪の根源 脳を活発にしたいなら「腹八分目」

KEY WORD ▽▽▽ 高血圧と脳の働き

太れば脳にも悪影響が及ぶ

肥満になると生活習慣病になる可能性があがり、脳にも悪い影響を及ぼすことをご存知だろうか。それを予防するためには、当たり前のことではあるが太らない食生活を意識する、これ以外に方法はない。

職種や年齢、性別、筋肉量など、消費するカロリーは人それぞれ。デスクワークか外回りの営業マンか、というだけでも相当の開きが出る。各自が運動や家事、通勤などで消費するエネルギーと、自分が食事で摂取するエネルギーを大まかにつかんでおくのが体重管理の基本である。ただ、それが面倒であれば「腹八分目でストップをかける」と決めておくと、食事中も意識しやすく、食事制限をしているというストレスも感じにくい。

満腹感は、食べている最中ではなく、少し遅れてやってくる。そのため「もっと食べた

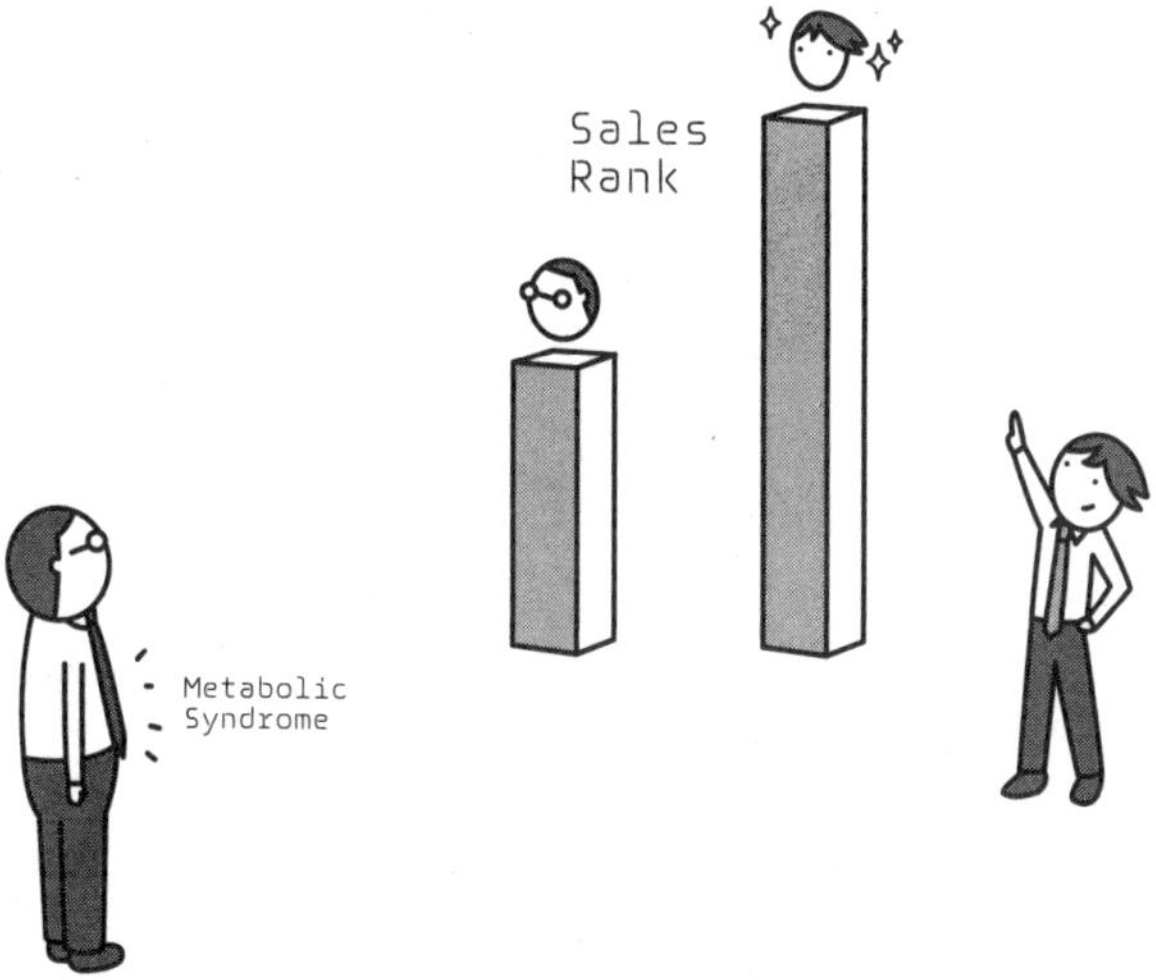

い」という感覚のまま食べ進めてしまうと、満腹感がやってくる頃には食べ過ぎの状態になっているのだ。特に若いころスポーツをしていた男性の場合は、代謝も消費エネルギーも落ちてくる壮年期、初老期になっても同じような量を食べ、肥満気味になることが多いので注意したい。

脳科学 column

高血圧になると脳の働きが低下する

脳は血液が運んでくる酸素とブドウ糖を唯一のエネルギー源としている。しかし高血圧だとそれを十分脳内に取り込むことができず、集中力の低下を招いたり感情を抑制できない状態になったりする。

brain science

モノを整理できない人は中年になって仕事ができなくなる事実

KEY WORD ▽▽▽ モノと思考の整理

机の上の状態は頭のなかの状態と同じ

人間の脳は無限の可能性を秘めている。それは確かだが、日常生活では限界も多く、たとえば１００個の物事を覚えておけと言われても到底無理な話だろう。覚えようとすれば、ある程度分類と整理をして、頭のなかで抜けや漏れがないように工夫する必要がある。仕事であれば、どれから取り掛かるか優先順位をつけることも必要だろう。こうした考え方が苦手な人は、ついつい机の上を散らかしがちになる。物事を選択・判断する前頭葉の力が衰えている可能性もある。

しかし、机の上は散らかっていても仕事ができる人もいるだろう。そうした人は非常に頭の回転がよく、多少思考の整理ができていない状況にあっても機転をきかせて立ちまわることができるタイプと言える。ただ、今はそれで乗りきれているとしても、年齢を重ね

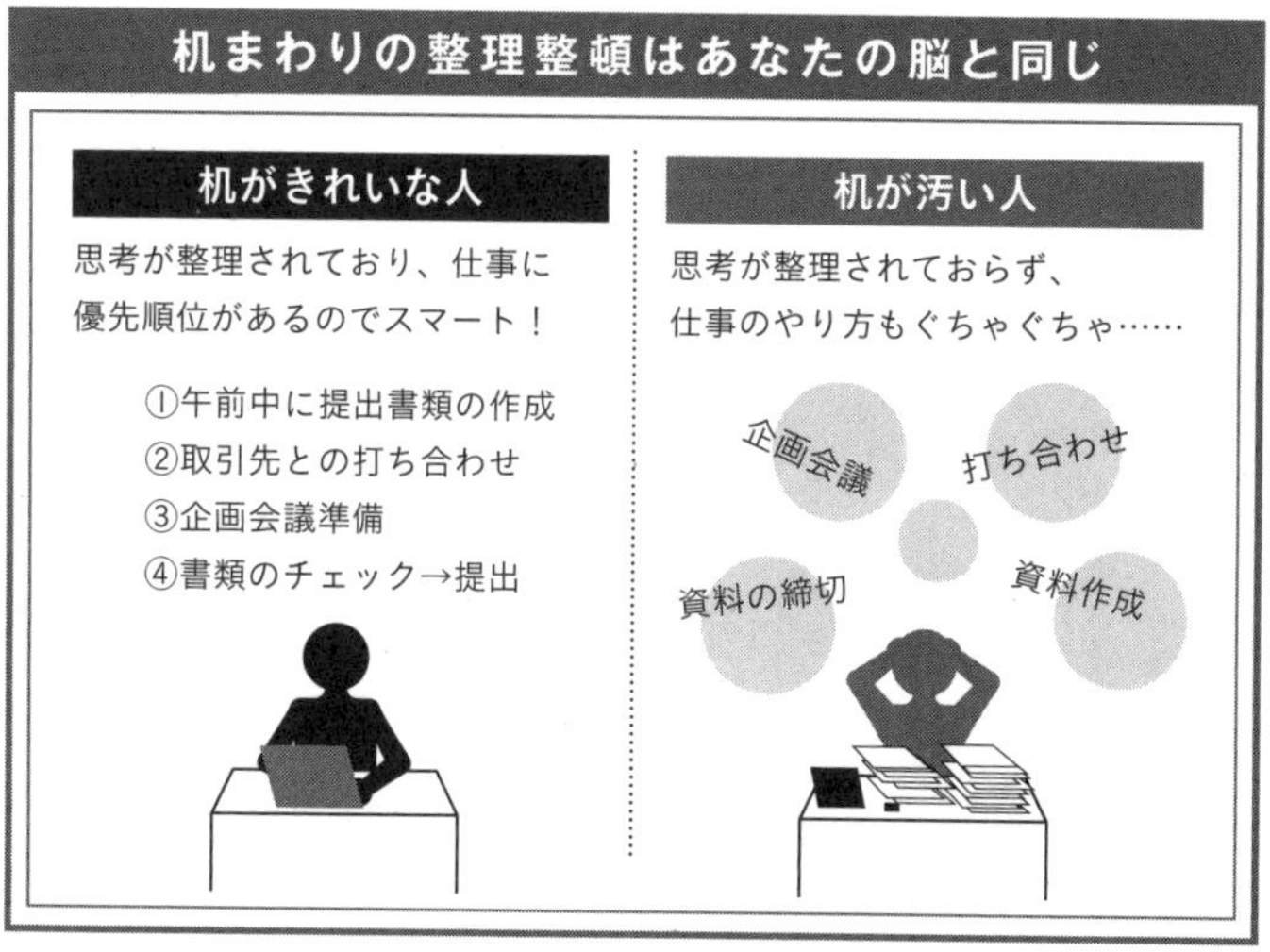
机まわりの整理整頓はあなたの脳と同じ
机がきれいな人
思考が整理されており、仕事に
優先順位があるのでスマート！
①午前中に提出書類の作成
②取引先との打ち合わせ
③企画会議準備
④書類のチェック→提出
机が汚い人
思考が整理されておらず、
仕事のやり方もぐちゃぐちゃ……
企画会議
打ち合わせ
資料の締切
資料作成

て担当する仕事が複雑化してくると、正しく物事を考えられなくなるリスクがある。思考を整理するという発想がないからである。

しっかりと身のまわりを片づけることは、思考を片づけることでもある。「最近ミスが多い」という自覚があったら、まずは机まわりをチェックしてはいかがだろうか。

脳科学 column

模様替えをすると理解系脳番地を鍛えられる

空間を把握し、オーガナイズする模様替えは理解系脳番地のうち、右脳を鍛えるのに役立つ。何度もしているうちに空間を理解する能力もあがるだろう。引き出しのなかを整理するのも同様の効果がある。

一生ギラギラした欲求を持って生きることが脳を育てる

KEY WORD ▽▽▽ 微小梗塞

「したい」「生きたい」を大切にしよう

「海外旅行に行きたい」「新しい服がほしい」「魅力的な異性と楽しい時間を過ごしたい」などと欲求を持つことは非常に大切だ。ただ、年を取るとそういった欲求を「どうせできないから……」「もう年だし……」とあきらめてしまう人がいるが、そう考えるのは脳の衰えを招く発想だ。

ＭＲＩの画像で活発な高齢者とそうでない高齢者を比べてみると、活発でない高齢者の脳には白い影が見えることがある。これは「微小梗塞《こうそく》」という病気で、細い血管が詰まって周囲の細胞が死んだような状態になる。これにより、脳の神経線維の働きは悪くなってしまう。欲求を持たずにいると脳の元気な部分はどんどん減っていき、老化が進行する。

興味・関心をいろいろなものに向け、できるかどうかに関わらず「○○したい！」とい

脳内にみられる“衰えのサイン”

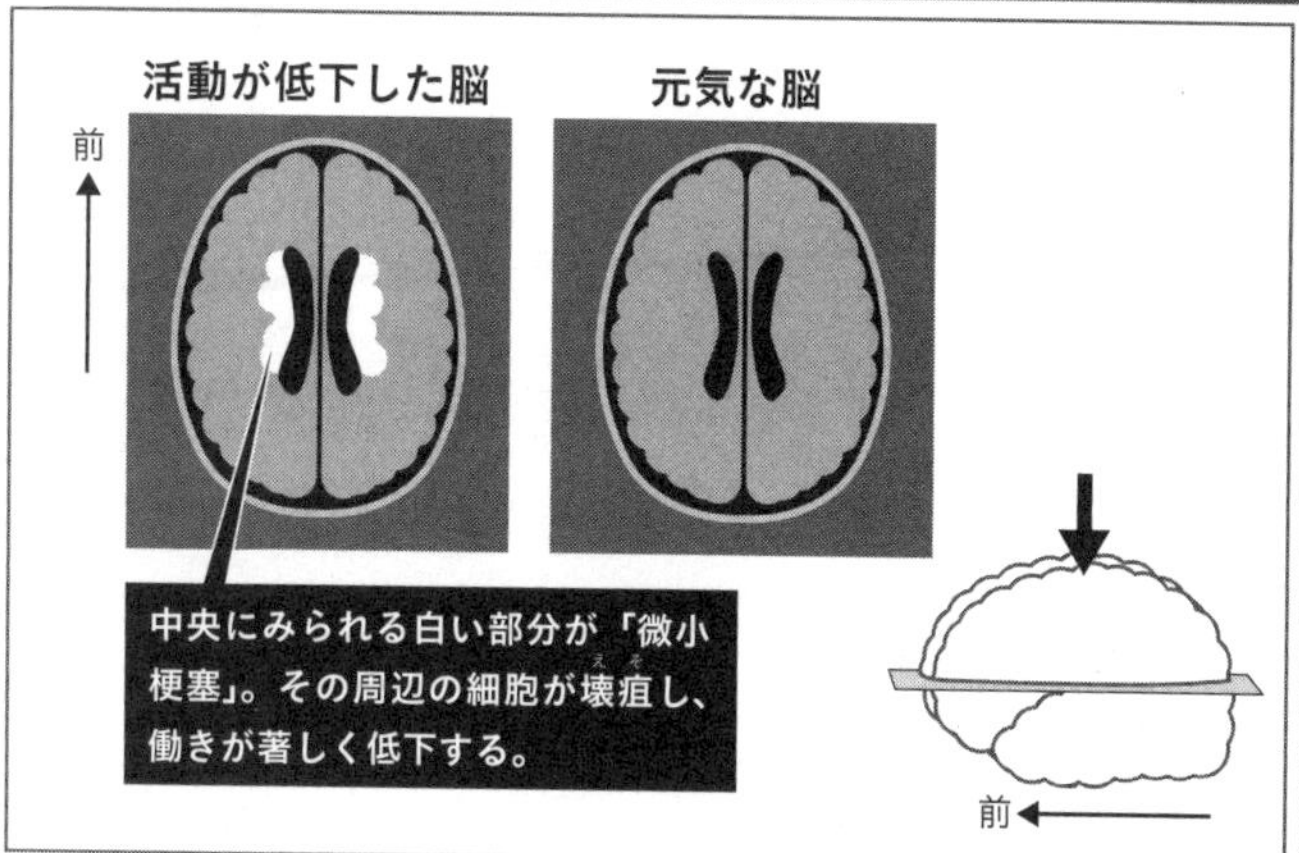
活動が低下した脳
元気な脳
前
中央にみられる白い部分が「微小梗塞」。その周辺の細胞が壊疽《えそ》し、働きが著しく低下する。
前

う気持ちを強く持つこと。そして、それを継続していくことが、一生元気な脳でいるためには重要なのである。たとえうまくいかなくても、また別の欲求を持てばいい。たとえ行き詰まってしまっても「もう無理」などと思わず、「これならいける」と代わりの欲求を考えれば脳は応えてくれるはずだ。

脳科学 column

赤ちゃんの脳は親の愛情に応えて急速に成長する

新生児の脳は未発達だが、４カ月もすると白質が急激に成長し、重さも1.6倍になる。聴覚系脳番地の急成長も特徴のひとつで、親が積極的に声をかけていたことが機能を発達させると考えられている。

brain science

出かける直前のひと工夫 10分前にカバンの中身を整理する

KEY WORD ▽▽▽ 時間制限

日常にちょこちょこと脳トレを実践しよう

時間制限を設けると脳は刺激され、効率よく働きやすくなる。試験はあらかじめ時間が設定されているからこそ、集中してたくさんの問題が解ける。授業にしても、50分なり90分などといった時間があるから、先生の話にも集中して耳を傾けることができるはずだ。どちらの場合も時間制限がなければ、脳はラクをするほうに向かうのでダラダラと問題を解いたり、途中で飽きてしまったりすることだろう。

この時間制限を応用すれば、日常のなかで脳の理解系脳番地をうまく鍛えることができる。たとえば、外出まであと10分というタイミングを狙ってカバンの中身を整理すること。10分という時間制限のなかで、瞬時にカバンに入っているものを把握し、これからの用事のために必要なモノ、不要なモノを判断し、

出かける10分前のカバンの整理で脳がシャキッ

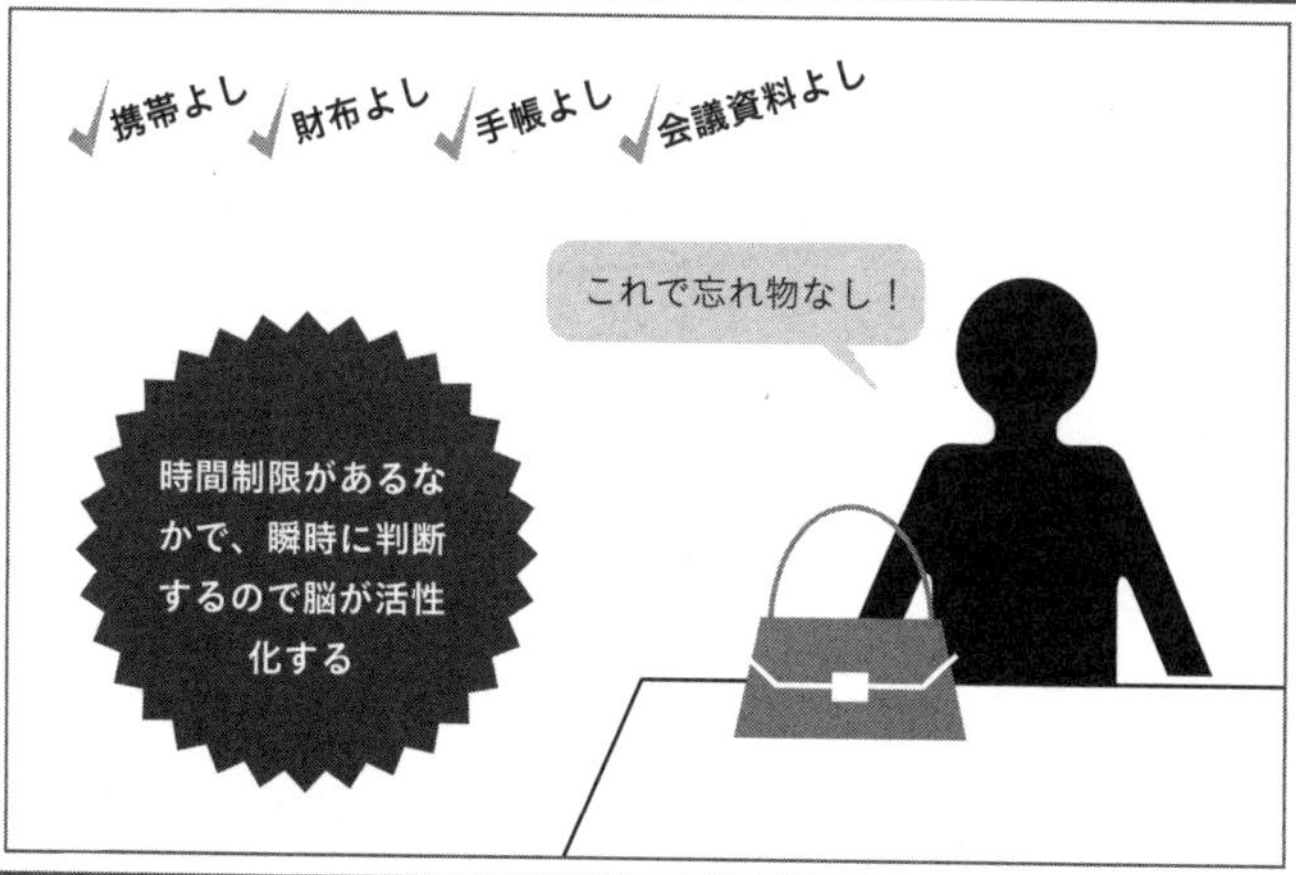
携帯よし
財布よし
手帳よし
会議資料よし
これで忘れ物なし！
時間制限があるなかで、瞬時に判断するので脳が活性化する

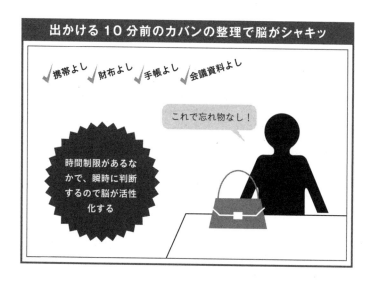

出し入れを行う。これが理解系脳番地を活性化することとなる。

このように、会議や外出、来客といった予定の直前10分を使って作業をするのは非常にいい脳トレだ。焦りも感じるかもしれないが、逆に言えば緊張感を持って効率よくモノや空間を理解する練習になる。

脳科学 column

キレやすい人は出かける前に念じるのがよい

キレやすい自分に悩んでいる人は、毎朝家を出る前に「人にはやさしくする。何があってもキレない」と念じると◎。超前頭野に目的を与えることになるので、思考や感情の変化に影響されにくくなる。

brain science

「髪切った？」「怒ってる？」など毎日の印象を伝えてみる

KEY WORD ▽▽▽ 変化の発見

モノを察知する力をみがけば感情系脳番地が育つ

周囲の人のわずかな変化に、驚くほど敏感な人がいる。「今日の部長、なんだか元気がないわね」「○○さん、いつもとメイクの感じが違ってかわいい」といった具合であるが、こうした察知力が高い人は、感情系脳番地が発達した人である。

このように職場や学校、コミュニティなどでよく顔を合わせる人のちょっとした変化を伝えるようにすると、脳のいいトレーニングとなる。

判断材料は、服装や見た目だけではない。声の調子が高いのか低いのか、口角があがっているか下がっているか、肌が荒れ気味なのかツヤツヤしているのか、髪型は整っているのか乱れているのか……言葉には表すことのない、こうした細かなところに目を向けることができると、人は意外に毎日、違った印象

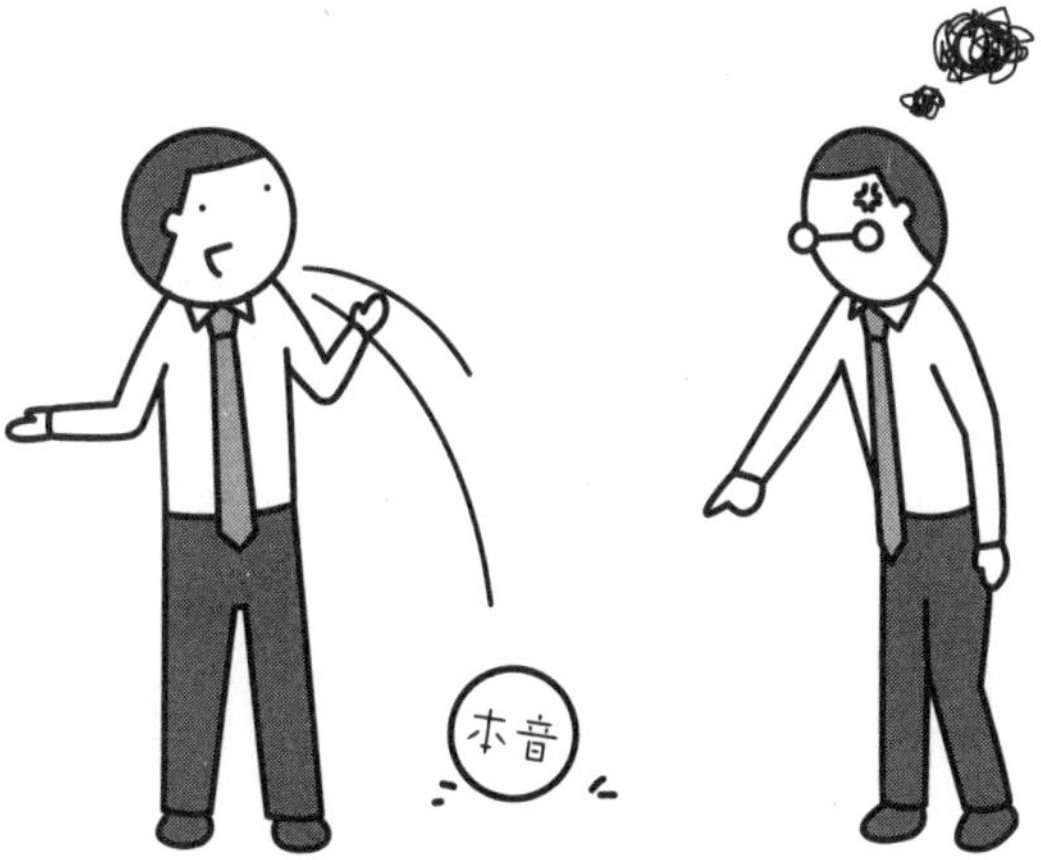

を受けるものだ。

　察知力をみがくには、じっくりと相手を観察するのではなく、一瞬で判断して伝えるのがコツだ。ただし、当人は悪気なく口にしたことであっても、セクハラと受け取られてしまうこともある。口に出す内容には十分注意を払いたい。

脳科学 column

観葉植物に話しかけることも脳トレになる

植物に話しかけながら様子を見ることは、感情系脳番地と視覚系脳番地を刺激し、鍛えることにつながる。話しかけることが感情表現につながるためだ。ペットや水槽に話しかけるのも同じ効果がある。

「なるほどですね」「っていうか〜」相手の口グセ探しで脳トレができる

KEY WORD ▽▽▽ 口グセを探しながらコミュニケーション

会話をしながら相手の口グセを探そう

「なくて七癖」という言葉があるが、会話で使う言葉にも人はさまざまな個性を持っている。「なるほどですね〜」とやたら納得を繰り返す人、「つまり〜」と話をまとめたがる人、「どうかな〜」と話を宙に浮いたままにする人など、まさに性格がそのまま表れたようなものが口グセと言えるだろう。

人と会話をするとき、この口グセを探しながら話すと伝達系脳番地を刺激し、鍛えることができる。伝達系脳番地は自分が相手に何かを伝えるときに刺激される場所だが、相手から何らかの情報を受け取る際にも同じように刺激を受けることがわかっている。会話をする前に「口グセを探そう」と目的を決めておくと、脳は活発に働きはじめる。慣れてくれば、相手がそのフレーズを使うときの心情も把握できるようになる。「この人が『なる

会話や文章の特定のフレーズを探してみよう

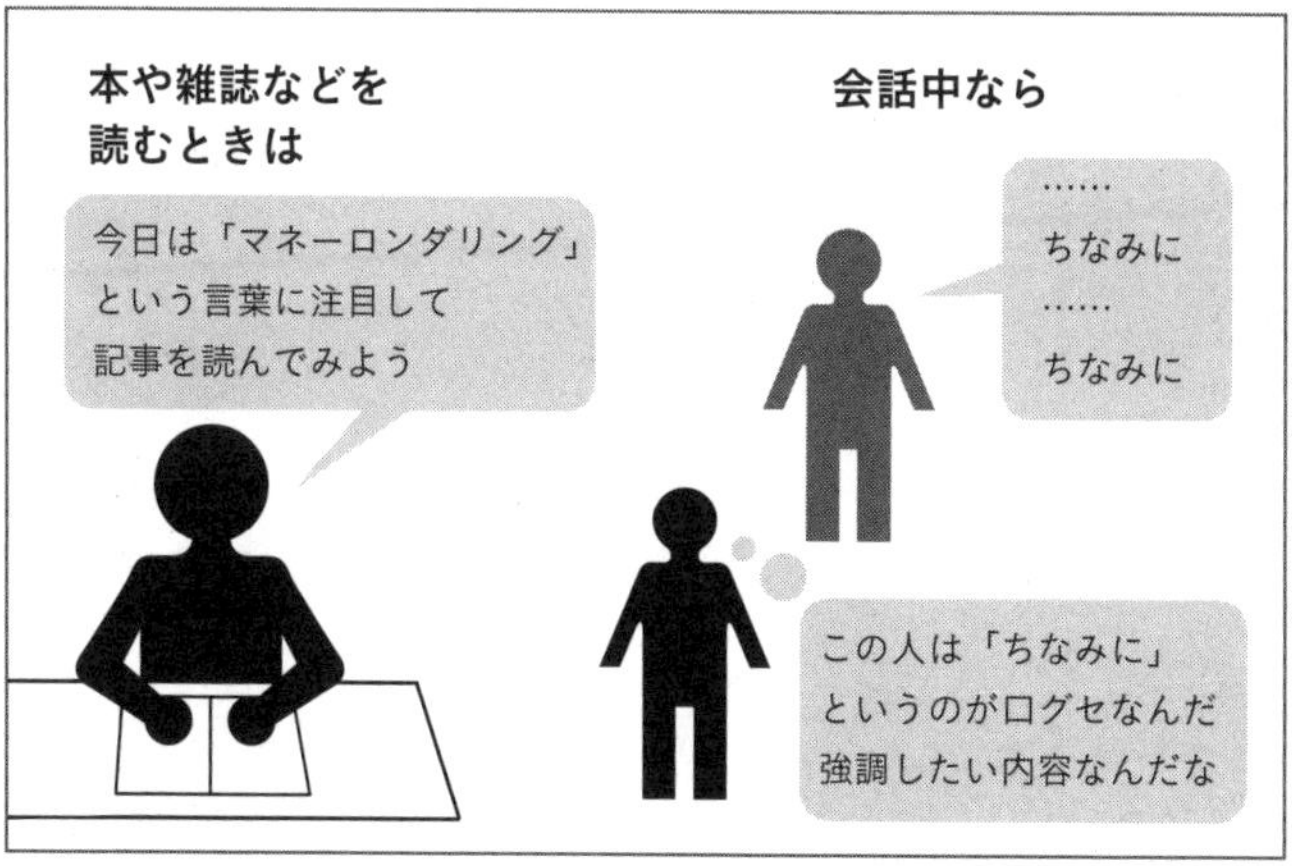

ほどですね』を連発するときはあまり話を聞いていないな」などと、コミュニケーションに役立てることもできるだろう。

会話だけでなく、雑誌や新聞、本などで文章を読むときも同様。特定の情報を見つけたいと考えてから読みはじめると、その言葉が自然と目に入ってくるようになるはずだ。

脳科学column

別れ際の握手でいじめが激減した!?

言葉でのやり取りは伝達系脳番地や理解系脳番地を刺激するが、握手をすると肌の感覚を通じて、言葉では表しきれない相手の情報がわかる。ある学校では握手を取り入れたところ、いじめが激減したとか。

brain science

ダサさが増していくと脳の機能もどんどん低下していく

KEY WORD ▽▽▽ オシャレの欲求

オシャレは自分をオーガナイズするスキル

「人は見た目が9割」などという言葉もあるが、常に身なりに気を配っている人もいれば、まったく構わずマイペースを貫く人もいる。特に男性においては、あえてオシャレをする意識はさほどなく、むしろオシャレへの拒否感のようなものを持っている人さえいるだろう。とはいえ、ＴＰＯに合わせた服装ができなかったり、人に対して不快感を与えたりするようでは困ったものだ。寝グセがついたままの髪の毛、しわくちゃのシャツなどは、自分自身を管理する能力に欠けていると思われても仕方がないだろう。

　実は、外見を整えるときに機能する脳番地もある。見た目に頓着しなくなると、ここの脳番地が使われなくなり、機能が低下することによってますます外見がどうでもよくなってしまう。

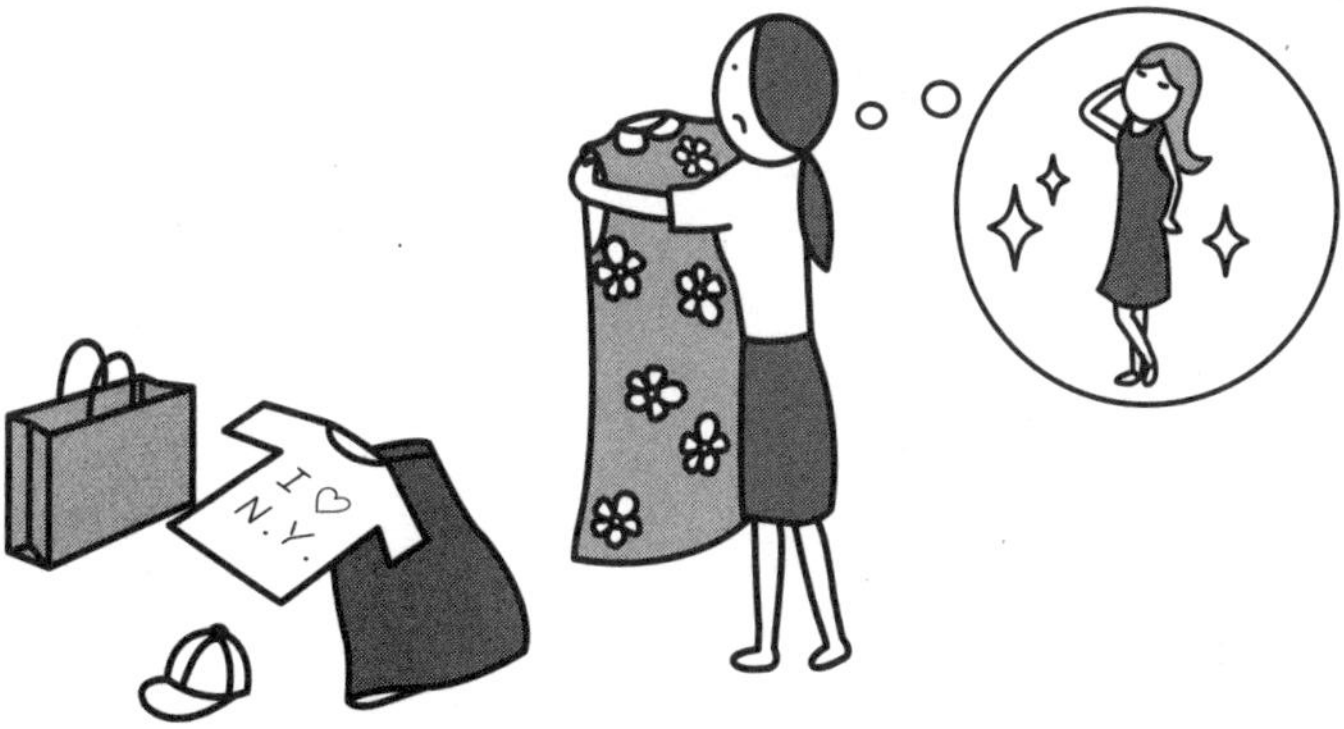

もし、見た目をどう整えたらいいのか見当もつかないようであれば、身近な人や街中で見かけた人のファッションをマネてみるといい。服装にせよ、化粧にせよ、マネてみることで自分に合うもの、合わないものがわかってくる。これを繰り返すうちに、外見に関する脳番地は鍛えられていくはずだ。

脳科学 column

下着の色をチェンジすると脳に刺激を与える

普段、絶対に身につけない色の服を着ることは、感情系脳番地を大いに刺激することになる。服をチェンジするのに抵抗があるなら、下着をド派手な色にするのも◎。ギャップがあればあるほどいいだろう。

brain science

右と左をかえるだけ！歯みがきで運動系脳番地を鍛える

KEY WORD ▽▽▽ 口や舌を動かす脳番地

歯みがきは口と手の脳番地を両方使う運動

赤ちゃんは生まれたときからすでに、身体を動かすための運動系脳番地が体内でできあがっている。このあと、「口や舌を動かす脳番地」が成長してくると、モノを食べたりしゃべったりすることができるようになる。

このように、運動系脳番地は手や足、口などそれぞれに対応する番地を持っている。よく使うので鍛えやすい脳番地は手や足だが、忘れられがちな口や舌の脳番地のトレーニングも取り入れてみたい。

まず、毎日の歯みがきを変えてみよう。歯みがきは口と手の脳番地を同時に使える優れた運動だが、いつもの利き手とは反対側の手でみがくと脳に刺激を与えることができる。歯ブラシを普段とは逆の方向に動かすのもいいトレーニングになる。

早口言葉も口のトレーニングになる。「生

毎日の習慣に取り入れやすい歯みがき脳トレ

普通にみがくだけでなく、
腕をひねったり、縦にしたりして
腕を動かすみがき方もGOOD

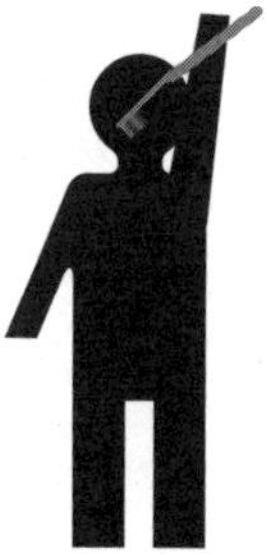

利き手が右手だったら
左手で歯ブラシを持って歯を
みがく

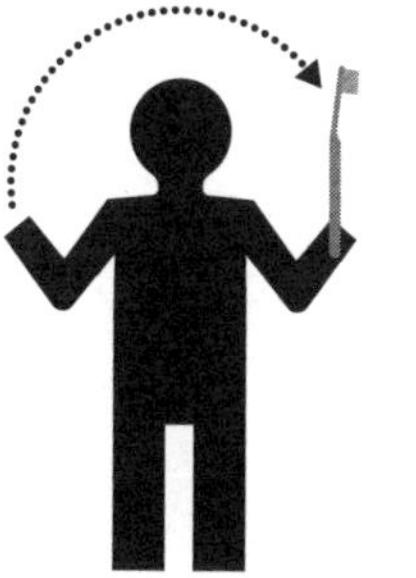

麦・生米・生卵」など、発音できるように繰り返し練習してみよう。

舌の運動としては、思いっきり舌を突き出してあっかんべーをするのが効果的だ。

こうした口や舌の運動は、脳に刺激を与えられるだけでなく、肩こりにも効く。毎日の歯みがき時に取り入れてみよう。

脳科学 column

「やりたい」を おさえて準備を あえてするのがいい

すぐに取りかかりたいおもしろいことがあるのに、つまらない準備をずっとしている。こんなときは思考系と理解系脳番地が待機状態にあり、思考と理解が深まり、よりやる気を高めてくれる。

brain science

電車やカフェで人間観察をする妄想系脳トレーニング

KEY WORD ▽▽▽ 相手の情報を読み取る

気になった人の背景を想像してみよう

合コンや仕事でお互いに相手の情報をまったく知らない初対面の人と話すとき、私たちはかなり気を遣って、相手の表情を見たり、声色をうかがったりしながら互いの情報をやり取りしていく。言葉ひとつひとつにも敏感になり、相手の情報を読み取ろうとするはずだ。このときに大きな刺激を受けるのが、理解系脳番地である。

この理解系脳番地を活性化することができる、ちょっとおもしろいトレーニングをご紹介しよう。電車内やカフェなど、大勢の人がいる場所で気になるターゲットを見つけ、その人の背景事情を想像してみるのだ。

たとえば、ずっとうつむいて座っている女性がいるとしよう。「彼とケンカをしたのかな」「仕事で失敗して落ち込んでいるのだろうか」などと想像していく。大きなカバンを

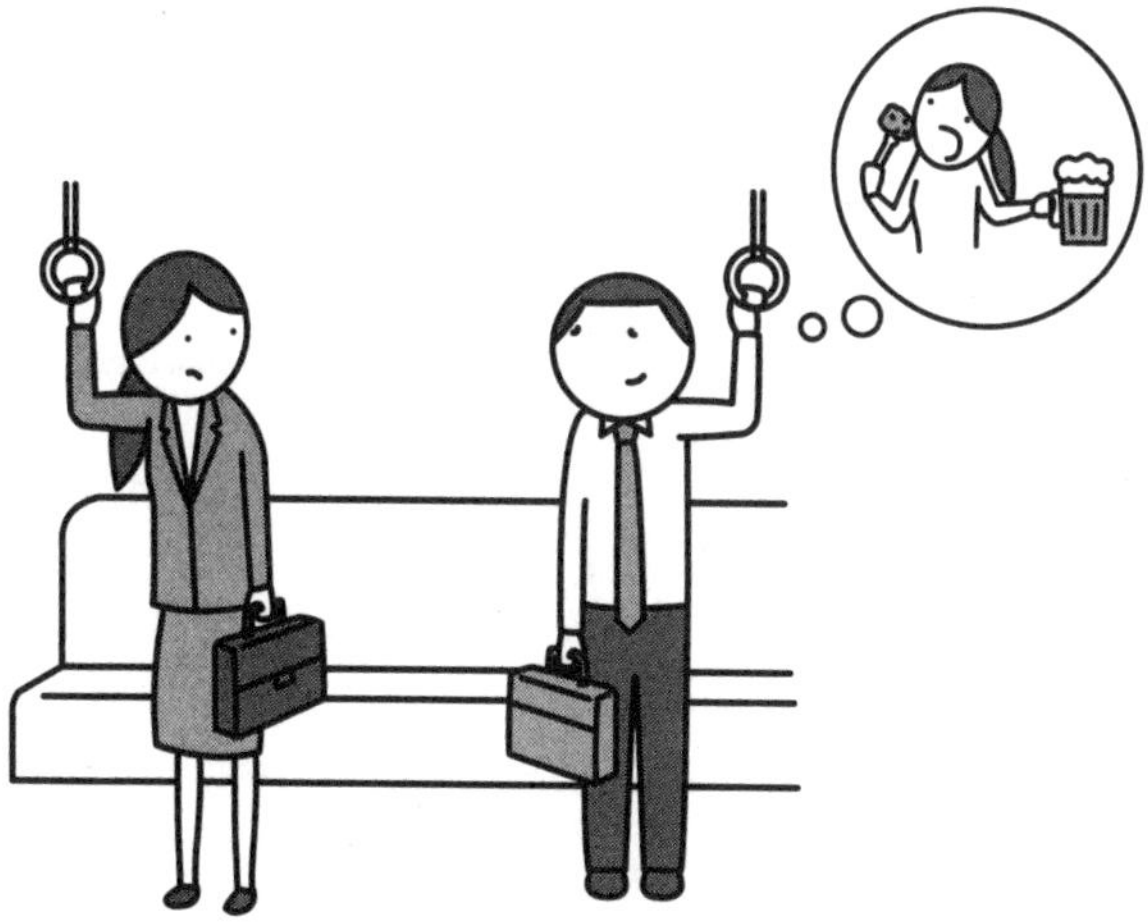

抱えている男子高生がいたら「家出をしてきたのかな」「いやいや、運動部の子でウエアや道具がしまってあるに違いない」「実はサラリーマンが男子高生のコスプレをしていて、カバンのなかにはさっき脱いだスーツが……」といった具合である。隙間時間に楽しみながら脳を鍛えられるはずだ。

脳科学 column

一段飛ばしで階段を下りると新鮮な刺激が

階段を下りるときに一段飛ばしで下りてみると、普段と感覚が違うことが脳を刺激し、運動系脳番地のトレーニングにつながる。ただし、駅など人が多い場所や、せまい階段でやると危険なので注意して。

brain science

波の音や川のせせらぎなど自然の音に耳を傾けると脳が働く

KEY WORD ▽▽▽ 自然の音を感じる

自然のなかにある音で聴覚系脳番地を鍛える

聴覚系脳番地を鍛えるのにおすすめの方法は、自然の音を聞くことだ。たとえば海に行って波の音を聞く。穏やかな日、波の高い日、このあと雨が降りそうな日……何度も足を運んで耳を傾けることで、日によって波音にもいろいろな表情があることに気づくはずだ。音に対して敏感になるなかで、脳番地は強化されていく。

音を聞くのに適しているのは海だけではない。さらさらと流れる川のせせらぎの音、風の強さによっても変わる木々の葉ずれの音、木の実が熟してぽたりと落ちる音……どれも自然がたてる魅力的な音だ。雨が降れば、アスファルトがたてる音の大きさから雨の強さが想像できる。雨粒がトタン屋根を打つ音と、瓦屋根を打つ音ではまた違いがあるだろう。こうしてさまざまな自然音を聞き、変化に敏

自然の音に敏感になれば脳が活性化する

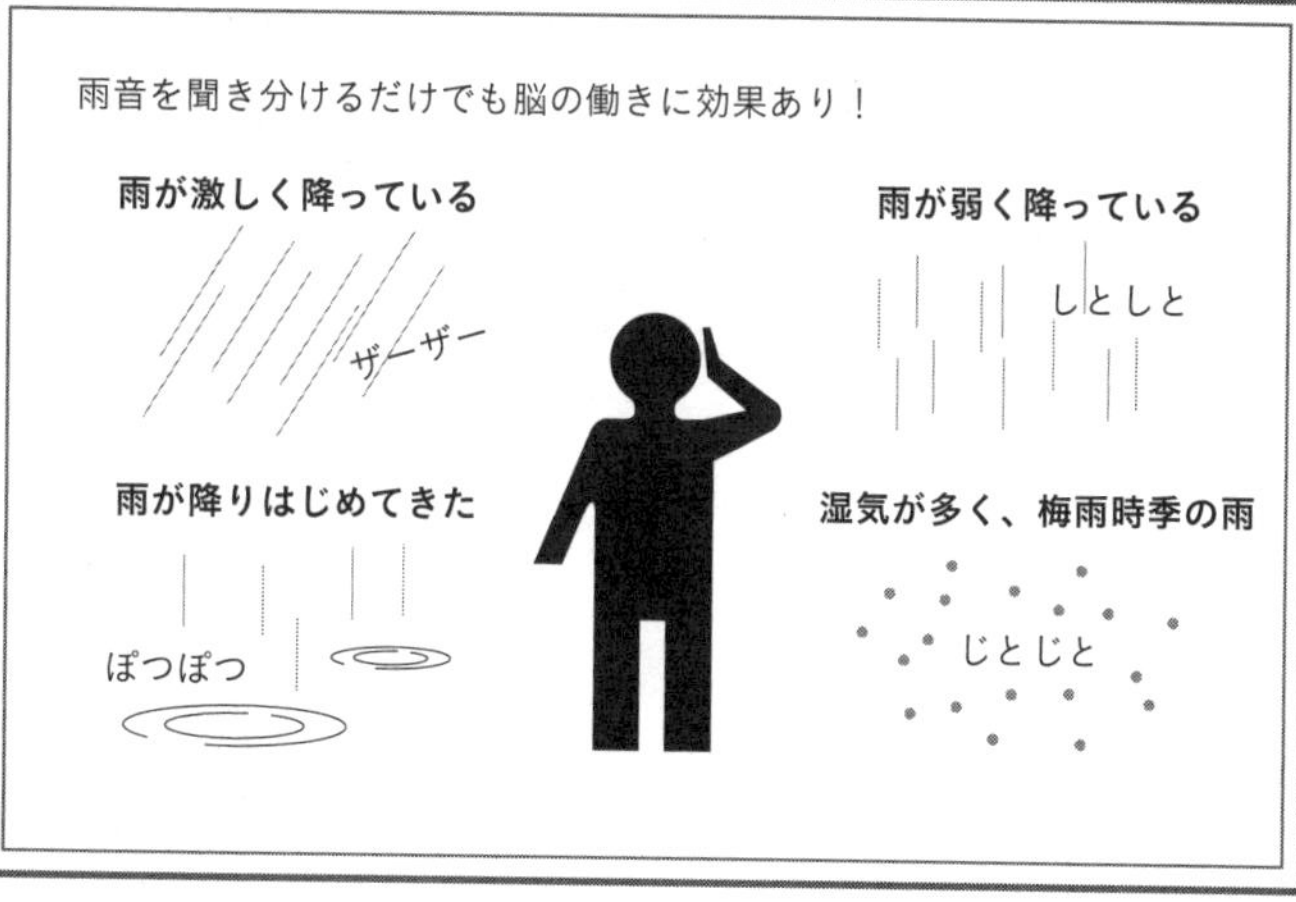
雨音を聞き分けるだけでも脳の働きに効果あり！
雨が激しく降っている
ザーザー
雨が弱く降っている
しとしと
雨が降りはじめてきた
ぽつぽつ
湿気が多く、梅雨時季の雨
じとじと

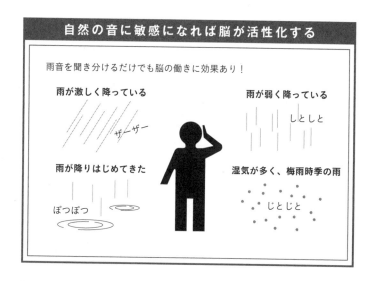

感になることが脳を鍛えるのだ。

そのほか、聴覚系脳番地を鍛えるなら楽器も非常に効果がある。金管楽器に弦楽器、ピアノなどそれぞれに違う音色があるし、同じ楽器でも弾き方によってまったく異なる音になる。そうした違いを敏感に感じ取ることによって、聴覚系脳番地は鍛えられていくのだ。

脳科学 column

カフェでは他人の会話に耳を傾けて

カフェに行ったら、近くの席に座っている人たちの会話にこっそり耳をそば立ててみよう。会話やその背景となった出来事を想像することで、聴覚系脳番地のうち、人を理解しようとする番地を鍛える。

brain science

通勤時間で楽しく脳活UP 電車の窓から特定の数字を探そう

KEY WORD ▽▽▽ 静止視力

スマホを見るのは避け外の景色を見てみよう

電車やバス、タクシーなど乗り物の窓から外の風景を見るのは、視覚系脳番地のうち空間を把握する場所が刺激されるという意味で非常におすすめしたい行動だ。これを利用して、電車での移動中に脳トレを行う方法をご紹介しよう。

まず、目標を決める。「見えた歯医者さんの数を数えよう」「赤い看板を数えよう」といった具合である。目標を決めることで脳は活発に動き、なんとしてもその対象を探そうとする。これによって視覚系脳番地が強化される。気晴らしにもなるし、ついでに動体視力を鍛えられるというメリットもある。

風景が見えない地下鉄であれば、社内に掲示されている広告を読むといいだろう。静止しているモノを読み取る力、つまり「静止視力」を鍛えることができる。書かれている内

通勤電車のなかは脳を活性化するネタがいっぱい！

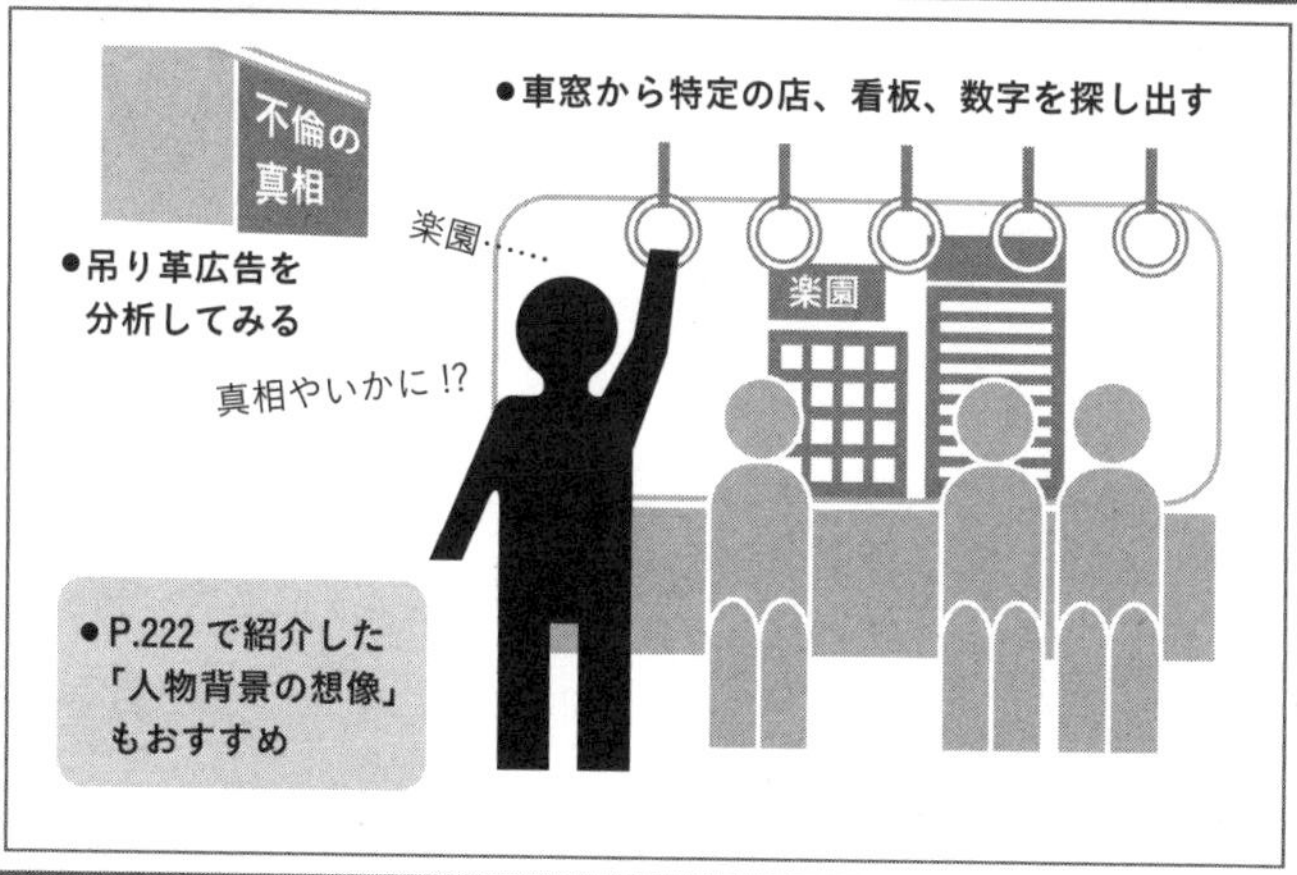
不倫の
真相
●車窓から特定の店、看板、数字を探し出す
楽園……
●吊り革広告を
分析してみる
真相やいかに!?
楽園
●P.222 で紹介した
「人物背景の想像」
もおすすめ

容を読むことで言語に関係した視覚系脳番地が刺激され、知識を得ることもできる。広告のデザインや字体、見せ方について製作者の意図を分析すれば、視覚系脳番地のまた別の番地を鍛えることができる。スマートフォンの画面から目をあげて、さまざまな刺激を受けようではないか。

脳科学 column

雑踏は戦いだ！ 隙間をみつけて進んで脳トレを

繁華街や駅のホームなど、人が大量にいる場所を歩くと前に進むだけでも大変だ。しかしまわりの人に目を向け、隙間をみつけてどうすれば早く進めるかを判断しながら進むと視覚系脳番地が鍛えられる。

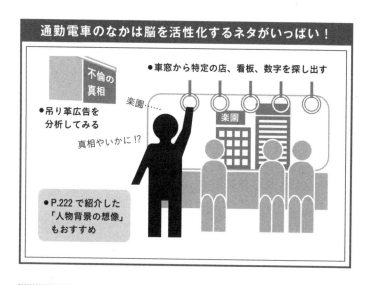

何がなんでも残業しない！その意思が脳を変える

KEY WORD ▽▽▽ 右脳と左脳の思考の繰り返し

ダラダラ仕事すると右脳が堂々巡りをする

もしもあなたがノー残業デー制度がない職場に勤めているなら、自分のなかで勝手にノー残業デーを決めて仕事をしてみてはいかがだろうか？　そのメリットを、思考系脳番地の観点から解説しよう。

　思考系脳番地は、右脳と左脳で役割が大きく異なる。左脳の脳番地はアウトプットの役割を持っている。その一方で右脳の脳番地は、デッドラインが見えないと同じ思考をグルグルとしがちな性質がある。やろうやろうと思っていた仕事が、ギリギリになるまで手をつけずに先延ばしされるのは、まさに右脳の仕業と言える。しかし「本当に本当のギリギリ」が目の前にあると、今度はアウトプットを担う左脳がうまく働き、なんとしてでもその仕事を仕上げようとする。

　マイ・ノー残業デーを設けるのもこれが狙

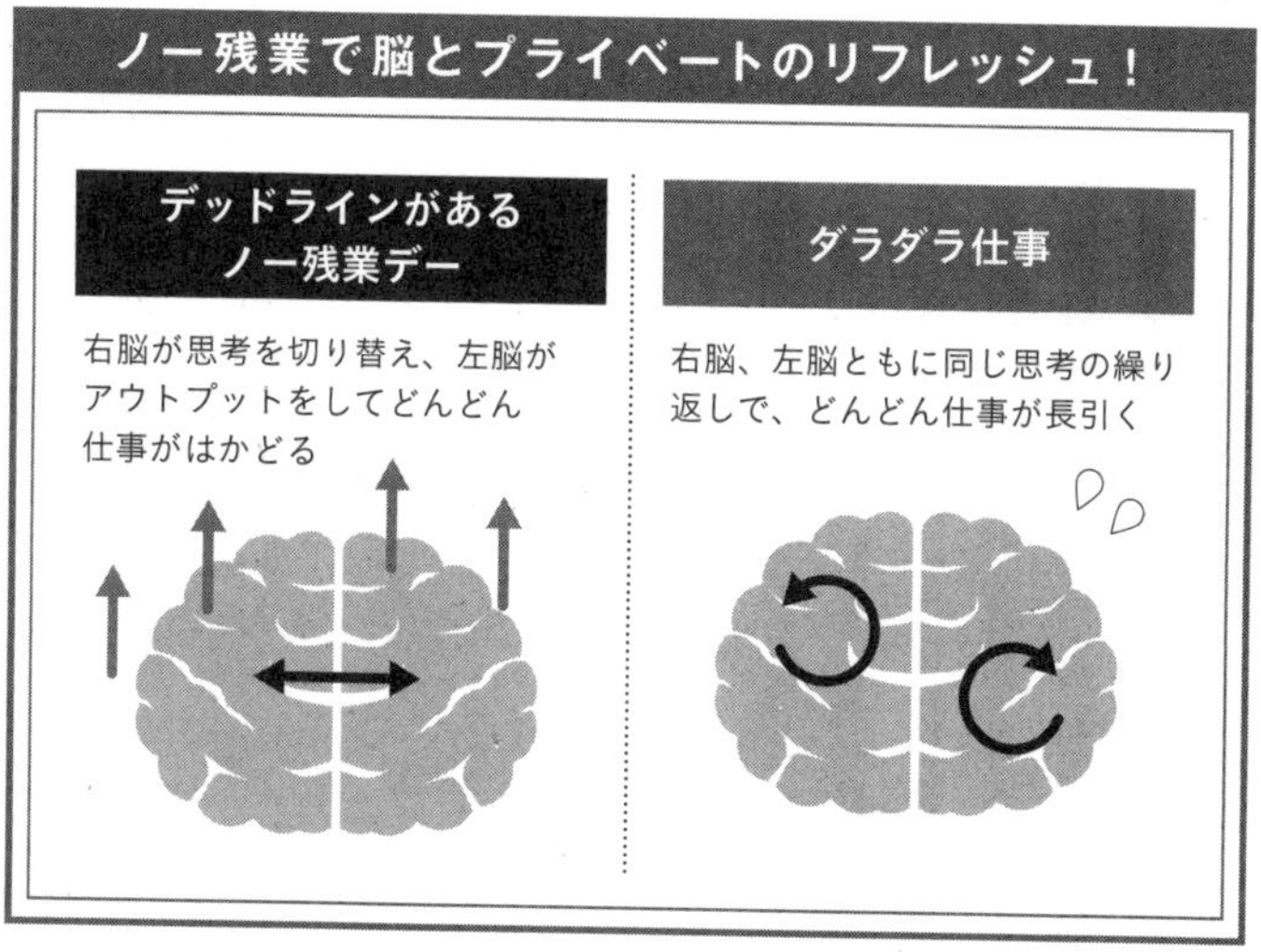
ノー残業で脳とプライベートのリフレッシュ！
デッドラインがある
ノー残業デー
右脳が思考を切り替え、左脳がアウトプットをしてどんどん仕事がはかどる
ダラダラ仕事
右脳、左脳ともに同じ思考の繰り返しで、どんどん仕事が長引く

いだ。ダラダラと仕事を続ければ、同じ脳番地を使い続けるハメになって脳が疲れ、結局作業効率は低下してしまう。期限を設ければ脳は思考を切り替え、違う脳番地を総動員して働くようになるのだ。プライベートの時間も有効に活用でき、まさに一石二鳥と言えるだろう。

脳科学 column

カフェなどで自分のための時間を過ごそう

現代人は自分のために使う時間が減っていると言われている。自分の「本当の欲求は何か？」と聞かれたら「うーん……」と言いよどんでしまう人は、カフェなどでひとりくつろぎながら考えてみたい。

brain science

歌いながら料理をつくって ひらめきに富んだ人になる

KEY WORD ▽▽▽ 手と口の連動

手を使いながら口を使うのは難しい

運動系脳番地は、スポーツをすることでしか鍛えられないわけではない。たとえば、日常生活では料理も運動系脳番地に刺激を与えるアクションだ。

運動系脳番地は、ただ行動を起こすことだけを司っているわけではない。どう身体を動かすかを瞬時にプランニングし、私たちがそのプランにのっとって行動する。料理で言えば、ただフライパンを振るという役割だけではなく、調理中に「油を入れて温めたら肉を入れる」「肉の色が変わったら野菜を入れる」などと、常に次の行動を先読みしてプランニングしているのだ。

ここに「歌う」行動をプラスするとどうなるだろうか？　脳は料理をする手と歌う口を連動させるように指令を出す。これが、運動系脳番地にほどほどの負荷がかかるのだ。そ

料理だけじゃない！　歌いながら家事で脳トレ

料理をするときだけでなく、洗濯や掃除などでも同様に歌いながら作業をすると、運動系脳番地に負荷をかける。

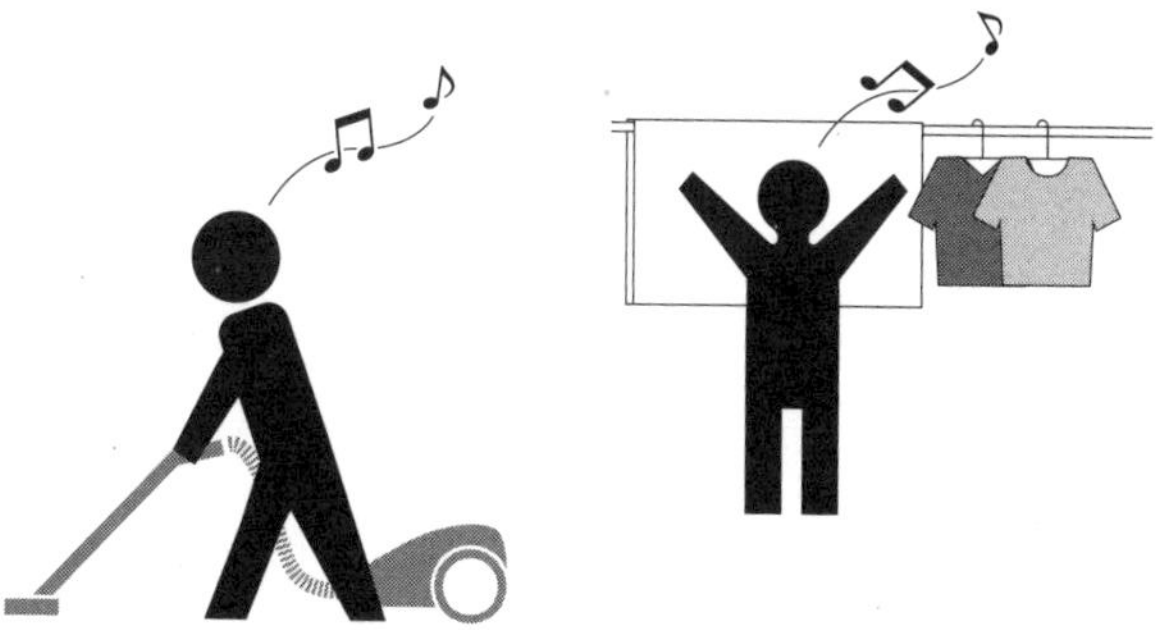

して、脳に刺激を与えて脳番地を育てることにつながるのである。

この技をマスターして歌いながらおいしい料理をつくれるようになれば、身体を動かしている最中でも別のことを考える、という超人ワザがしやすくなる。加えて、いいアイデアも出やすくなるだろう。

脳科学column

旬の食材で環境の変化に敏感になろう

四季を肌で感じることは、脳にとってダイレクトな刺激となる。自然にふれる機会が少ない人は、食材で旬を取り入れてみよう。色や香りなどを吟味しながら味わうことで、脳は活性化されるのだ。

brain science

聞いただけで覚えられる脳をつくるニュースリピート法

KEY WORD ▽▽▽ リピート

メモを取らなくても相手の話がわかるように

相手の話を一度聞いただけで内容を把握するだけでなく、メモも取っていないのに正確に記憶できる人がいる。そんなのは一部の天才にしかできないと思うかもしれないが、聴覚系脳番地のトレーニングをすればできるようになる。

その方法とは、テレビでニュースを見ながら、アナウンサーの発言をリピートして言うという方法だ。耳で聞いたことを一字一句漏らさず正確にリピートすると、聴覚系脳番地には刺激が加えられ、鍛えることができる。

最初のうちは、なかなか難しいという人が多いだろう。長い文章だったり、そのニュースに関する知識があまりなかったりすると、うまく繰り返すことができないだろう。しかし何度も繰り返し練習すると、記憶にもきちんと残せるようになる。もっと練習を積めば、

誰でも簡単にできるニュースリピート法

時間の空いているときに、テレビのニュース番組をそのままリピートするだけ。特に脳の準備時間である朝には、番組を見ながらリピートすると効果的。

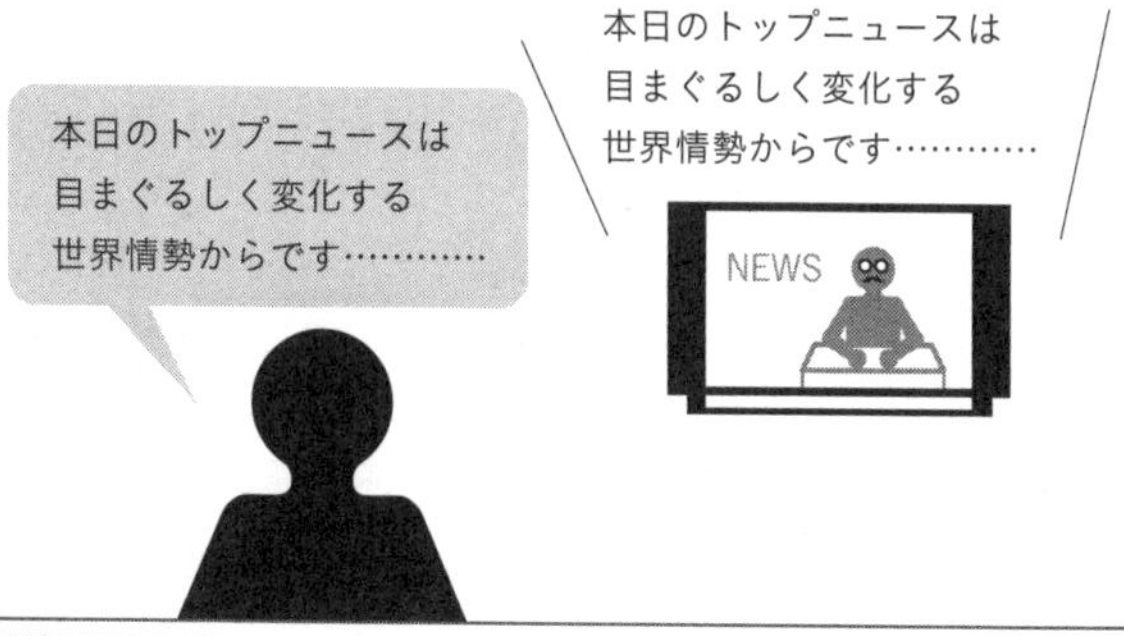
本日のトップニュースは
目まぐるしく変化する
世界情勢からです…………
NEWS
本日のトップニュースは
目まぐるしく変化する
世界情勢からです…………

時間が経ってからでも内容を再現できるようになるだろう。

実は落語家も、同じような方法で修行をするという。師匠から30分ほど噺《はなし》を聞き、終わったらすぐに内容を書き出す。いろいろな話のプロも実践する練習法、ぜひ試してみてはいかがだろうか。

脳科学column

自分の顔をちゃんと見ると表情豊かになる

視覚系脳番地は、普通にモノを見る場合と、記憶や想像で頭のなかで「見る」場合がある。普段から鏡で自分の表情をよく見て喜怒哀楽の表情を練習しておくと、どんなシーンでも魅力的な表情をつくれる。

brain science

脳にも健康診断が必要！定期的に画像診断を受けよう

KEY WORD ▽▽▽ 脳の健康診断

脳の病気の早期発見だけでなく普段の過ごし方の指針もわかる

胃カメラや乳がん検査など、定期的に健康診断を受ける人は多いが、脳はどうだろうか？　定期的にＭＲで脳の画像検査を受けるメリットをご紹介しよう。

まず、一番大きなメリットは脳梗塞や動脈硬化などの兆候を早期発見できることだ。自覚はなくても、脳のなかで病気が進行していることもある。深刻な状態になる前に発見し治療できることは、健全な生活を送るためにも非常に重要なことだと言えるだろう。

そして、脳の形を画像というわかりやすい形でチェックできるメリットも大きい。実は脳の形は変わりやすく、運動しなければ筋肉が落ちるように、使わない部分の脳組織は動かなくなってしまう。自分が脳のどの部分を使っていないのかがひと目でわかってしまうのだ。痩せているのが側頭葉ならば、耳から

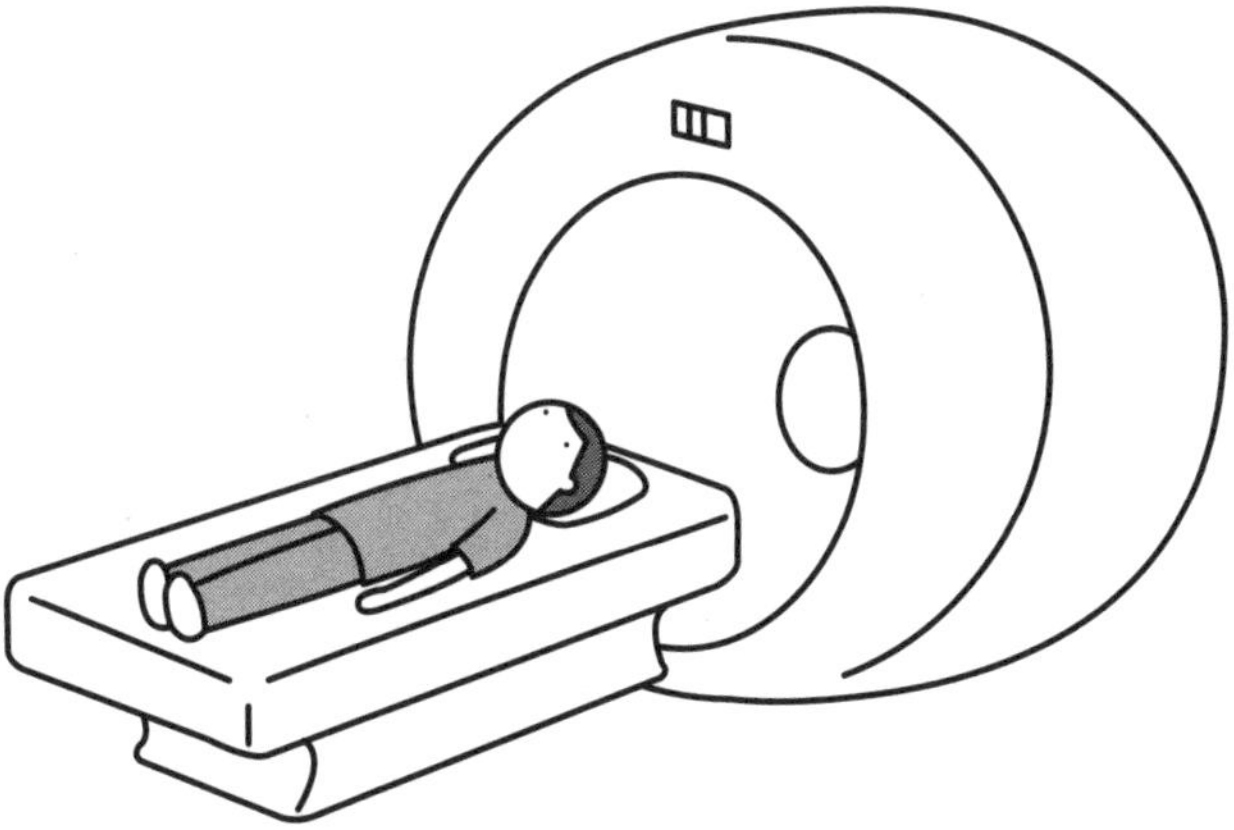

入ってきた情報を前頭葉に送る役割をする機能が衰えていて、会話に関連したことで問題があるということがわかる。空間認識にかかわる頭頂葉が痩せていれば、手足からの情報をきちんと取れていないことが推測できる。脳を手がかりに、今後どのようなトレーニングをすべきかを検討していけるのだ。

脳科学 column

そもそもMRってどんなもの？

MRとは磁気共鳴撮影のこと。特殊な装置のなかに入り、磁気と電波を使って身体のなかの水素原子をとらえることで、身体の断面図を撮影する。MRAではより詳細に、血管の状態まで細かく診《み》ることができる。

脳内の血管を診ることで生活上の問題を改善できる

ＭＲでは脳の形を診ることができるが、ＭＲＡを使えば脳の血管の状態も診ることができる。血管は、脳の栄養になる新鮮な酸素とブドウ糖を供給するが、血管が正常でなければ十分な量を供給することはできなくなる。しかし、細くなった血管にブドウ糖が流れにくくなり、ついには流れなくなってしまう。その部分を鍛えることで、生活上で抱えていた不自由を改善することもできるだろう。

　血管のほうに問題があり、脳機能が活かせずにいることもある。たとえば、脳の重要な部分に血管奇形が発生し、血液が十分に行き届いていないケースもある。この場合、記憶力や言葉、めまいといった問題は、トレーニングでは残念ながら解決できない。自分の状態を正しく認識し、それをカバーするような行動を取りながら病気や不調とうまくつき合っていくという対策が必要になる。また、血管狭窄《きょうさく》の場合は治療も必要だ。不調を画像検査で発見できるかもしれないと、医学博士の築山節氏は指摘する。

脳科学 column

ＭＲはＰＥＴ検査と併用するといい

ＰＥＴとはポジトロン断層撮影と呼ばれる検査の一種。特殊なカメラと薬で脳内の代謝を見て、問題がある点を見出す。てんかんやアルツハイマー型認知症を発見する方法として注目されている。

脳の血管が細くなる「頭蓋内脳血管狭窄」

頭蓋内脳血管狭窄とは、脳内の太く主要な動脈が細くなる病気。脳内の血管の壁はかなり薄いため、脳梗塞が起こったり、手術しても再発するなど高リスクな病気である。手立てがなくなる前に、しっかりと脳の検査をして脳の健康維持に努めよう。

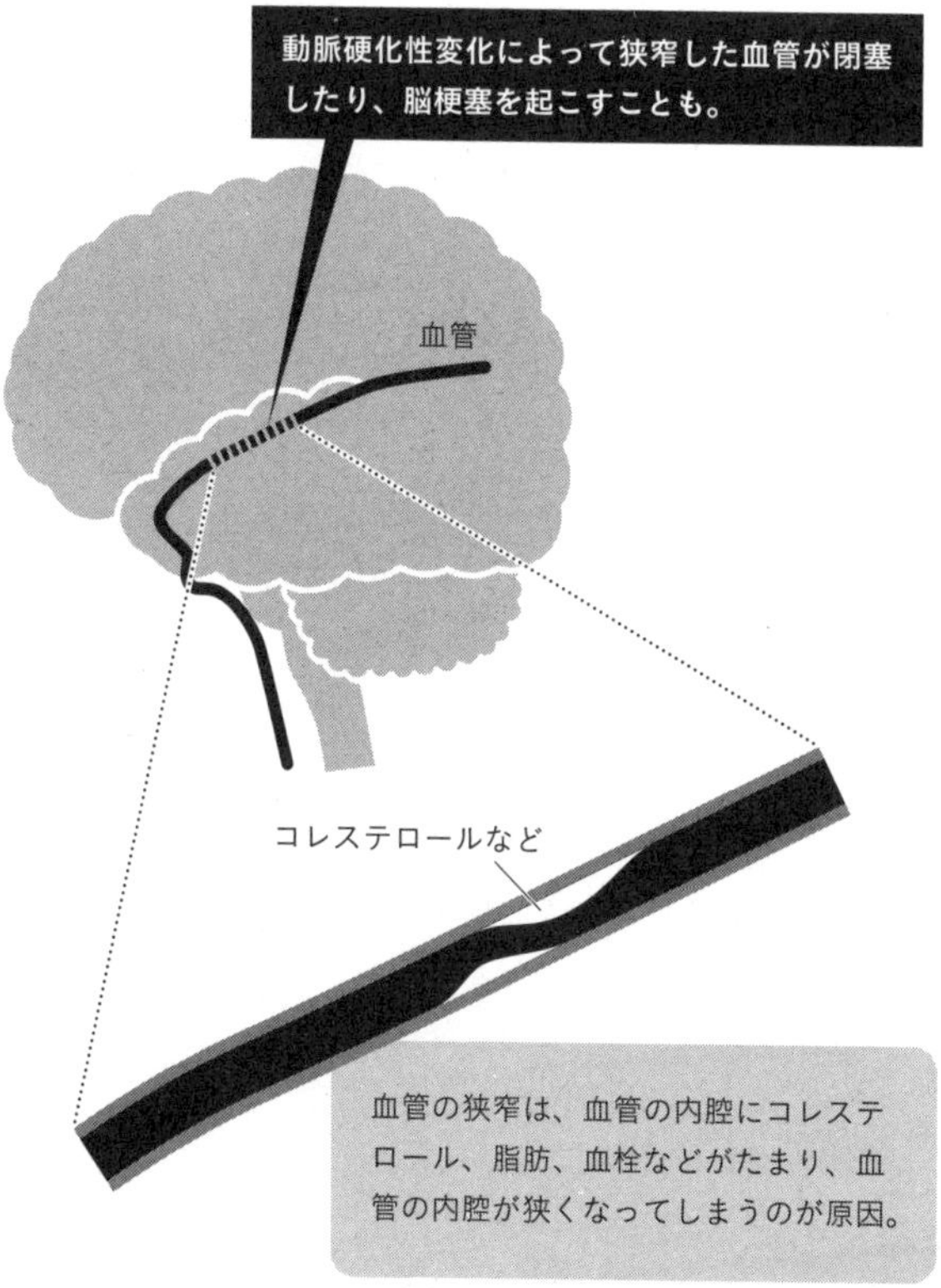
動脈硬化性変化によって狭窄した血管が閉塞したり、脳梗塞を起こすことも。
血管
コレステロールなど
血管の狭窄は、血管の内腔にコレステロール、脂肪、血栓などがたまり、血管の内腔が狭くなってしまうのが原因。

brain science

脳は身体の司令塔 脳の調子は身体の調子に現れる

KEY WORD ▽▽▽ 脳の5大リスク要因

健康のリスクはゼロにできない 最小にする努力をしよう

健康に関しては、リスクをゼロにすることはできない。日々自分の身体に注意を払い、リスクをできるだけ減らすように努力するしか方法はない。

そうした意味で、脳についてのリスクを最小にするためには、危険因子である高血圧、糖尿病、脂質異常症、喫煙、心臓病＝「脳の5大リスク要因」をできるだけ防ぐことでリスクを減らすことができる。

また、脳の病気をできるだけ早期発見することも重要だ。代表的なものは脳卒中で、これは日本人の死亡原因の第3位となっている。このうち、血管が破れるのが脳出血とくも膜下出血で、血管が詰まるのが脳梗塞と分類される。これらの病気は発症するまでわからないように思われがちだが、ＭＲによって症状が出ていない、脳動脈瘤《りゅう》や隠れ脳梗塞といっ

検診でチェックしたい「脳の5大リスク要因」

1 高血圧
高血圧は高リスク！
血糖値は標準か？

2 糖尿病
糖尿病患者は
脳梗塞の危険が
約3倍！

3 脂質異常症
コレステロール値は
100以下が理想

4 喫煙
脳梗塞のほか、
心筋梗塞や脳出血、
くも膜下出血も喫煙者に多い！

5 心臓病
心臓の機能が
低下すれば、
脳に血液を送れない！

た初期の段階から発見することができるようになった。MRは磁気を使用するので、放射線に被曝する心配もない。

ほかのどの病気とも同じように、脳も臓器のひとつである。何よりもまず早期発見・早期治療、これに尽きる。健康診断と同じく、定期診断は欠かさないようにしよう。

脳科学 column

頭を切らずに済む脳の手術・脳血管内手術

構造上、手術が長時間に及びがちだった脳だが、最近は開頭しない脳血管内手術という手法がある。血管内からカテーテルを使って治療するもので、身体の負担も少ない。1週間ほどで退院できる手術もある。

脳科学の格言

現代人の多くは
体が疲れているというよりも
脳に疲労が
たまっているほうが多い。

脳科学者
澤口俊之

第６章

情報過多で疲れた脳が
すっきり！　シャッキリ!!

お疲れ脳をしっかり休ませる!「脳科学」の技術

脳は起きている間だけでなく、寝ても活動を継続する。脳をしっかり働かせるためには、しっかり休ませることが重要だ。

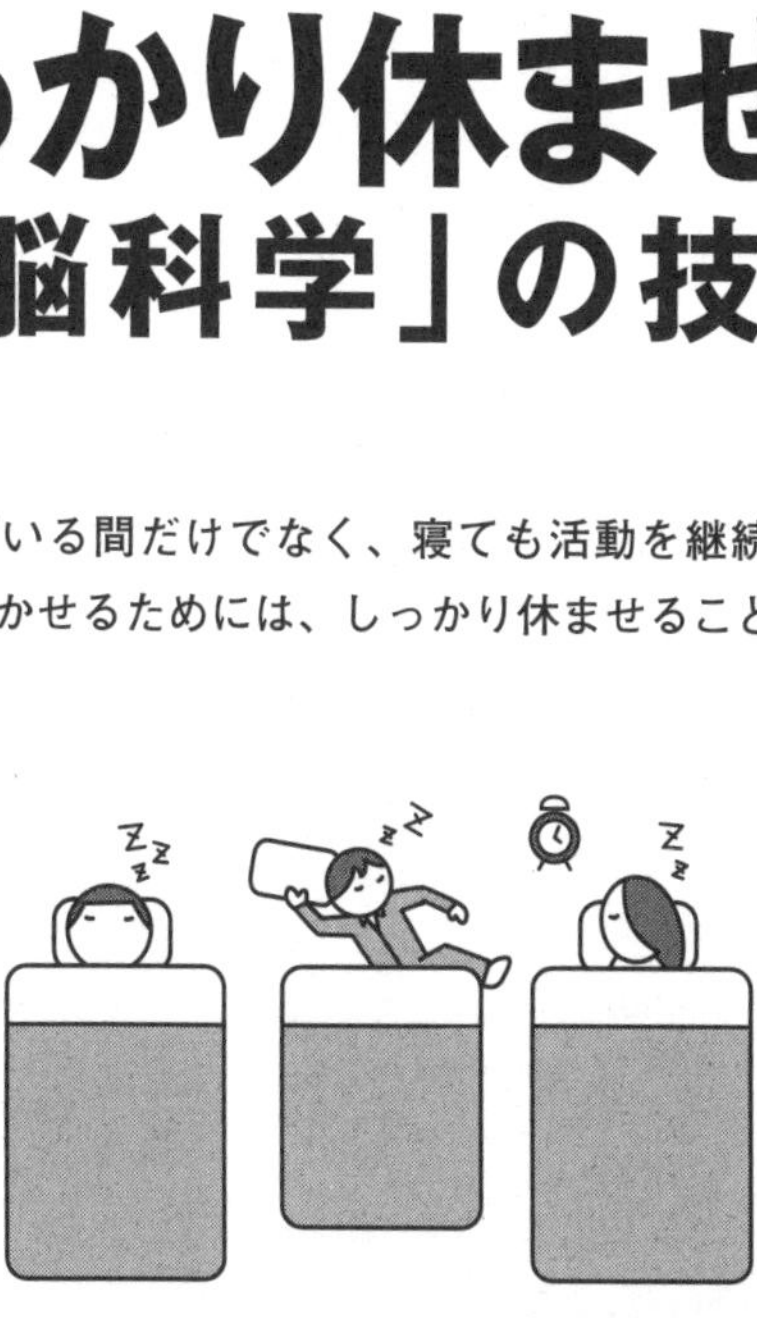

brain science

オーバーヒートしそうになった脳を休ませるために人間は眠くなる

KEY WORD ▽▽▽ 眠る脳、眠らない脳

一生眠らない脳と休息が必要な脳がある

仕事や遊びで徹夜を経験したことがある人は多いだろうが、ずっと睡眠を取らずにいるとボーッとして難しいことが考えられなくなったり、集中力が働かなかったりするものだ。3日以上睡眠を取らずにいると、幻視や幻聴を体験する人もいる。

これは、考えたり記憶したり、ものを想像したりといった高度な精神活動を担っている大脳新皮質の性質の影響によるものだ。大脳新皮質は起きている間、休むことなく大量の情報を処理している。そのため、起きている時間が長くなるにしたがって疲労がたまり、働きが鈍っていくのだ。思考力がなくなるのはそのためで、定期的に休息しなければ正常に活動することはできない。

一方、脳のなかには眠らない部分もある。脳幹や大脳辺縁系といった、生命維持に関連

睡眠が必要な脳と不要な脳

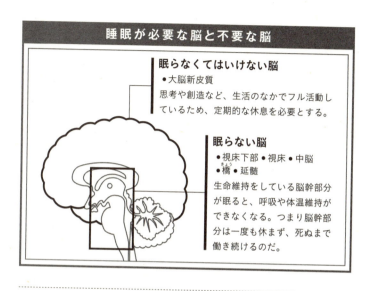

眠らなくてはいけない脳

- 大脳新皮質

思考や創造など、生活のなかでフル活動しているため、定期的な休息を必要とする。

眠らない脳

- 視床下部
- 視床
- 中脳
- 橋《きょう》
- 延髄

生命維持をしている脳幹部分が眠ると、呼吸や体温維持ができなくなる。つまり脳幹部分は一度も休まず、死ぬまで働き続けるのだ。

した部分は眠らずに動き続ける。だからこそ心臓も胃腸の消化も止まらず、私たちは生きていけるのだ。なかでも海馬は睡眠中も活発に活動を続け、不必要な記憶を消したり、必要な記憶を蓄積したりと、記憶の整理作業を行っている。記憶するためには睡眠が必要、と言われるのはこのためだ。

脳科学 column

理想的な睡眠時間は8時間!?

理想の睡眠時間といえば8時間という説がよく知られているが、医学的根拠はない。むしろ長さより質のほうが大事であり、自分が十分であれば何時間でも問題はない。ちなみに日本人の平均は7時間半。

泣いたりキレたり食べ過ぎたり 不安定な性格は睡眠不足のせい!?

睡眠不足が続くと大脳新皮質が疲労することから、思考力や集中力が低下することはすでに述べた。ボーッとして仕事でミスをする程度ならまだかわいいものだが、脳の正常な判断力や機能が低下することで、下手をすれば人間関係にヒビが入ったり、健康に支障をきたしたりすることもある。そのメカニズムを探ってみよう。

通常、私たちは同時並行でさまざまな情報処理を行っているが、睡眠不足の状態では同時に処理できる情報が減ってしまう。普段のキャパシティを10とすると、5や6まで下がってしまうと、どうなるのだろうか? 社会的な正しさや高度な思考はどこかへいってしまい、本能的な欲求ばかりが優先されるようになるのだ。

たとえば、いくらおいしそうなものが目の前に並んでいても、通常では「食べ過ぎれば肥満につながるからほどほどにしよう」「この時間に食べるのはよくない」といった高度な思考が働く。しかし、睡眠不足の状態ではこのセーブがきかない。欲求に流されるまま好きなだけ食べてしまったり、本当は満腹なのに惰性で食べ続けてしまったりするのだ。

さらに問題なのは、感情のコントロールがしにくくなることだ。普段ならスルーできるようなことでも必要以上に気になったり、重く感じられたりする。その結果、キレたりいきなり泣き出したりして、人間関係にヒビが入る可能性もある。なお、脳に十分な酸素が供給されていないときもこのような状態にな

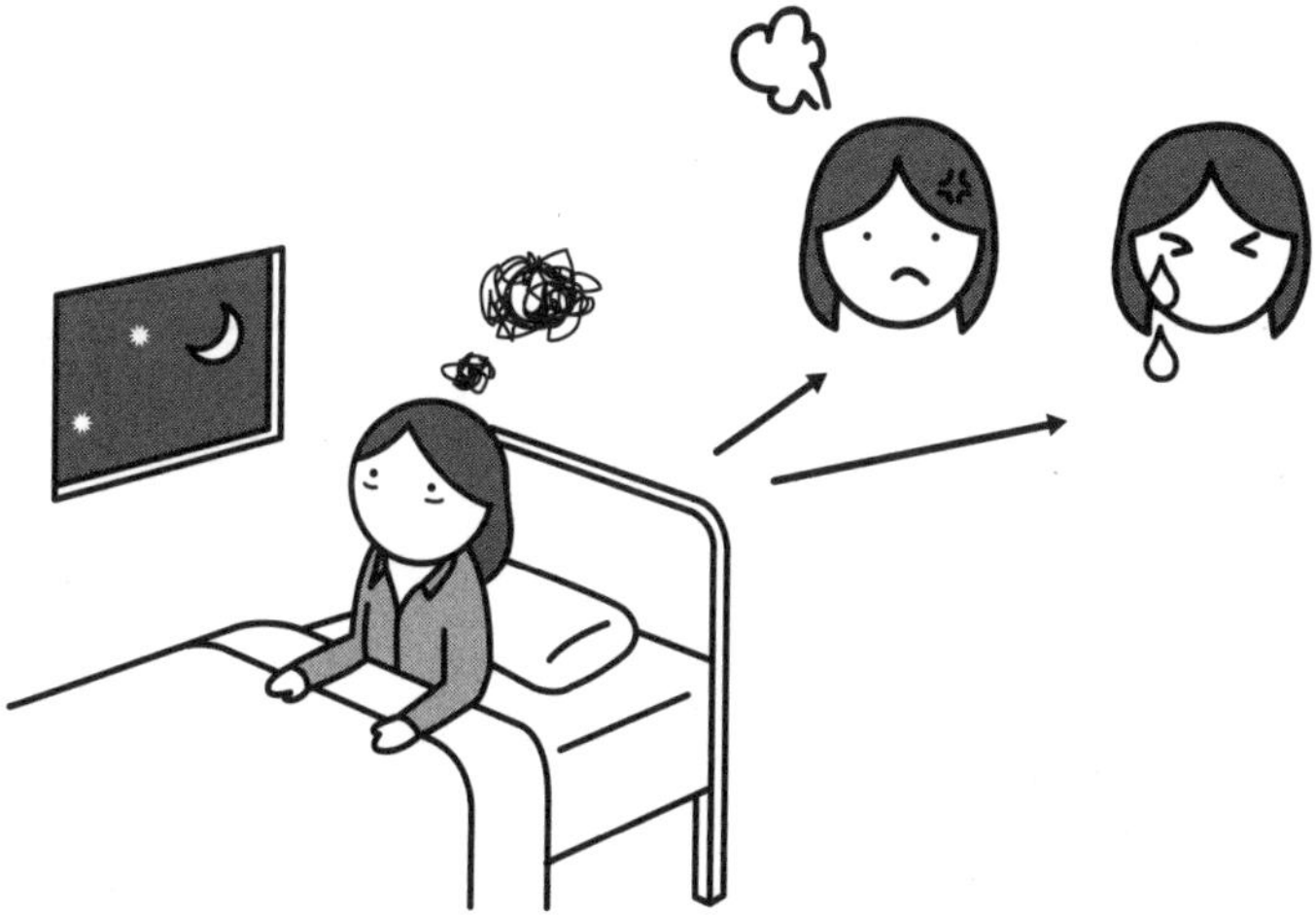

りがちだ。
なぜか理由もなく悲しくなる、そんなつもりはなかったのにキレてしまって後悔することがある……そんな人は、まずはしっかりと、良質な睡眠を取ってみてはいかがだろうか。性格や忍耐力の問題と思われていたことが、意外とすっきり解決するかもしれない。

脳科学 column

人間の身体を支配するリズムって？

朝は目が覚め、夜は眠るという一定の生活パターンのことである。睡眠だけでなく、体温やホルモン分泌などあらゆることがサーカディアン・リズムに支配されており、このリズムに合わせると効率がいい。

brain science

身体を休ませるレム睡眠（浅い眠り）脳を休ませるノンレム睡眠（深い眠り）

KEY WORD ▽▽▽ レム睡眠、ノンレム睡眠

浅い眠りと深い眠りがひと晩の間に繰り返されている

眠っている間の意識はないから自覚はできないが、人間は眠りに就いてから目覚めるまで、ずっと一定の状態にあるわけではない。「レム睡眠」という浅い眠りと、「ノンレム睡眠」という深い眠りを、約90分周期で繰り返しているのだ。

レム睡眠はいわば身体を休息させるための睡眠で、脳波は目覚めているときと同じである。脈拍や呼吸、血圧など自律神経系機能にも変化がみられる。一方、ノンレム睡眠は脳の休息のための睡眠で、哺乳類や鳥類など、大脳が発達した動物のみに起こる〝進化した眠り〟だ。脳波は低下し、熟睡状態にある。

眠りに就くと、睡眠はまずノンレム睡眠に向かう。その後レム睡眠へと向かい、これをひと晩のうちに何回か繰り返す。ノンレム睡眠のときに起こされると目覚めが悪くなる。

「レム睡眠」と「ノンレム睡眠」を繰り返す人間の眠り

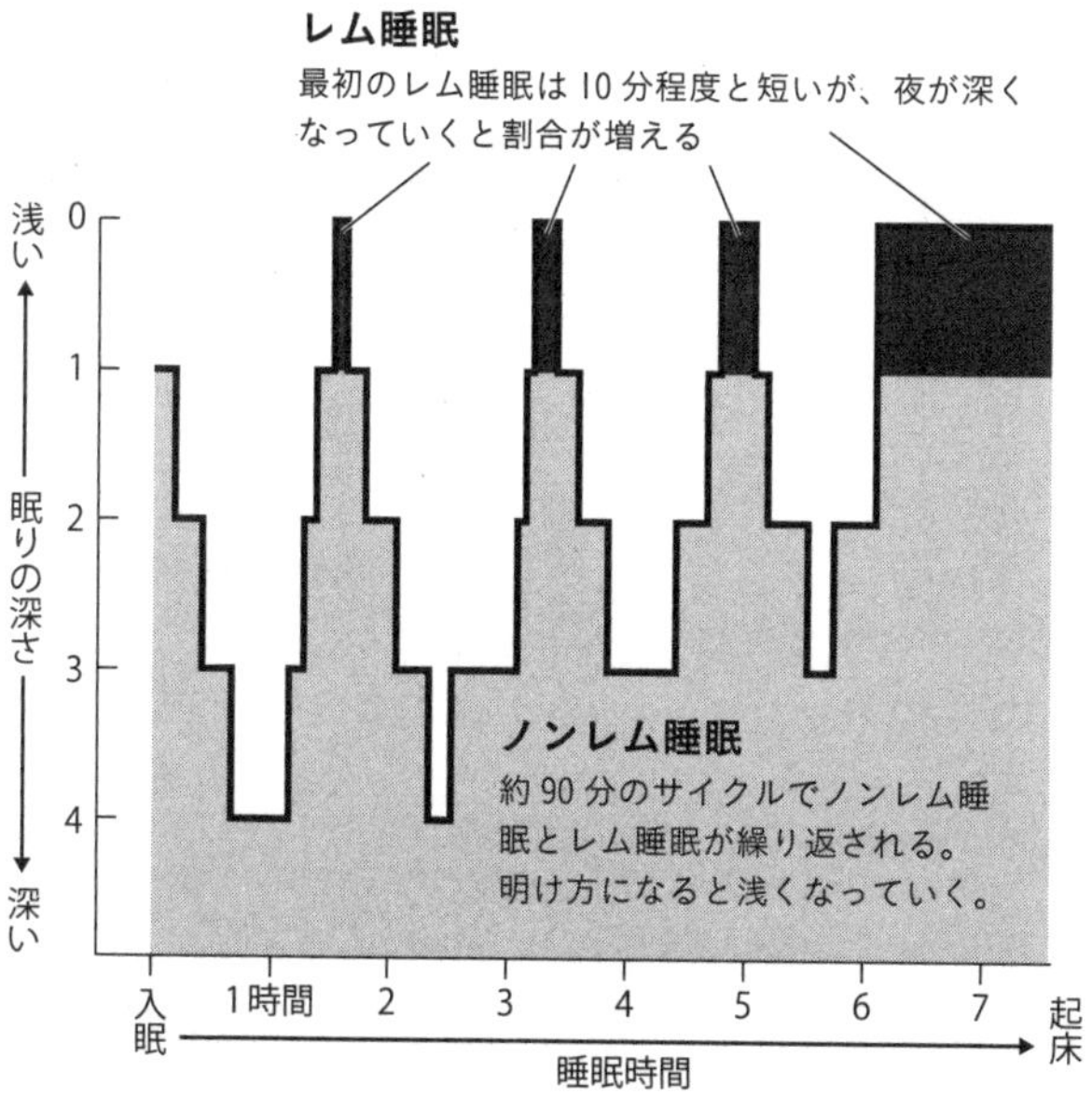

レム睡眠

- どんな動物にも見られる原始的な眠り
- 眼球が小刻みに動く
- 身体は活動を停止しているが、脳は浅い睡眠状態にある
- 夢を見ていることが多い
- 脈拍、呼吸、血圧などの自律神経に変化がある

ノンレム睡眠

- 大脳の発達した哺乳類や鳥類だけに見られる進化した眠り
- 眼球は動かない
- 熟睡状態であるのに、筋肉の緊張は保たれているので寝返りなどができる
- 夢を見ていることは少ない
- 成長ホルモンが分泌されている

brain science

寝だめはまったく意味がない 脳は自動的に睡眠の質を調整している

KEY WORD ▽▽▽ 恒常性維持機構、フラッシュ睡眠

睡眠不足を補う恒常性維持機構

理想の睡眠時間は8時間などと言われるが(ただし医学的根拠はない)、徹夜をしたからといって翌日に16時間寝なければいけないわけではない。脳が睡眠不足と判断し、短時間でそれを補うために質のいい深い眠りを選択するからだ。普段の睡眠においても、眠りはじめからの3時間に深い眠りが配分されている。たとえ短時間しか睡眠が取れない場合でも、帳尻が合うようにできているのだ。

このように、脳が睡眠の「恒常性維持機構」を持っているからこそ、私たちは効率よく脳と身体を休めることができるのだ。

また、あまりに睡眠が不足していたり、疲労が高まったりするときは、ほんの一瞬だけ睡眠状態になる「フラッシュ睡眠」が起こることがある。徹夜明けや、車を運転しているときなどに経験したことがある人は多いので

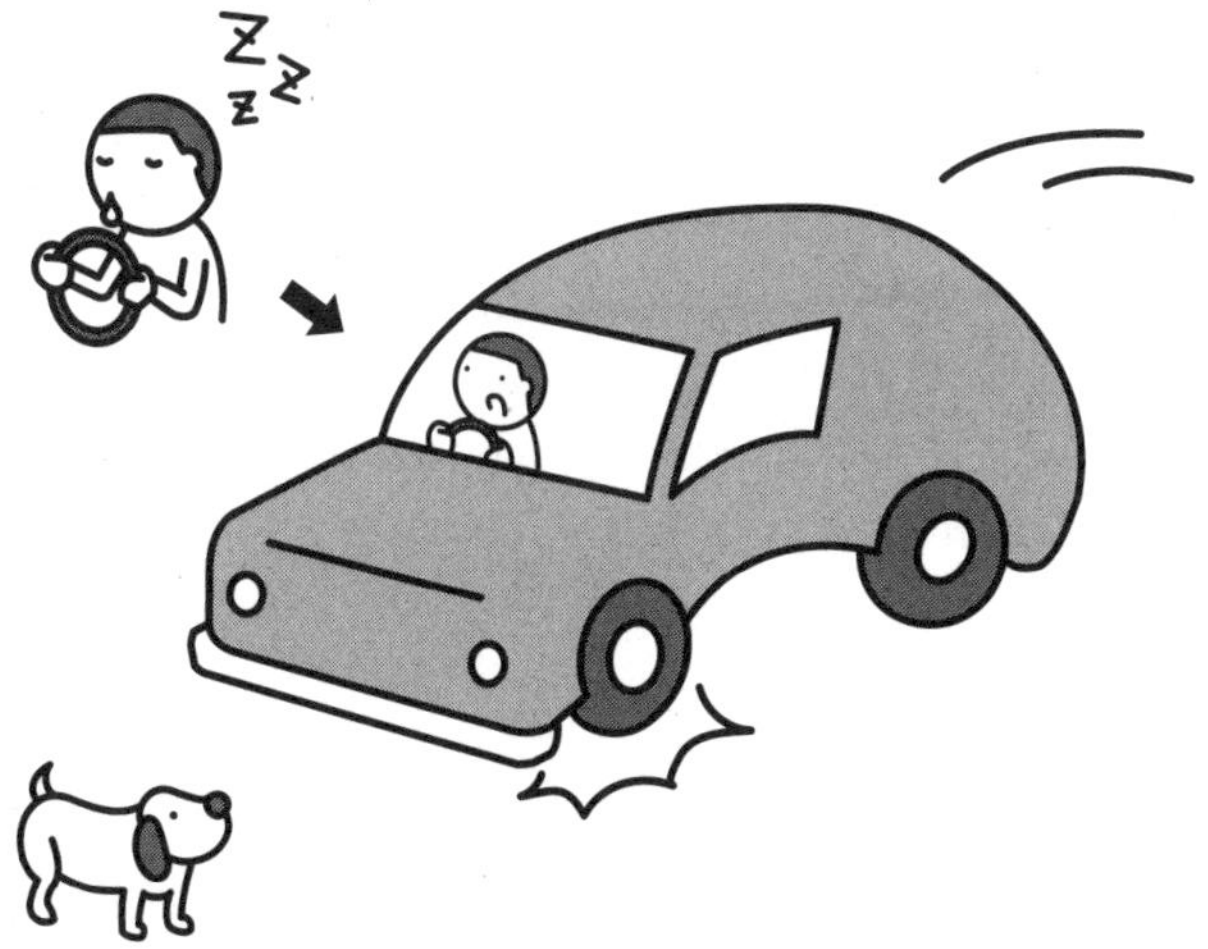

はないだろうか。これはいわば脳が送った危険信号で、脳の自己防衛手段である。

　ただ、脳は睡眠の質を調整してはくれるものの、いわゆる「寝だめ」はできない。調整が可能なのは睡眠が不足しているときであって、「来週は忙しくなるから、日曜はまる1日寝ていよう」はまったく意味がないのだ。

脳科学 column

いわゆる「質の高い眠り」ってどんなもの？

ぐっすりと深く眠れ、すっきりと目覚めるためには1～2回目の睡眠で深い眠りに達し、途中で目覚めずにレム睡眠後に目覚めるのが理想的。質の向上には90分×3～4セットの睡眠時間を確保するとよい。

brain science

目覚めがすっきり爽快！冴えた脳をつくる眠り方のテクニック

KEY WORD ▽▽▽ 最適な睡眠時間、正しい眠り方

意外に知らない「正しい眠り方」のあれこれ

睡眠時間を考えるとき、よく引き合いに出されるのはナポレオンとアインシュタインだろう。前者の睡眠時間は3時間、後者は10時間以上だったという逸話が残されているが、実際は何時間が理想的なのだろうか。

一般的には7～8時間とされており、6時間では仕事のミスが増えるという報告もなされているが、最適な時間は個人差がある。判断基準は、「昼間に眠くならず、仕事が順調に進む」時間。つまり、昼間眠気に襲われる人は、現状の睡眠時間では足りていないという証拠である。「睡眠は量より質」と言われることもあるが、ある程度は量も必要だ。

また、量さえ確保すればいいというわけでもない。毎日決まった時間に寝ること、10時以降に6時間以上の睡眠を確保すること、これら2点が重要だ。時間については、特に午

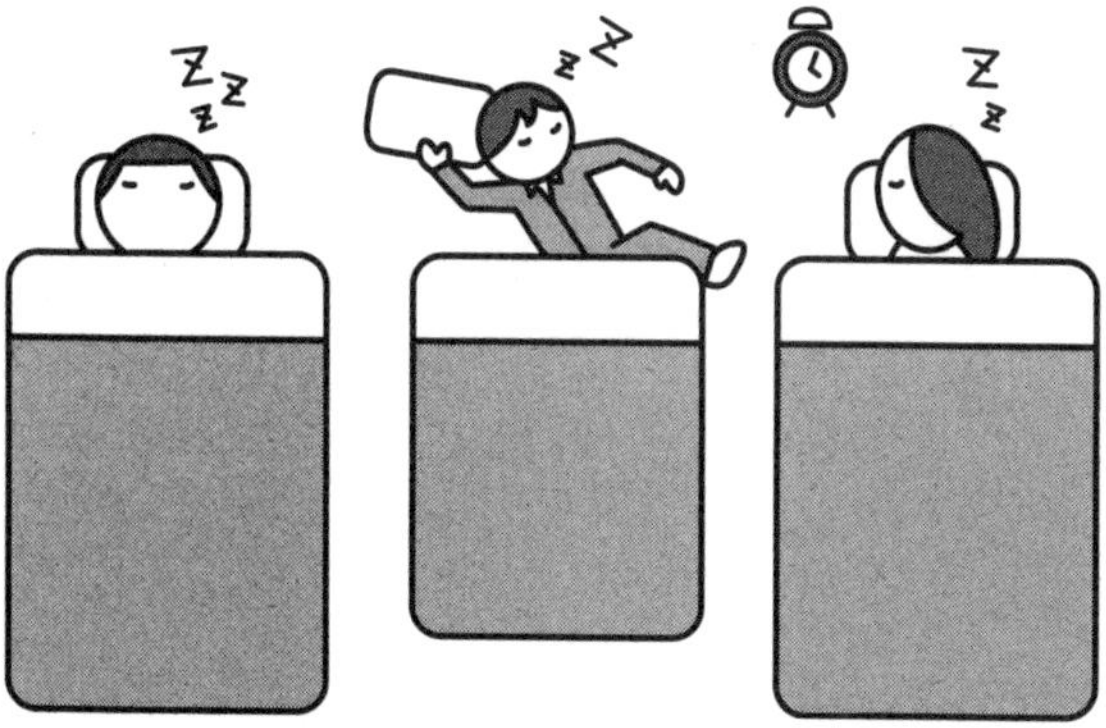

前0～3時は睡眠のコアタイムである。この時間には成長ホルモンが分泌され、脳や身体が修復されるが、起きているとそれがうまく行われない。わかりやすいのは肌。睡眠不足が続くと肌が疲れた感じになるだろう。これはまさしく、成長ホルモンの分泌に影響されているからである。

脳科学 column

日本人の5人に1人は不眠症!?

不眠症に悩む人が増加している。業務の多様化・グローバル化、ストレス過多社会などの影響は非常に大きい。また夜型化や深夜労働によりサーカディアン・リズムが崩れて不眠を招いている人も多い。

脳の機能から眠り方を考える

脳は起きてから15時間後に眠くなるという性質を持っている。ついズルズルと夜ふかしをして起床時間も遅くなると、サーカディアン・リズムとのずれが生じ、脳にとっても身体にとっても負担となる。遅く寝ても早起きを維持していれば、夜もしっかりと眠れるようになる。

　昼食後に眠くなる人は多いが、これは血流が胃に集中して消化を助けているためで、脳の覚醒度は下がり気味になる。こういったときは昼寝をしたほうが集中力を取り戻しやすくなるが、短時間であることが条件。15～30分程度ならいいが、それ以上になると生体リズムが狂いやすくなるので注意したい。

　眠りたいのに眠れないという場合は、「睡眠が深くなるほど体温の低下は大きい」という身体のしくみを利用するとよいだろう。代謝が低下するため、熱量もさほど生み出されなくなるためだ。つまり、寝る前に入浴して身体を温めておくと、体温の低下とともに眠りに入りやすくなるのだ。

脳科学 column

注意しよう！睡眠時の病気あれこれ

寝ている間に一時的に呼吸が止まる「睡眠時無呼吸症候群」や、腎臓の悪い人や妊婦の人に多くみられる「むずむず脚症候群」など寝ても不眠状態になる病気は多い。症状がある人は専門医を受診しよう。

質のいい睡眠を取るための正しい寝方

寝る前にしてはいけない8つの行動

1	熱い風呂に入る	脳に刺激を与える
2	コーヒー、紅茶を飲む	カフェインが脳を覚醒させる
3	テレビゲーム、パソコンをする	脳を活発にさせる
4	何かを食べる	消化活動を高める
5	寝酒を飲む	アルコールは眠りを浅くし、途中で目が覚める
6	タバコを吸う	刺激物で目が覚める
7	明るい照明	強い視覚刺激は脳の活動を高める
8	勉強や激しい運動	眠りに就くまで時間がかかる

質の高い眠りに就くための5つの習慣

1	ぬるま湯のお風呂に入る	37～39度のお湯につかると副交感神経が優位になりリラックスする
2	ハーブティーを飲む	ノンカフェインのハーブティーの香りがリラックス効果あり
3	ホットミルクで空腹を和らげる	温かいものは身体のなかが適度に温まる
4	音楽や癒やしの映像を見る	ゆったりとした音楽やきれいな景色が心を落ち着かせる
5	照明は暗めにする	やわらかい灯りが眠気を誘う

セロトニンによって眠くなり
ノルアドレナリンで目が覚める

KEY WORD ▽▽▽ ノルアドレナリン、セロトニン

脳内物質がコントロールする睡眠のしくみ

脳内で睡眠と覚醒を実際に操作しているのが、神経伝達物質である「ノルアドレナリン」と「セロトニン」だ。

ノルアドレナリンは覚醒しているときに分泌される物質で、記憶力や集中力を高めてくれるありがたいホルモンだ。これが脳内に分泌されているからこそ、人は起きていることができる。

かたや睡眠物質とも呼ばれるセロトニンは、ノルアドレナリンやドーパミンの働きを抑え、精神を安定させる。セロトニンの量が増えると眠くなる。

セロトニンが増えすぎると、脳幹が反応してノルアドレナリンが分泌され、眠りは次第に浅くなる。そしてノルアドレナリンが大脳皮質に到達すると覚醒する。毎日の睡眠と覚醒の繰り返しは、ノルアドレナリンとセロト

「ノルアドレナリン」と「セロトニン」が睡眠リズムをつくる

**ノルアドレナリンが増えて
セロトニンが減少**

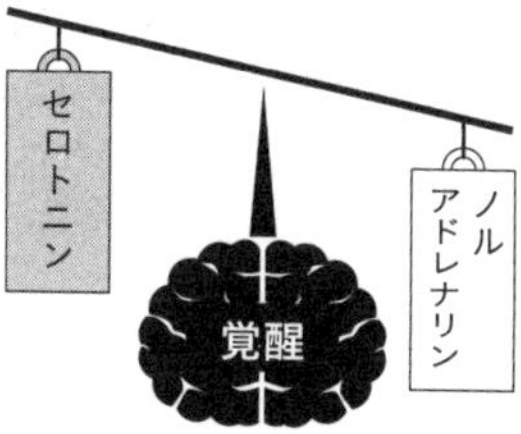

ノルアドレナリンが増え、集中力や積極性が高まり脳は覚醒する。

**セロトニンが増えて
ノルアドレナリンが減少**

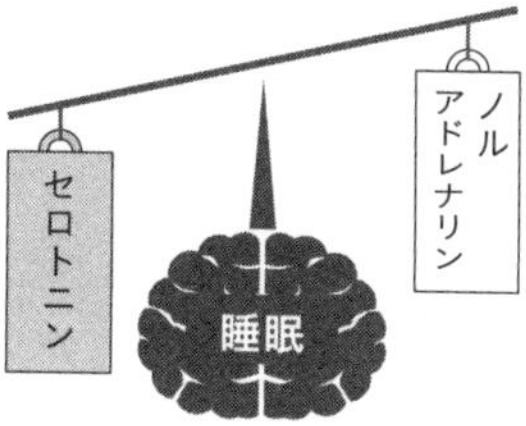

セロトニンがノルアドレナリンやドーパミンの働きを抑え、脳内に増えると眠くなる。

ニンが増減を繰り返す、シーソーゲームのなせるわざとも言える。

また、レム睡眠時には快楽物質のドーパミンや、学習や記憶を司る物質のアセチルコリンなどが活発になる。私たちが寝ている間も、脳は不眠不休でさまざまな活動を行っているのだ。

脳科学 column

睡眠を支える主要2物質のもうひとつの顔

ノルアドレナリンはやる気や活力を生み出す物質で、ストレスに対して闘争反応を示すため、別名「怒りのホルモン」と呼ばれる。セロトニンは心の安らぎをもたらし、別名「幸せホルモン」と呼ばれる。

brain science

夢を見ることも脳のしわざ！ 脳が記憶を焼きつけている行為＝夢

KEY WORD ▽▽▽ 夢を見るしくみ

未だ解明されていない部分もある夢のしくみ

人はだいたい、ひと晩に3～5本の夢を見ると言われている。レム睡眠時に夢を見て、ノンレム睡眠時に入ると忘れる。見た夢を覚えている人は、最後のレム睡眠時の夢をたまたま覚えていることが多いようだ。

夢のしくみは過去、さまざまな形で解釈されてきた。無意識のなかにある欲望が表れたものとしたのがフロイト説だ。不要になった記憶を消去するためにあるのがレム睡眠で、そのときにたまたまあふれ出したものを夢とするクリック説が提唱されたこともある。近年主流となっている説は、海馬と関連したものだ。海馬では睡眠時、覚醒時に獲得した情報をいるものといらないものに分類・整理するという作業が行われている。この際、記憶をリプレイして必要な記憶を脳に刻み込むのが夢であるというのだ。

夢を見てもノンレム睡眠でリセットされる

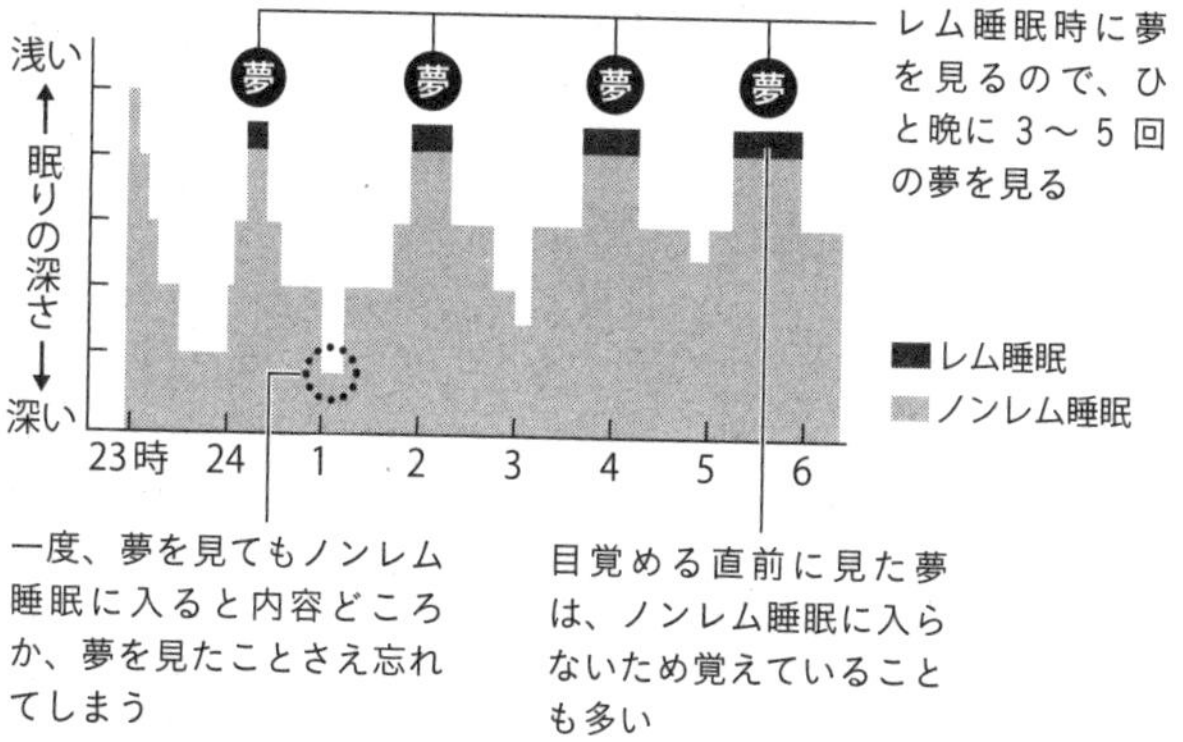
浅い
眠りの深さ
深い
23時
24
1
2
3
4
5
6
夢
夢
夢
夢
レム睡眠時に夢を見るので、ひと晩に３～５回の夢を見る
レム睡眠
ノンレム睡眠
一度、夢を見てもノンレム睡眠に入ると内容どころか、夢を見たことさえ忘れてしまう
目覚める直前に見た夢は、ノンレム睡眠に入らないため覚えていることも多い

印象に残っている出来事が出てきたり、昼間に起こったことが夢で再現されたりと、体験したことが夢で繰り返されることは珍しくなく、この説にはなるほどと感じさせる妥当性がある。ただし夢のしくみは、未だ解明にはいたっていない部分も多い。今後新たな説が出てくる可能性もあるだろう。

脳科学 column

うなされて起きるイヤ～な悪夢を見てしまうワケ

不安や心配事を抱えているときは悪夢を見やすくなる。悪夢で目が覚めたときは、再度寝ても脳の神経回路がおさまらずに続きを見やすいので、一旦起きて別のことをし、気分を変えてから寝るとよい。

brain science

突拍子もないメチャクチャな夢は大脳の前頭連合野の働き不足が原因

KEY WORD ▽▽▽ 前頭連合野の休止

夢は監督のいない映画のようなもの!?

まるで現実のようにリアルな夢があるかと思えば、ストーリーも登場人物もちんぷんかんぷんの変な夢を見ることもある。「あれはどういう意味？」と気になって、夢占いの本をひもといたことがある人も多いのではないだろうか。

　こうした、支離滅裂な内容の夢を見る理由は、大脳の前頭連合野が関係していると言われている。前頭連合野の仕事は、五感をとおして集まった情報を整理・統合し、思考判断や意思決定をして指令を出すことだ。覚醒時はフル活動しているが、睡眠時はほぼ活動を休止する。

　一方、夢と深い関係を持つとされる記憶の中枢・海馬は、レム睡眠時に活動が活発になる。昼間得た情報を整理したり、いらない情報を削除したりといったことを行う過程でそ

支離滅裂な夢を見るしくみ

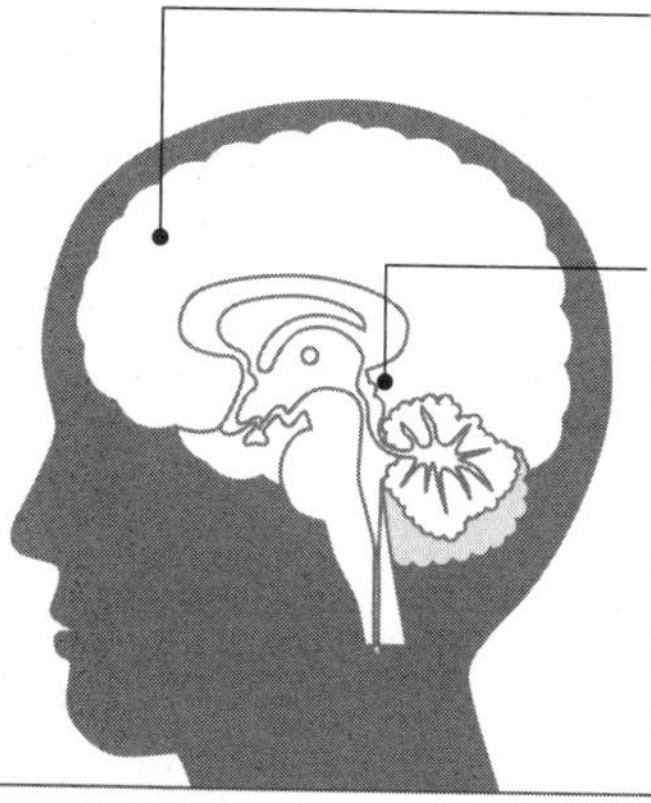

前頭連合野は休憩中

前頭連合野が脳のなかでもっとも休息を必要としているので、睡眠中は休止状態が多い。

海馬やほかの脳は活動中

レム睡眠時、記憶を司る海馬や視覚に関係する脳は活発に働いており、夢を見ることができる。

▼

情報が整理できないまま映像化されるため支離滅裂な夢になる

れが夢となって表れるのだが、司令塔である前頭連合野は活動休止状態である。そのため、人物を正しく整理したり、筋道だった物語に仕立てあげたりすることができない。言ってみれば、監督不在のままストーリーや場面をつなぎあわせてつくった映画のようなものである。支離滅裂なのも無理はない。

脳科学 column

金縛りの正体は霊の仕業ではなく脳の仕業!?

心霊系の話でおなじみの金縛りは、脳科学的にはレム睡眠時に起こる「睡眠麻痺」で説明できる。脳波は目覚めていても手足を動かす筋肉が弛《し》緩《かん》しているレム睡眠時に目覚めると、金縛りと同じ状態になる。

brain science

ことわざ「寝る子は育つ」はホント！脳科学的に見た睡眠と成長の関係性

KEY WORD ▽▽▽ **成長ホルモン**

もっとも成長するのは寝ている時間

「寝る子は育つ」ということわざがある。意味としてはそのままで、よく寝る子は丈夫に育つという意味だが、脳科学的に見てもこのことわざは〝正解〟である。幼児は12〜14時間が理想的な睡眠時間とされるが、この間に脳のなかでは重要な営みが行われている。

　人間が成長するには脳下垂体から分泌される「成長ホルモン」が必須だが、これがもっとも多く分泌されるのは眠りについて最初に迎えるノンレム睡眠から3時間である。激しい運動の後にも分泌されるが、睡眠時の量ほどではなく、やはり睡眠が重要であることには代わりはない。

　ちなみに、成長ホルモンは子どもだけに効くものではない。肌の新陳代謝を促進する働きもあるので、女性なら肌のハリやツヤにも影響する。高価な化粧品を使って夜ふかしを

睡眠時間と「成長ホルモン」の分泌量の変化

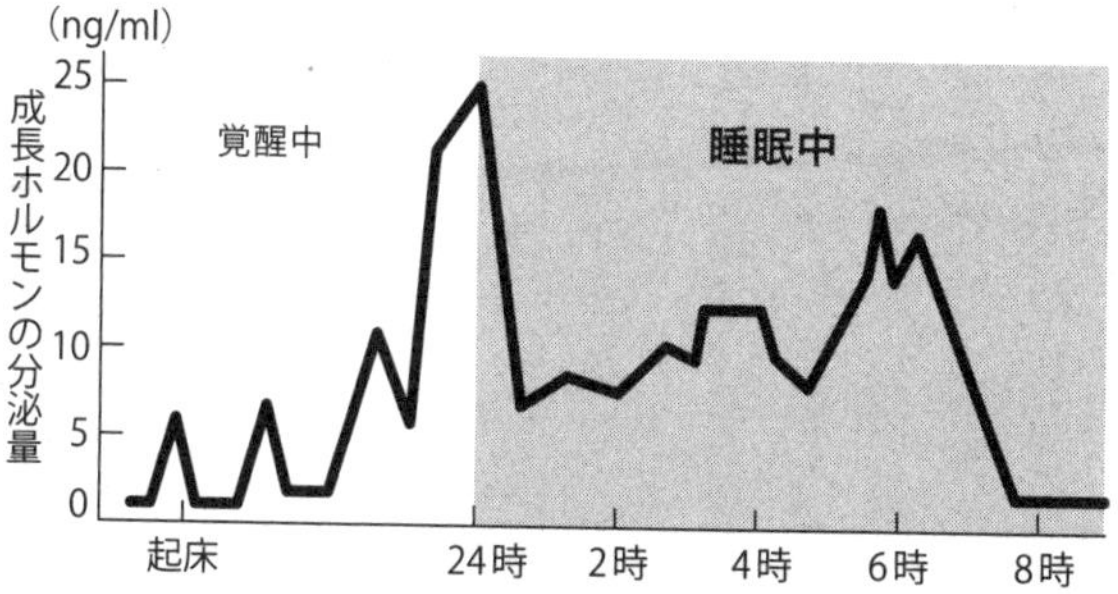

昼間の活動中よりも、
睡眠中の分泌量が格段に多いのが明らか

するよりも、さっさと寝たほうが効果が高いかもしれない。

また、寝ている間に分泌される物質のなかには、老化と強い結びつきを持つ活性酸素を無害な酸素に変えるものもある。脳も身体も若々しく元気にキープしたいのであれば、たかが睡眠と思わないことだ。

脳科学 column

幼児の夜ふかしは身体の成長をストップさせる

成長ホルモンは、眠ってから1時間後くらいに分泌量がピークとなる。しかし、就寝時間が遅くなると分泌量はそれにともなって減ってしまう。生活スタイルは多様化しても、幼児は早めに寝るべきなのだ。

brain science

体温上昇のピークがポイント「朝型人間」「夜型人間」っているの!?

KEY WORD ▽▽▽ 睡眠と体温の関係

単純な好みの問題ではなく体温と密接な関係がある

人間の睡眠は、実は体温と密接なつながりがある。体温が下がれば眠くなるし、上昇に転じれば目覚めるという。1日のうちでも体温が上下して、睡眠と覚醒を繰り返す。

朝型の人の場合、早朝に体温は上昇しはじめ、夕方18時頃にピークを迎えてから下降に転じ、夜に向けてどんどん下がっていく。そのため、朝は早く目が覚め、夜は眠くなるというリズムのなかで生活することになる。

一方、夜型の人は体温上昇のピークや下がるタイミングが、朝型の人よりも数時間遅れてやってくる。そのため、早めに布団に入っても十分に体温が下がっていないのでなかなか眠気が訪れなかったり、早朝に起きようと思ってもまだ体温が下がり続けていて起きられなかったりする。夜型人間が無理に早寝をするのは、身体によくないとする説もある。

朝型人間と夜型人間の体温の違い

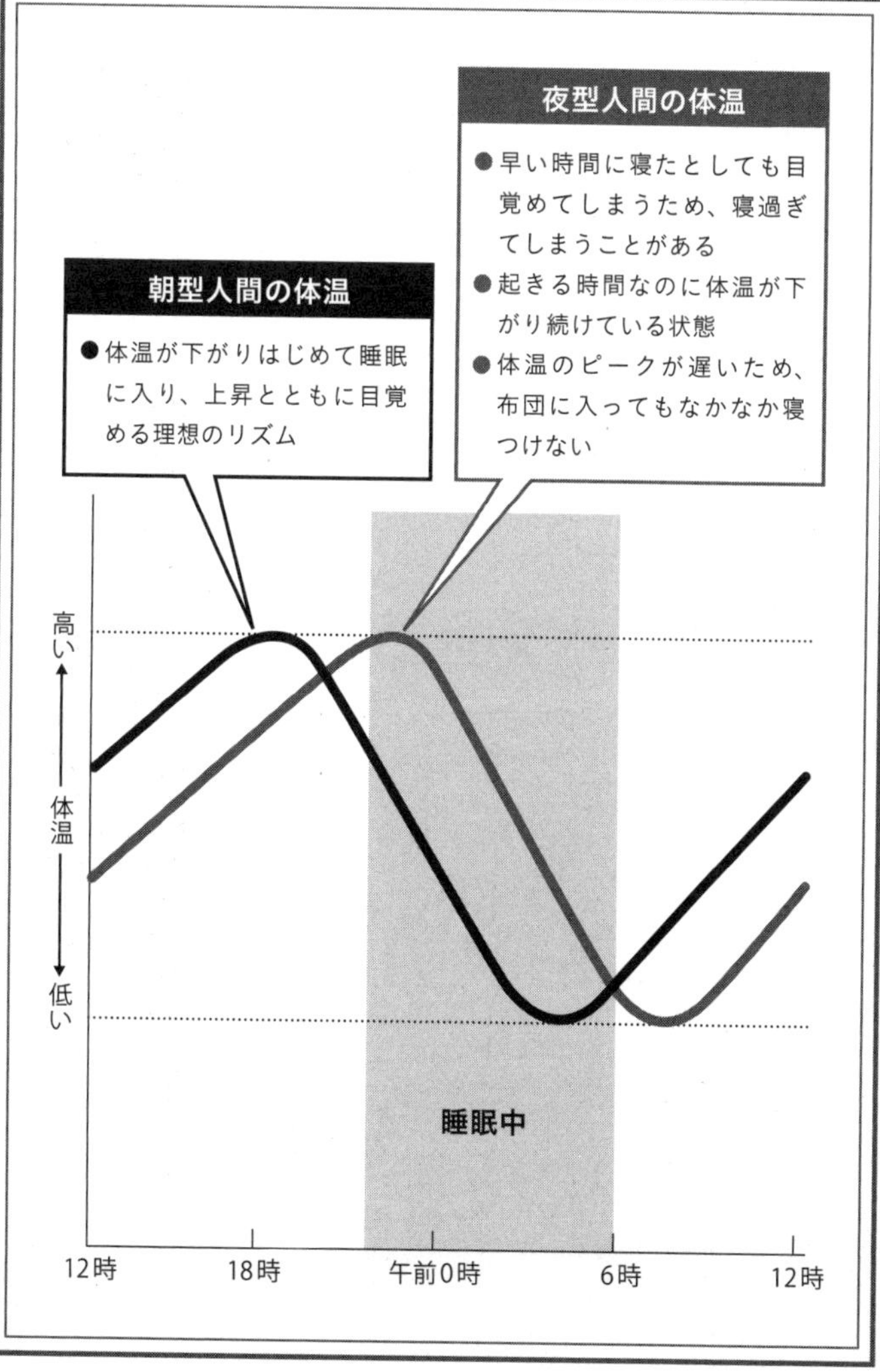

brain science

脳は身体と心を支配している 身体の調子が悪い＝脳の調子が悪い

KEY WORD ▽▽▽ 脳と身体の不調の関係

原因がはっきりしている不調は実は少ない

「体調が悪い」と感じたとき、その原因を脳だと考えることはあるだろうか？　本書をここまで読んできた方でも、胃のもたれやめまい、動悸などの原因が「脳かな……」と考える方は少ないだろう。胃や貧血、心臓などのトラブルを真っ先に考えるという人が多いはずだ。

しかし実際、脳は私たちが考える以上に身体全体を支配している。たとえば、脳卒中の後遺症で身体の一部が不自由になってしまうケースは少なくない。また、手術のときには全身麻酔をかけるが、これは正確に表現するなら「脳に対して麻酔をかける」と言うほうが正しい。そして脳に麻酔をかけた結果、身体のどこにメスを入れても痛みを感じなくなるのだ。

症状と原因の結びつきがわかりやすいのは、

脳内のエネルギー不足が関係している病気

頭痛症	パニック障害	筋痛症
めまい症	軽度認知障害	頚肩《けいけん》腕《わん》症候群
不眠症	メニエール症候群	心臓神経症
適応障害	咽頭喉頭《いんとうこうとう》異常感染	機能性胃炎
高血圧症	舌痛《ぜつつう》症	過敏症腸症候群
自律神経失調症	腰椎《ようつい》症	神経因性膀胱
更年期障害	機能性ディスペプシア	筋緊張性頭痛

がんや感染症、心筋梗塞、骨折などだ。「胃の痛みは胃がんのせいだった」などと結びつけて考えることができるが、実は私たちが普段、感じている体調不良は、原因がはっきりしないことのほうが多く、不眠症や過敏性腸症候群、パニック障害など、「～症」「～症候群」「～障害」などの名前がつけられる。そして、これらの症状の多くが、脳が原因で起こっている。脳内のエネルギー物質が不足し、脳が誤作動を起こしていると見られている。

個人差はあるが、脳内エネルギー物質は年齢を重ねるとともに不足しがちになる。はっきりとした原因や理由なく不調を訴える不定愁訴は中高年以降に多く見られるが、まさにそうした理由からなのだ。体調不良の際、脳に視点を向ければ、正しい治療で不調は軽減できるかもしれない。

brain science

なんともいえない恐怖感や倦怠《けんたい》感……不安や疲労は脳が発する危険信号！

KEY WORD ▽▽▽ 脳からの危険信号

身体や心を守るための警報を脳が出している

猿の赤ちゃんが生まれてはじめてヘビを見たら、どう行動すると思われるだろうか。ヘビの危険性について教えられたわけでもないのに、反射的におびえて逃げ出すのだという。このように、動物が感じる不安や恐れといった感情は、自分の身を危険から守り、生命を維持するために脳が発する危険信号なのだ。

疲労もまた不安と同様、脳が発する危険信号のひとつである。「疲れ知らずの身体」などと言うとまるで素晴らしいことのように聞こえるかもしれないが、本当にそうだったら大問題だ。疲れないからといって1週間も2週間も眠らずに働き続けたら、心臓や脳がダメになってしまうだろう。ボーッとする、身体がだるいといった感覚は、そろそろ休息をしないと身体を壊す、という脳からのメッセージだと受け取りたい。

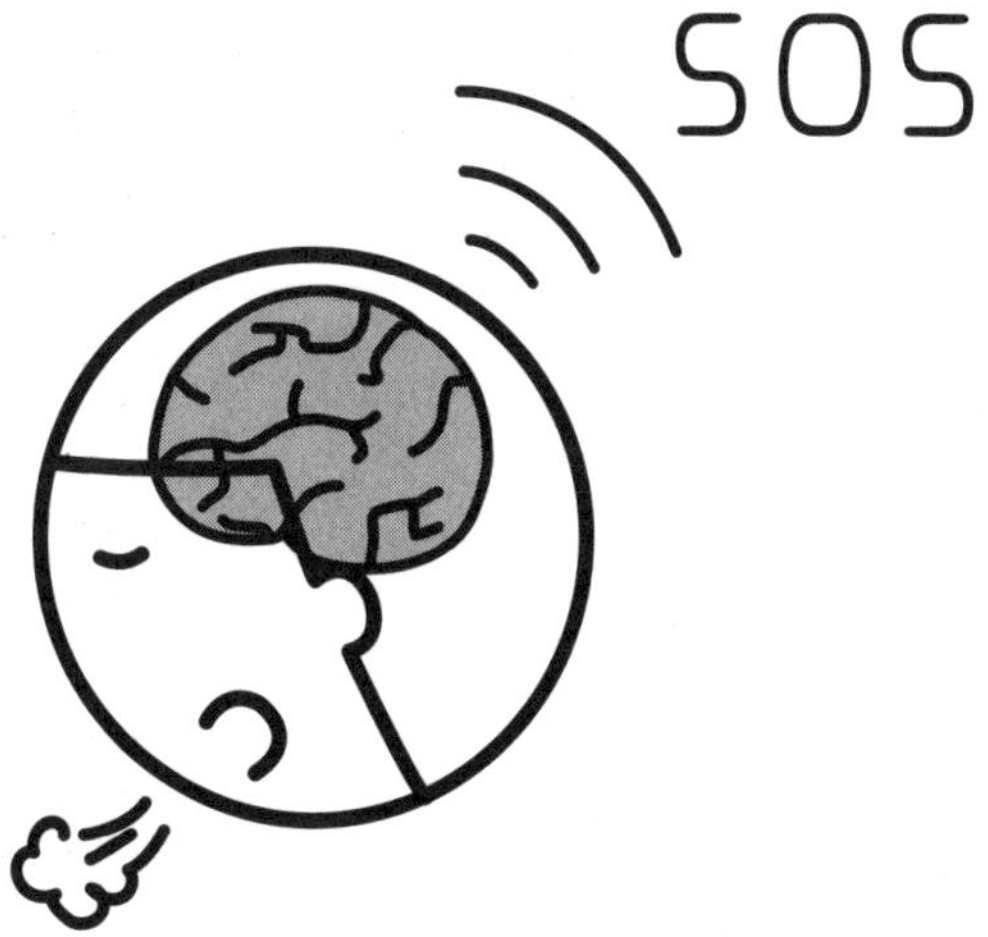

このようによくできている脳の機能だが、年を取ると脳内のエネルギー物質が不足し、必要がない場面で不安を感じることがある。たいして動いてもいないのに疲労を感じることもある。これらに有効なのはサプリメントや精力剤ではなく、生活習慣の改善で脳内エネルギー物質の不足を補うことである。

脳科学 column

うつ病は心というより脳内で生まれる

うつや病的な不安に苦しむ人は少なくない。これらは心の問題ととらえられがちだが、昨今の研究では脳内エネルギーのバランスに起因することがわかってきた。生活習慣の改善は、うつも改善する。

brain science

長時間パソコンを使う人が陥る 脳が起こす「ヒヤリ・ハット」

KEY WORD ▽▽▽ ヒヤリ・ハット、廃用性脳機能低下

問題があることのサイン 脳のヒヤリ・ハット5選

「ヒヤリ・ハット」という言葉がある。重大な事故にはいたらないが、文字どおり「ヒヤリ」「ハッ」とした些《さ》細《さい》なミスを見逃さず、事故防止につなげていこうというものだ。主に工場や医療現場で使われることが多い言葉だが、脳機能についても言えることだ。わかりやすいものを5つあげてみよう。

・人の話をすぐ忘れてしまう
・人の話が聞き取れない
・言い間違いが多い
・考えがまとまらず、説明できない
・周囲の変化に気づかない

これらは脳のヒヤリ・ハットのうち、ほんの一例だ。特に最近多いのは、パソコンを長時間使用する人が「人の話が聞き取れない」などの訴えをすることだ。これは「廃用性脳

医療界で使われている「ヒヤリ・ハット」の法則

労働災害の発生確率を分析した法則で「1件の重大事故の裏には、軽微な事故が29件あり、その裏には300件の異常がある」とされる。

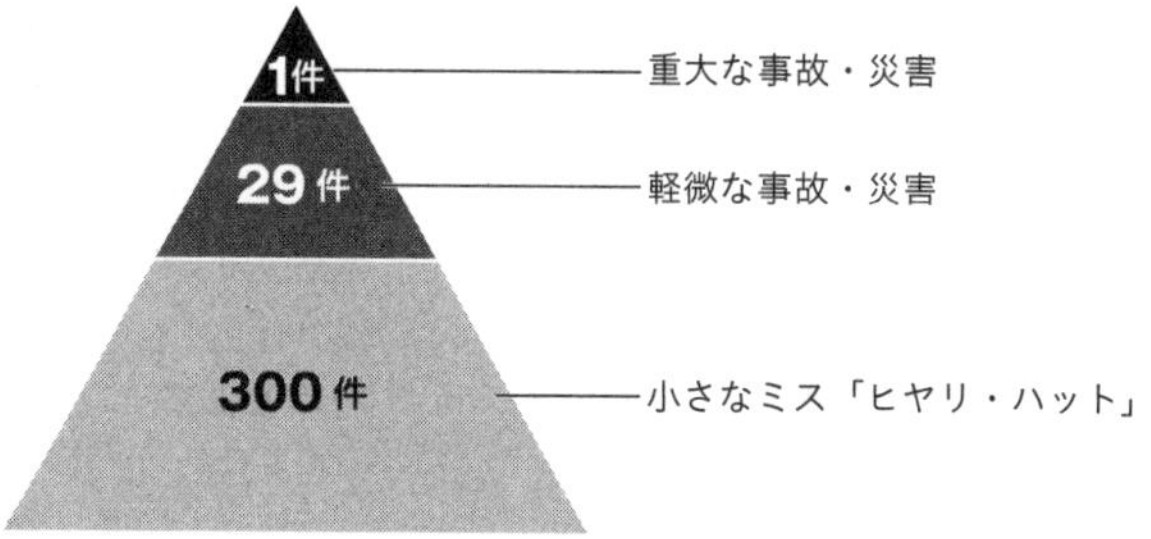
1件
重大な事故・災害
29件
軽微な事故・災害
300件
小さなミス「ヒヤリ・ハット」

機能低下」、つまり偏った脳の使い方をしているために、使わない機能が衰えている状態。パソコンに終始向かい、人と話をしなくなると相手の声が認識できなくなり、言葉として聞き取れなくなってしまう。ヒヤリ・ハットの段階で改善策を実施し、社会的問題につながらないよう注意しよう。

脳科学column

心地いい職場では脳はどんどんなまける一方

やさしい上司に恵まれることは、一見素晴らしいことのように感じられるかもしれない。ただ、脳はラクをするので機能が低下しやすい。脳のことを考えれば、鬼上司の下、必死にがんばるほうが幸せだ。

brain science

テレビをダラダラ見続けていると脳の機能は死んでいく

KEY WORD ▽▽▽ テレビからの情報は受け身

情報がいっぱいのテレビだが脳機能は向上させない

テレビのバラエティ番組は、画面づくりがにぎやかだ。あるタレントが映ったかと思えばすぐにカメラが別のタレントを映し、会場の笑い声が入り、画面にはテロップが流れる。なんでも、視聴者を飽きさせないために3秒に1回の割合で刺激するような構成になっているそうだ。

そんな話を聞くといかにも脳を刺激してくれそうな印象があるが、テレビを見ているとき、脳は大して働いていない。というのも、脳は積極的に自分から注意力を働かせ、五感で情報を集め、想像力を働かせ、行動に移すことで情報を得るとき、イキイキと働く。しかしテレビは情報を得るといっても、基本的に画面を見ているだけ。こうした受け身の状態では、脳は活動しないのだ。

さらに、ずっとテレビを見続けるなど変化

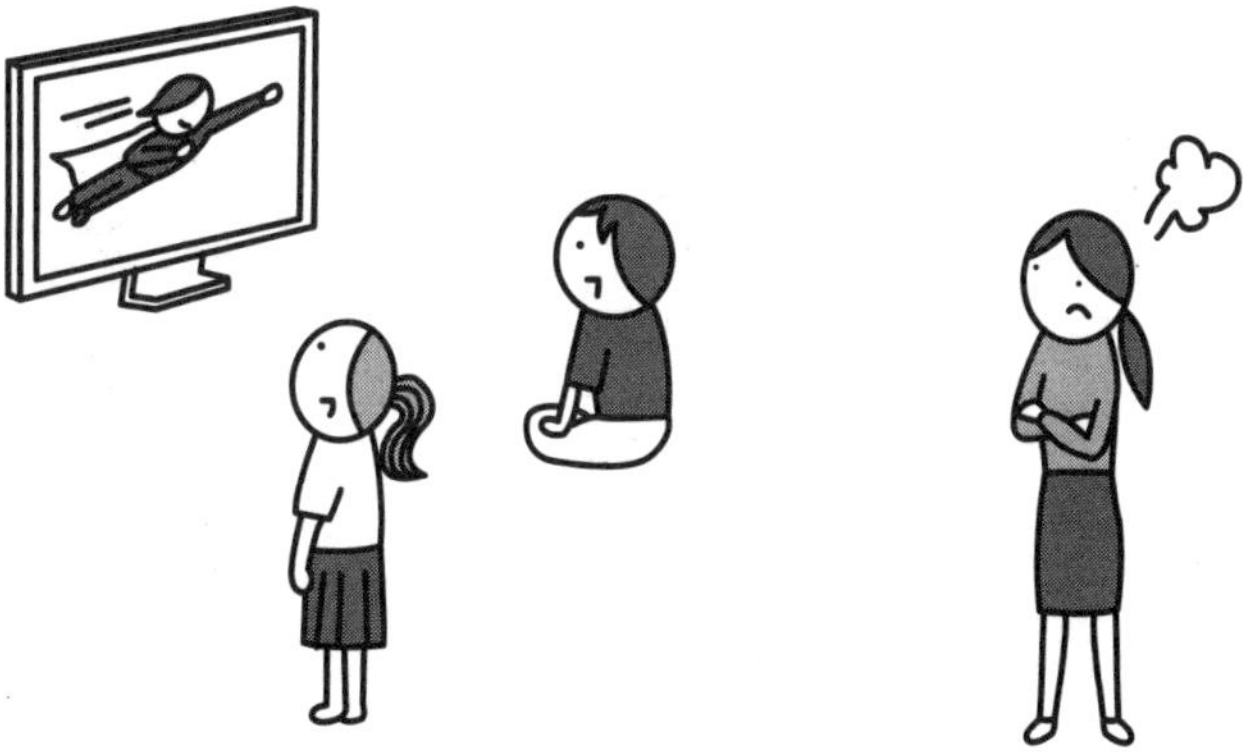

に乏しい状態が続けば、脳機能は低下して休眠のような状態になってしまうこともある。部屋にいるときは常にテレビがつけっぱなしで、なんとなく見続けてしまう……こうした過ごし方は、自分から脳機能を低下させようとしているようなものだ。

　といっても、これはテレビにかぎった話ではない。仕事熱心なあまり飲み会や趣味をすべて我慢して、平日も休日も1日中パソコンに向かうなどといったことをしていると、仕事以外の脳の使い方ができなくなる。「なんとなく頭の回転が鈍くなった気がする」というのは年のせいでも疲れのせいでもなく、単純化されすぎた生活で脳の機能が低下したということだ。

　バランスよく脳を使い、小さな変化で脳に刺激を与えるようにしよう。

brain science

誰とも話さない日をつくることでコミュニケーションの欲求を取り戻す

KEY WORD ▽▽▽ コミュニケーションの欲求

メールもツイッターも禁止で誰とも話さない

表情や言葉から相手の心を察し、こちらの言いたいことを相手に伝わりやすいように言葉を選んで発言し、表情や身振り手振りで伝える。こうした行動は伝達系脳番地を発達させるが、はたしてそこまでしてコミュニケーションを取りたいか？　と疑問に思う人もいるかもしれない。人とはドライな距離を保ちたい人もいるだろうし、ひとりのほうがかえって気を使わずにいられてラクだと思う人もいるだろう。

そんなときは、伝達系脳番地は少しお休みをしてもらって「誰とも口をきかない１日」をつくってみるとよい。電話も会話ももちろんしない。コミュニケーションを断つことがカギとなるので、当然ながらメールやツイッター、ＳＮＳも禁止、ブログで何かを発信するのもＮＧで過ごしてみていただきたい。

NOコミュ・デーで脳を休め、話したい欲求を高める

いつものクセで見ているパソコンやスマホを禁止にして、脳を休ませよう。自分の気持ちを伝えられないことや、相手の気持ちがわからないことにフラストレーションがたまり、コミュニケーションしたい欲求が高まる。

これによってわかるのが、自分の考えを他人に伝えることができないのが、いかにストレスになるのかということだ。どんな形であれ、コミュニケーションなくして社会で生きることはできない。1日が終わる頃には切実にコミュニケーションを求めているだろうから、脳番地もしっかり鍛えるといいだろう。

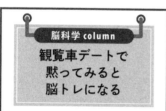

脳科学 column

観覧車デートで黙ってみると脳トレになる

カップルで観覧車に乗ったら、あえて何も話さずに相手を観察してみたい。どこを見ているのか、怖がっているのかどうかなどを推測してみることで、情動を司る扁桃体をフル稼働させることができる。

brain science

いつも食べているものを改めて味わうと発見がある

KEY WORD ▽▽▽ 味覚の刺激

お米がどんな味だったか正確に思い出せるか

ごはんが大好きで、何はともあれおいしいごはんがないとはじまらない！　という人がいれば、ごはんがなくてもパンで十分、という人もいる。それぞれ好みはあれど、ごはんをじっくりと味わって食べたという経験はあるだろうか？　毎食、食べていながら、実は味に関してはさほど気にしていなかった人も多いのではないだろうか。

時間をかけてごはんを味わってみると、それだけで脳のさまざまな部分が刺激される。甘みやうまみなど、味についての情報は運動系脳番地の舌運動にかかわる場所のすぐ後ろにある、味覚に関する脳番地を刺激する。また、おいしいというふれ込みのお米やブランド米などを食べて「いいお米っておいしいな！」と実感すれば、理解系脳番地や感情系脳番地にも刺激が伝わる。おいしさが感動を

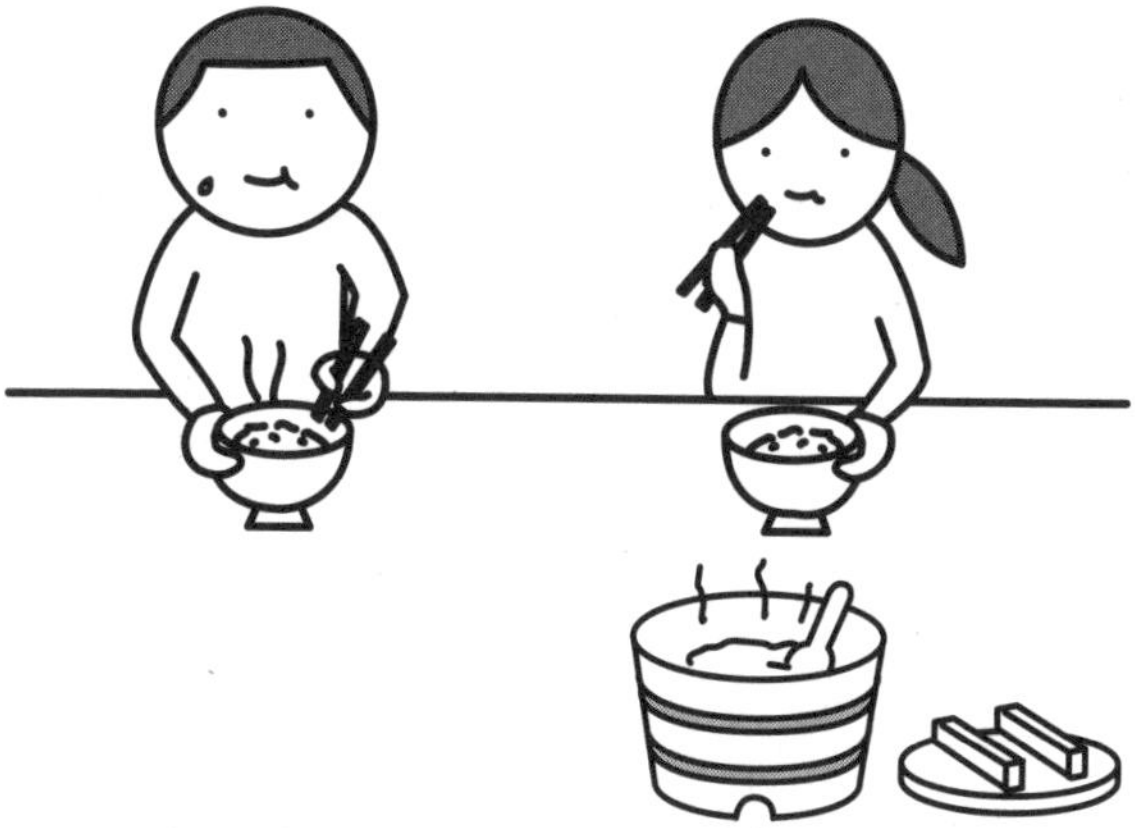

呼んで、脳にいい刺激を与えるのだ。

　また、日本の主食であるお米は、食べる頻度も多くさまざまな味や記憶を呼び覚ますはずだ。母親が毎朝炊いてくれたほかほかのごはんに思いを馳せれば、記憶系脳番地が刺激される。ほかの食べ物で試してみても、おもしろいかもしれない。

脳科学column

味覚狩りをして脳番地を鍛えよう

ぶどう狩りにみかん狩り、さつまいも掘りにきのこ狩り……味覚狩りは脳トレに役立つレジャーである。視覚系脳番地が刺激されるだけでなく、収穫する喜びによって感情系脳番地が刺激されるのだ。

brain science

脳をリラックスさせる瞑想《めいそう》をすると海馬の体積がぐんぐん大きくなる

KEY WORD ▽▽▽ 瞑想で思考をフラットにする

記憶やコミュニケーションにも効く瞑想の効果

心を鎮《しず》めて集中し、思いを巡らせる瞑想は世界中で行われている。気持ちを落ち着かせるなど効能はさまざまだが、ハーバード・メディカルスクール精神医学部のサラ・レイザー准教授が、こんな実験の論文を発表した。被験者に8週間瞑想をしてもらい、脳を調べた。すると、瞑想していなかった人に比べ、海馬の体積が大きくなっていたのだという。

なぜ、海馬に影響を与えたのだろうか。海馬は非常にデリケートな部分で、ストレスを受けると萎縮してしまうこともある。瞑想をすると思考をフラットにすることができるため、それが海馬にいい影響を与えることは十分に考えられるだろう。また、瞑想を習慣化することで海馬を健康に保てるならば、記憶力にもいい影響を及ぼしそうだ。

瞑想のなかでも比較的実践しやすいのが、

誰でも簡単にできる「瞑想」のやり方

座禅を組んだりしなくてもOK。基本は難しく考えず、まずはゆっくりと深呼吸をしてみる。最初は3分くらいからはじめよう。続けることが大事なので、無理のない範囲でやることがポイント。朝や就寝前はそれぞれ瞑想に最適な時間だが、1日1回しかできないのならば就寝前がおすすめ。寝る前に頭を空っぽにし、その日にあった出来事をリセットすると睡眠の質があがる。

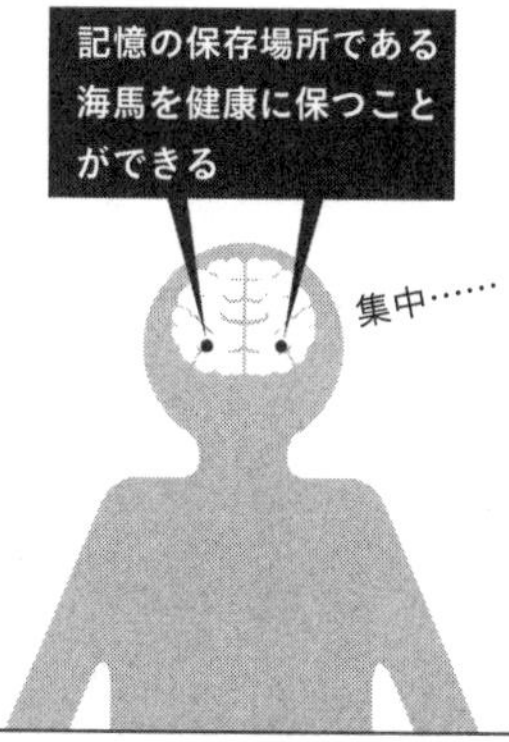
記憶の保存場所である
海馬を健康に保つことができる
集中……

神社などで大きな木に抱きつき、木の気持ちを想像することだ。

抱きついたところで、木が気持ちを話してくれるわけではない。しかし、木の香りをかぎ、木のぬくもりにふれて想像することは、感情系脳番地や理解系脳番地を刺激し、コミュニケーションにいい影響を与えてくれる。

脳科学 column

大声を出すことも脳を刺激することにつながる

普段会話をするとき、私たちは声帯や横隔膜《おうかくまく》、腹筋などを意識することはまずない。思いっきり大声を出すことで、運動系脳番地を刺激することができる。大声が出せるカラオケボックスで叫んでみよう！

brain science

子どもの頃の懐かし～い記憶を絵に描いて複数の脳番地を連動する

KEY WORD ▽▽▽ さまざまな脳番地への刺激

鮮明に記憶している子どもの頃の思い出は？

子どもの頃の特別な思い出というと、何を思い浮かべるだろうか。両親と遊園地に遊びに行ったこと、きょうだいと一緒に遊んだこと、友達と一緒に自転車で遠くまで出かけたこと、自然のなかで日が暮れるまで遊んだこと……。それぞれ、さまざまな思い出が脳裏を駆け巡るのではないだろうか。

そうした思い出を、絵に描いてみると非常にいい脳のトレーニングになる。ここで重要なのは、上手に描くことが大事なのではなく、記憶のなかにあるものを、細部まできちんと絵に表現&再現するということだ。

記憶を映像のように脳内で再生しているとき、私たちは意外に細部まで思い描くことはしていない。鮮明に思い出しているようでも、ぼんやりとした〝イメージ〟であることが多いはずだ。

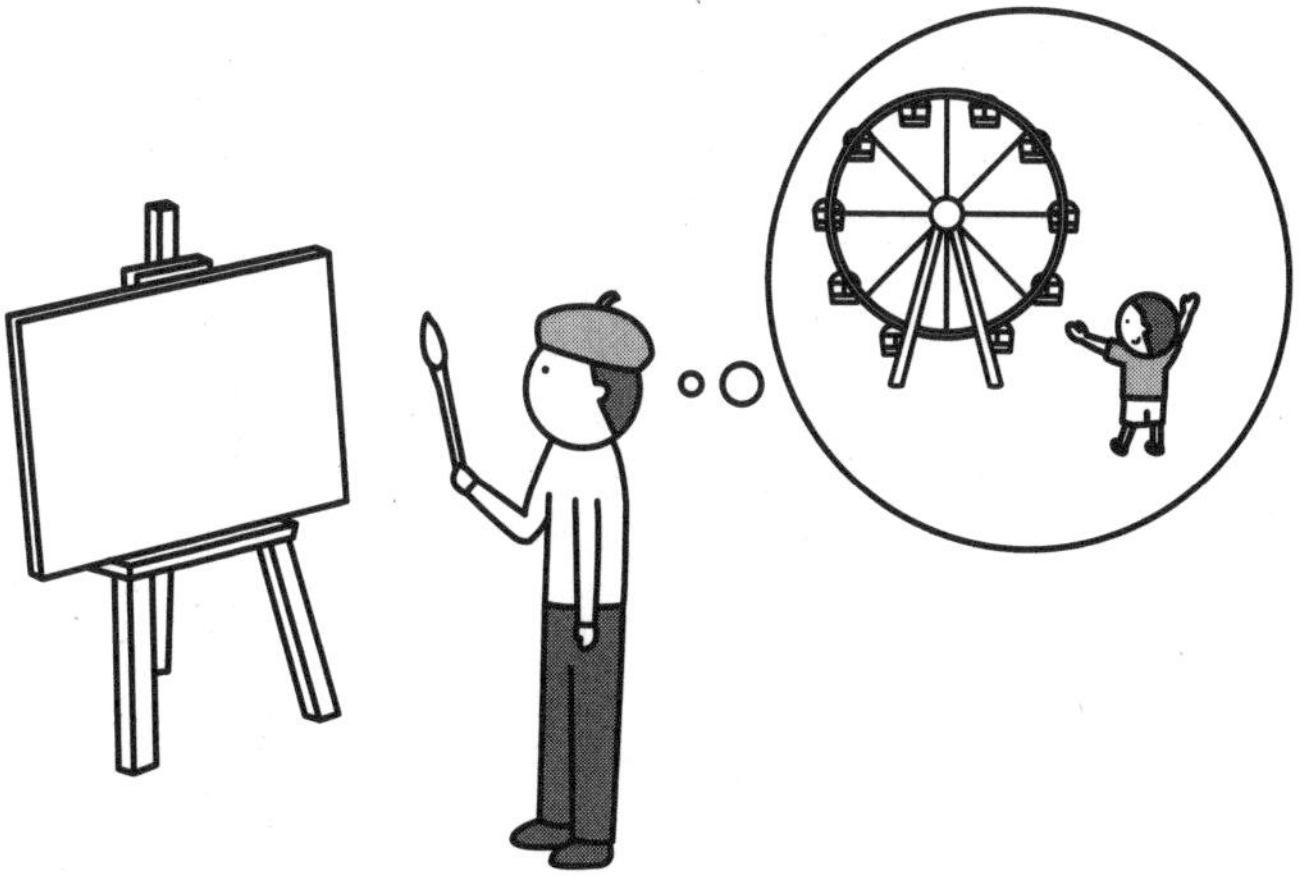

しかし、絵で表現するとなると、記憶の底まで深く深く、探っていくことが必要となる。思い出のなかの自分はどんな服を着ているか。季節は何月頃で、それはどのあたりでわかるのか。思い出のなかの山はどんな形で、どんな色をしているか。太陽はどの位置にあるだろうか。その過程で、幸せや郷愁、両親への感謝の気持ちなど、さまざまな感情が浮かんでくるだろう。

こうして思い出を絵にすることで、脳内では視覚系から記憶系、感情系へと複数の脳番地がつながっていく。さらには思考系の脳番地が刺激されることで、「またあんな幸せを味わってみたい」「今の生活にも幸せな時間を増やしたい」などと、やる気や欲求が生まれてくるのだ。

brain science

思い出づくりのついでに脳の安息を家族行事で理解し合う脳をつくる

KEY WORD ▽▽▽ 家族への理解を深める

「こんな一面あったんだ」が理解につながる

反発することもあるけれど、切っても切れない絆でつながっている家族。無条件に信頼し、お互いの気持ちを理解し合えるという点では、唯一無二の特別な存在と言えるだろう。

家族で旅行をしたり、ドライブに出かけたりといった家族行事は、実は伝達系脳番地や理解系脳番地に非常にいい刺激を与えるイベントである。

家族といっても、近い存在ゆえにわかり合えていない部分も多々ある。また、子どもの側は急速に成長しているわけだから、短期間で親の認識と現実にズレが生じてくることもあるだろう。「こんなふうに感じていたのか」と発見することで、コミュニケーションが深くなっていくのだ。

これは何も、旅行などの大イベントにかぎった話ではなく、近所の公園でキャッチ

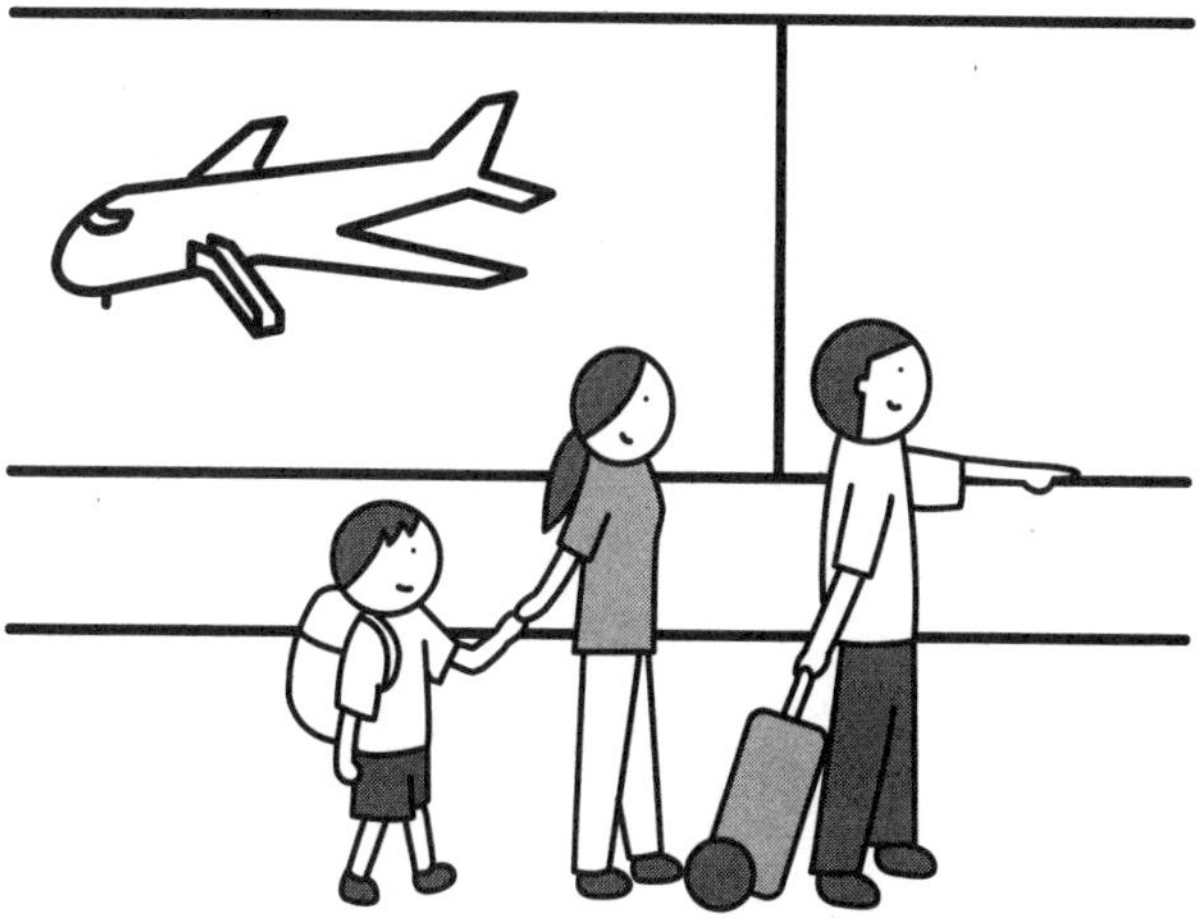

ボールをする、自転車の練習をするといった些細な遊びでもかまわない。脳を鍛えるという一面から家族行事をとらえてみると、自分にも家族にも、うれしい発見ができるかもしれない。特におすすめしたいのが、進学や就職で家族と離れて暮らしている人。離れてからお互いの脳がどう変化したのかを感じてみよう。

脳科学 column

海に行ったら砂浜を裸足で歩いてみよう

私たちは普段、靴を履いて歩いている。海に行ったらぜひ、砂浜を裸足で歩いてみよう。砂だけの場所、水もある場所、砂や水の感触、温度などが非日常の運動として運動系脳番地を刺激してくれる。

brain science

脳科学の格言

人間の頭脳が
人間にわかるほど
単純だったら
何もわかるはずがない

作家

ヨースタイン・ゴルデル

第7章

脳のことを知るには
そのしくみを知るのが第一歩！

知れば驚く！「脳科学」の基礎知識

実は人間の脳ほど謎に包まれたものはない。脳の驚きの役割としくみを知って、もっと脳を活発に働かせよう。

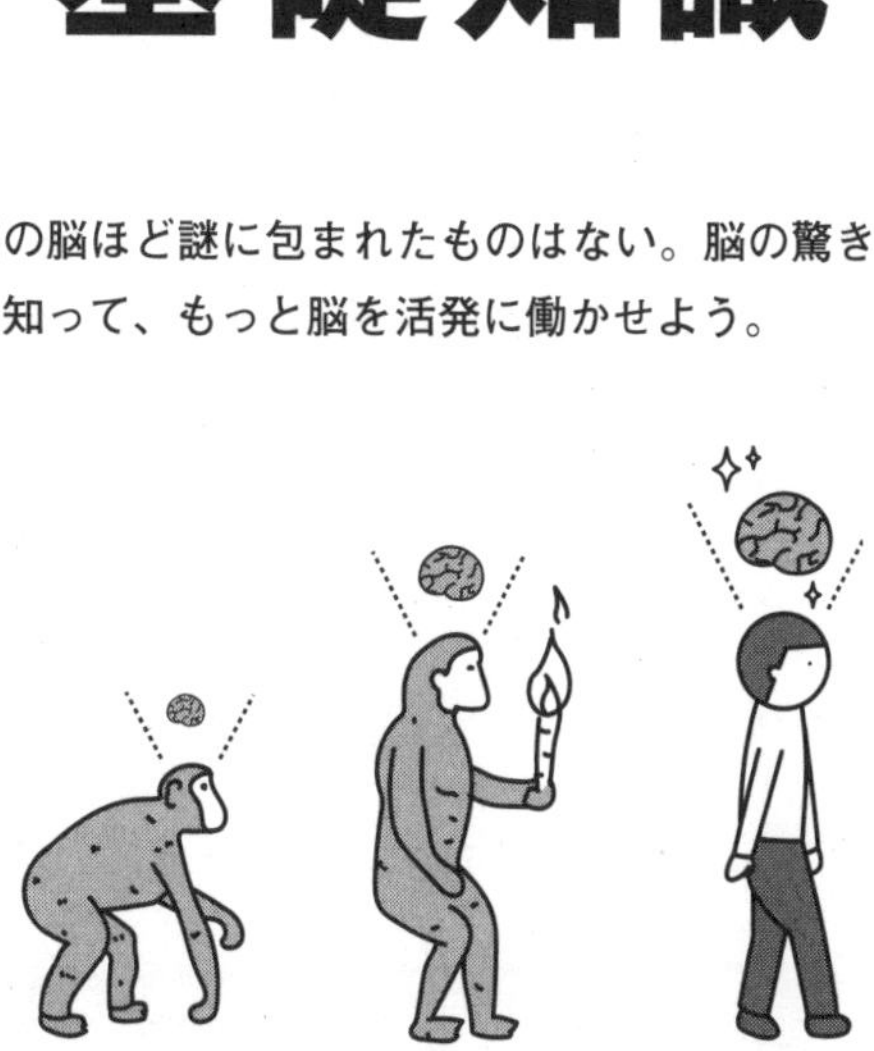

brain science

元をたどれば酒の肴《さかな》の「ホヤ」!? 発達し続ける人間の脳の進化をさぐる

KEY WORD ▽▽▽ 人類の脳の発達

脊椎《せきつい》動物のなかでも大脳が発達したのが人の脳

大きく複雑な構造をした人の脳。実は、基本構造として魚やカエル、鳥とそう変わらないパーツからなっている。

人間の脳は、約5億年前に地球上に誕生したホヤを起源とする。そこから魚へと進化し、両生類、爬虫類、哺乳類が生まれることとなった。カエルにせよ鳥にせよ、そして人間にせよ、脊椎動物の脳は基本的にそっくりな構造で、脳幹・小脳・大脳の3パーツからなっている。脳幹は交尾や摂食など本能的な行動を司る。感覚や運動機能を司るのが小脳や大脳だ。魚類や両生類、爬虫類は脳幹が、鳥類や哺乳類は小脳や大脳が大きくなるなど、それぞれのパーツが必要に応じて発達している様子がわかる。なかでも霊長類は、思考や感情を司る大脳新皮質が発達。大脳の9割を占めるまでに大きくなった。

動物によって異なる「脳幹・小脳・大脳」のバランス

魚類

生命を維持する「脳幹」が大きな割合を占めている

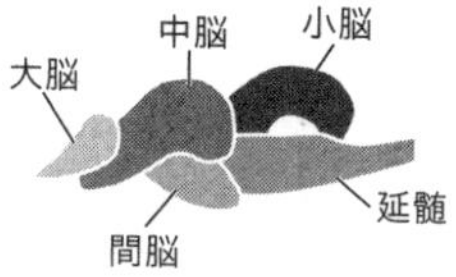

両生類（カエル）

基本的には魚類と同じだが、「小脳」が小さいのが特徴

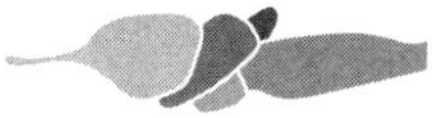

鳥類

機敏な鳥は「小脳」の占める割合がかなり大きい

哺乳類（ネズミ）

「大脳」の割合が格段に大きくなり、中脳などを覆い隠す

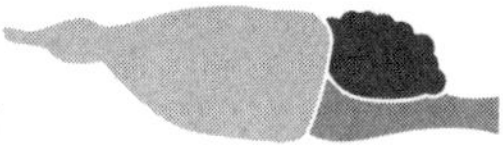

哺乳類（人間）

霊長類で大脳が肥大化。特に新皮質部分の発達が目覚ましい

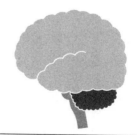

なぜ人間の脳だけが発達したのか？

およそ地球上の生物すべてにおいて、もっとも進化した脳を持つのが人間である。なぜこれほどまでに進化したのか。そのきっかけは二足歩行ではないかと考えられている。

人類は猿から進化するなかで、直立で歩くようになった。すると手がより自由に使えるようになり、モノを持ったり道具をつくったりするようになる。手や指を使って細かな作業をするうちに、大脳新皮質が発達してきたというわけだ。

弓矢などの道具を使うようになると、今度は協力して狩猟を行ったり、分業をしたりと、高度な情報を処理する状況となる。これも脳の発達に貢献する。約３００万年前に出現した猿人・アウストラロピテクスは二足歩行だったが、脳の容量は類人猿と変わらなかったそうだ。つまり、二足歩行をスタートして脳が肥大したわけでなく、何百万年もかけてゆっくりと脳は進化してきた。

また、生活スタイルが二足歩行化したことは、出産にも大きな影響を与えた。哺乳類は通常、生まれてすぐに立ちあがることができる。しかし直立姿勢になると骨盤が狭くなり、そこまで成長するのを待っていると頭が大きくなりすぎて、産道をとおり抜けられない。そこで、未熟なままで生まれる、つまり生理的早産となったのだ。

誰かが常にきめ細やかに世話を焼かないと生きていくことすら難しいし、歩くことすらすぐにはままならない。こうした外敵に弱い状態で生まれてくることは、一見するとリス

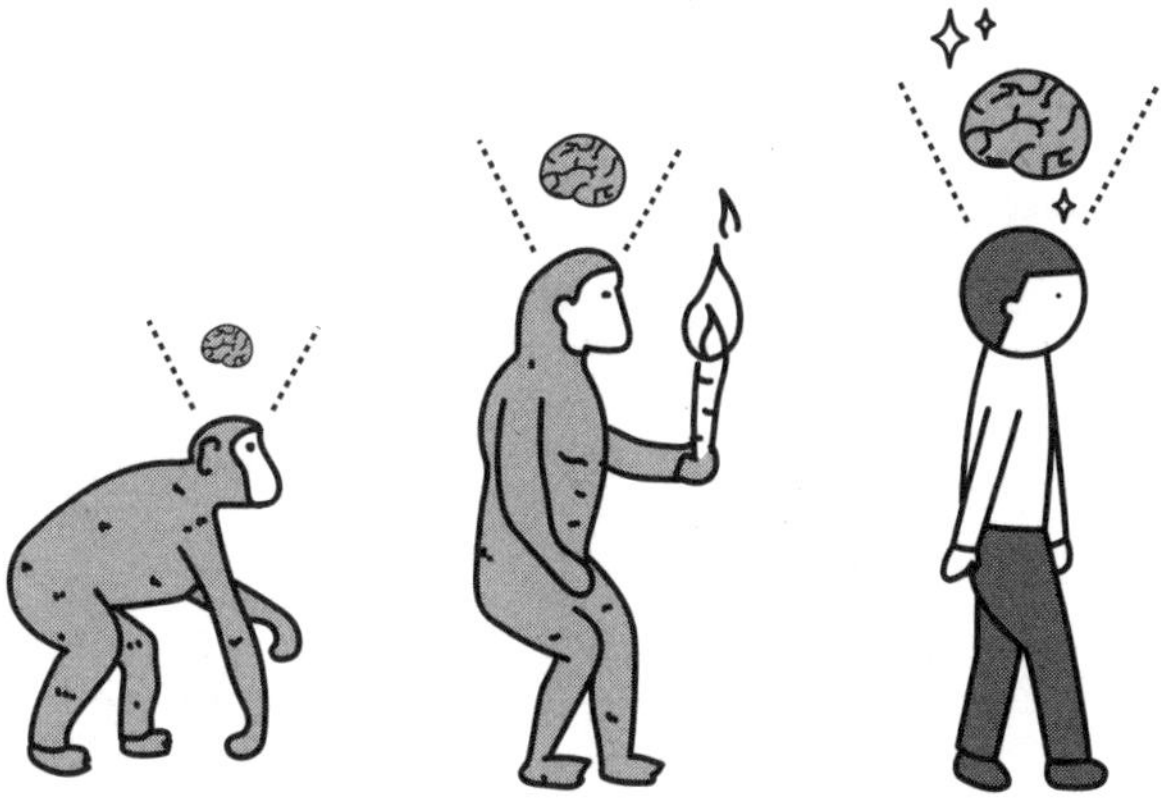

クでしかないようにも思える。しかし、脳の発達にとってはプラスの要因となったと見てかまわないだろう。ほかの動物であれば胎内で過ごすことになっている時期を、人間は少し早く生まれて外界の情報を取り入れながら成長できる。それが、脳の発達を促すことになったのだ。

脳科学 column

日本における脳科学研究最前線

1990年代、世界中で脳の研究が本格的に行われはじめたなか、日本でも脳科学総合研究センターが設立される。脳を知る、守る、創る、育むといった4分野で400名以上の研究者が日々、脳を研究している。

brain science

最重要器官である脳を守る幾重ものプロテクトシステム

KEY WORD ▽▽▽ 脳を守る構造

生命維持、精神活動の中枢として徹底的に保護されている

脳は事故などの外傷でほんのわずかに傷ついただけでも、運動や思考といった営みに重大なダメージを及ぼす。損傷度合いによっては死ぬことすらある、人体の最重要器官なのである。それを守るプロテクトシステムを、外側から順に追っていこう。

まずクッションとなる頭髪に頭皮、頭蓋骨が外側を固める。頭蓋骨の裏側には静脈が走る硬膜が密着している。

その内側にあるのが弾力のある線維が集まっているくも膜で、内部には動脈や静脈が走っている。くも膜と脳の隙間は１５０ミリリットルほどの脳髄液で満たされており、脳は髄液のなかに浮かんでいる。これにより、仮にダメージを受けても衝撃を緩和することができるのだ。さらに脳は薄くてやわらかい、脳本体よりも丈夫な柔膜に覆われている。

やわらかい脳は何層もの膜や液体などで保護されている

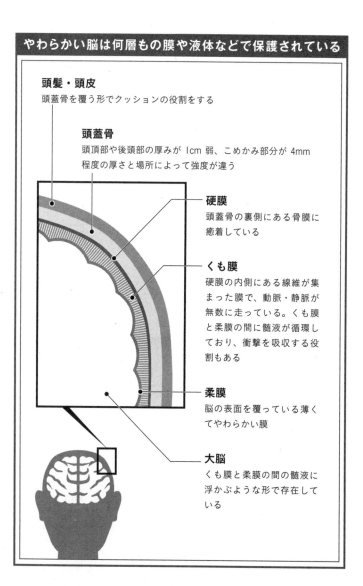

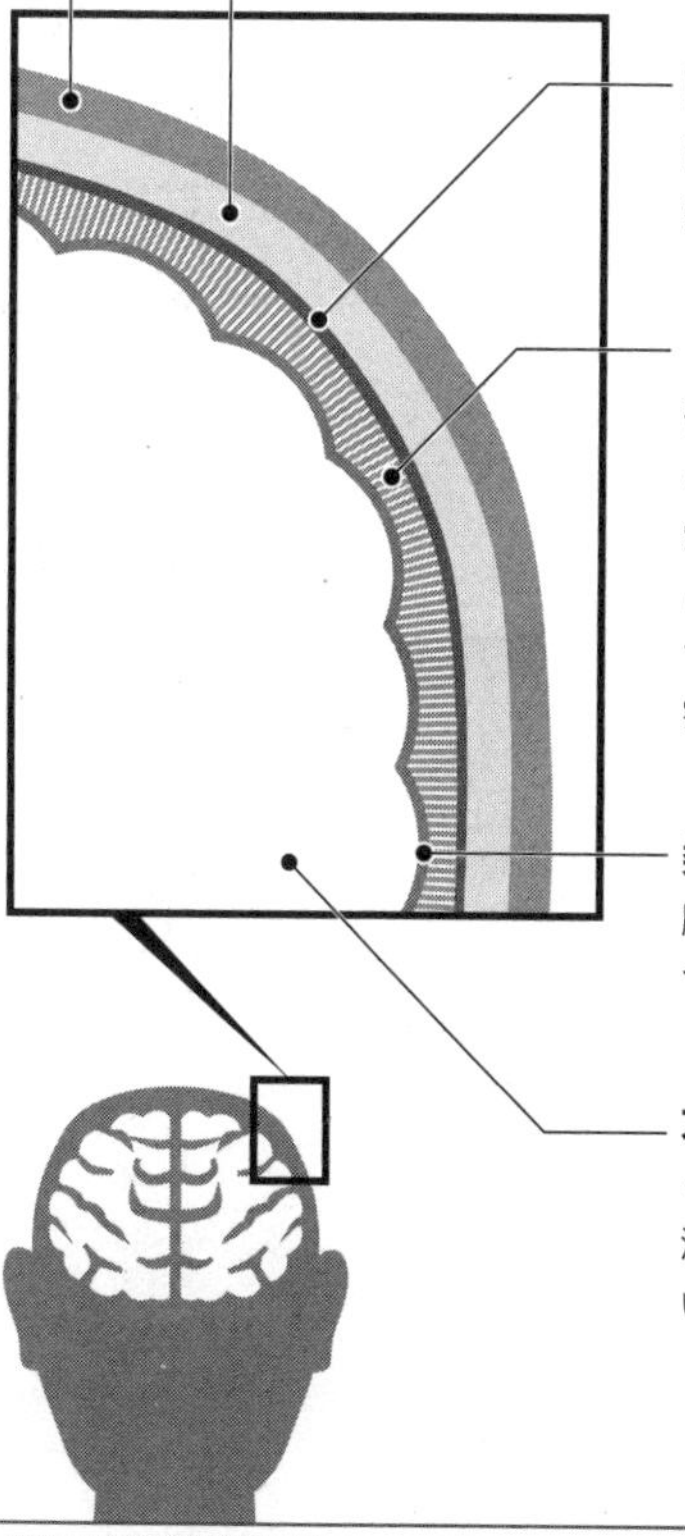

brain science

感性の右脳、論理の左脳 分業している脳それぞれの違いと特徴

それぞれ別の役割を持ち連携しながら働く

脳は2つの半球に分かれており、それぞれ右脳と左脳と呼ばれている。右目から得た情報を処理し、右半身の動きを支配するのが左脳、その逆が右脳で、それぞれ左右逆転関係にある。

１９７０年代以降、「右脳と左脳の働きの違い」はさまざまな観点から研究されてきた。

KEY WORD ▽▽▽ 右脳と左脳の働きの違い

右脳は視覚情報や空間認識に関わり、直感やひらめきを司る感性の脳と言われる。左脳は言語や複雑な計算、論理思考などを司る「論理の脳」と呼ばれる。そのため、脳卒中などでどちらかの脳がダメージを受けると、それに対応した症状が現れる。たとえば右脳がダメージを受ければ衣服が着られない、モノにぶつかるといった空間認識に問題が出る。そして、左脳がダメージを受ければ言葉が話せなくなる。

分業している右脳と左脳

右脳

- 感性を司っている脳
- 空間認識
- 直感的判断
- 言語や情緒的な表現
- 絵画や音楽などの芸術的理解

左脳

- 言語を司っている脳
- 理論的な思考・計算
- 言語の理解・話すこと
- 読み書き
- 分析能力

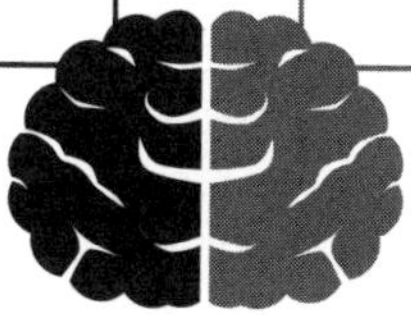

ただ、実際はどちらかの脳だけで論理的思考をしたり、ひらめいたりすることはなく、両者は脳梁と呼ばれる部分でつながり、連携をとりながら働いている。脳トレクイズなどで鍛えたいほうの脳を鍛えるようなことはできないし、どちらが優れていればいいというものでもないのだ。

脳科学 column

右脳・左脳の違いが明らかにされたきっかけは？

1970年代、米国では重度てんかん病患者に左右の脳をつなぐ脳梁切断手術が行われた。術後の患者は左目でリンゴを見たときは名前が出てこず、右目で見たときは名前を言えた。左右の違いの発見である。

brain science

電気信号から化学伝達物質となり私たちの脳内を複雑に駆け巡る情報

KEY WORD ▽▽▽ 神経細胞

情報はどうやって脳の必要な場所に届くのか？

情報は脳で、どのように伝達されるのだろうか。そのカギを握るのが「神経細胞」だ。

神経細胞は、核のある細胞体から複雑に分岐する「樹状突起《じゅじょうとっき》」と、長いロープのような突起「軸索《じくさく》」で構成されている。このひとまとまりを「ニューロン」と呼び、これらの突起がほかの神経細胞と連携しながら「神経経路」という巨大なネットワークを形成する。

情報は電気信号という形でこの「樹状突起」に伝わり、軸索を通って別の神経細胞へと運ばれる。このとき、軸索の末端にある「シナプス」が、電気信号を化学伝達物質に変換し、次の細胞に送る。次の細胞では電気信号に変換され、その情報を受け取るのだ。このように、情報は電気信号から神経伝達物質へ、そこからまた電気信号へと繰り返し姿を変えながら、脳内を伝達されていく。

脳内にある「神経細胞」のしくみ

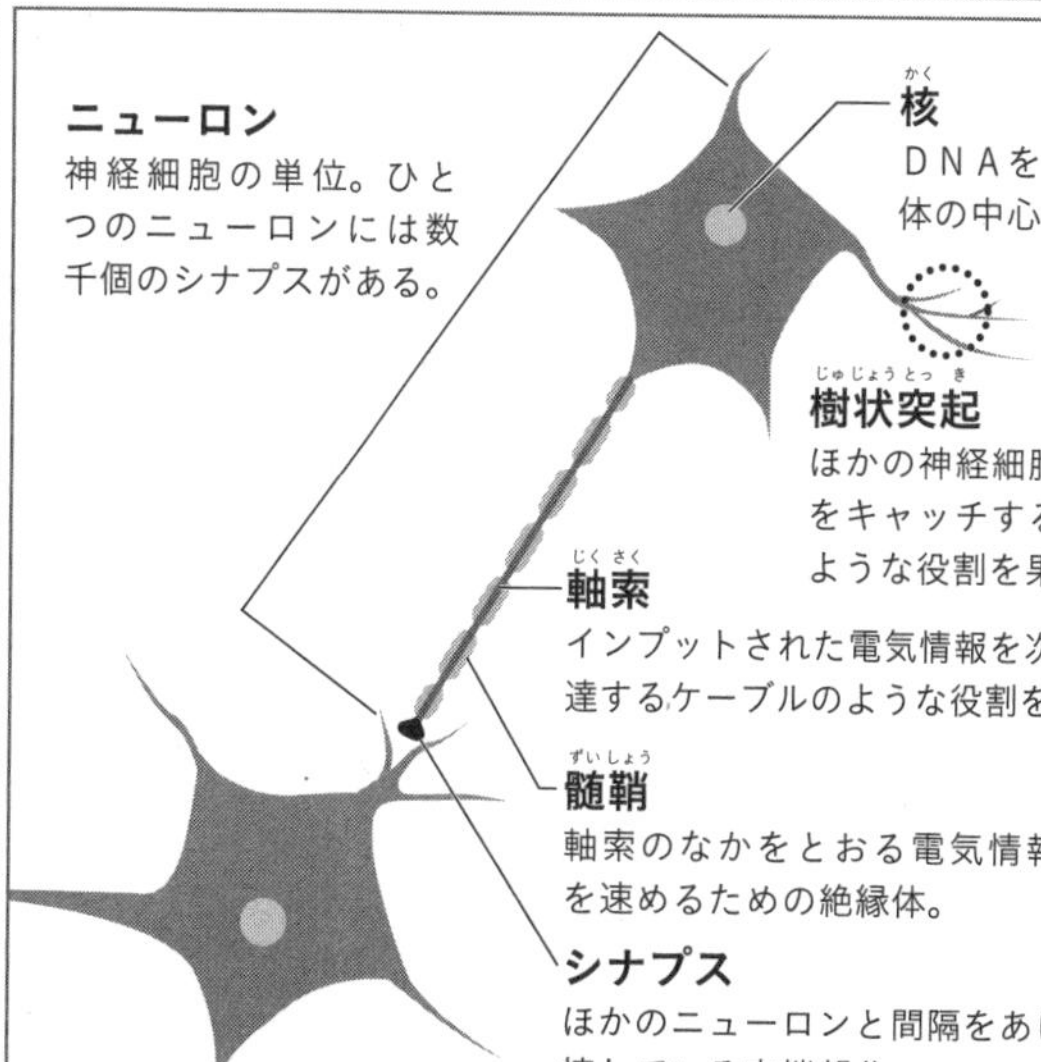

ニューロン
神経細胞の単位。ひとつのニューロンには数千個のシナプスがある。

核《かく》
DNAを含み、細胞体の中心となる部分。

樹状突起《じゅじょうとっき》
ほかの神経細胞からの情報をキャッチするアンテナのような役割を果たす。

軸索《じくさく》
インプットされた電気情報を次の細胞に伝達するケーブルのような役割を果たす。

髄鞘《ずいしょう》
軸索のなかをとおる電気情報の速度を速めるための絶縁体。

シナプス
ほかのニューロンと間隔をあけて接している末端部分。

シナプスではいったい何が行われている？

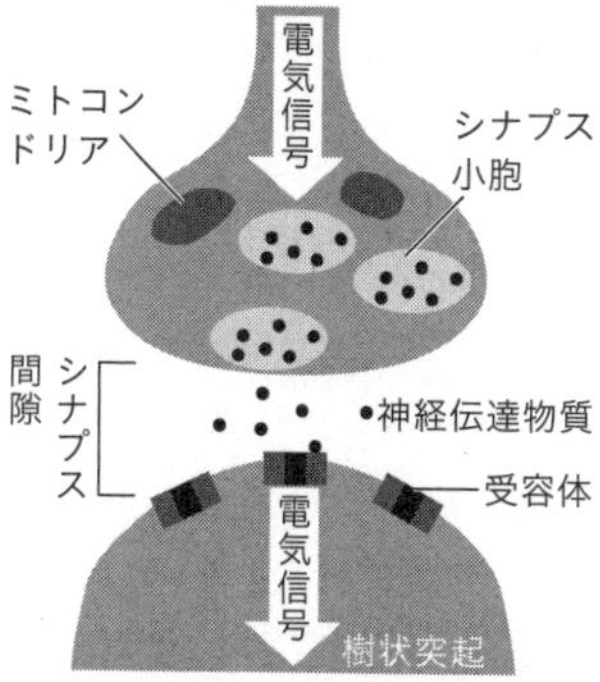

シナプスは電気信号をセロトニン、アセチルコリン、ドーパミンなどの神経伝達物質に変換し、ほかのニューロンへ情報を伝える。神経伝達物質は、次の神経細胞の物質の受容体に結合すると、再び電気信号に姿を変える。

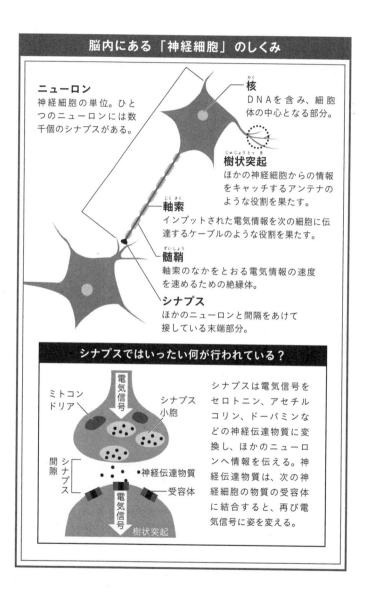

成長につれ脳が重くなるのは ニューロンが強化されるため

生まれたばかりの赤ちゃんの脳の重さは300～400グラム。生後急速に重量を増やし、3～4歳には成人の90％くらいの重さになる。この重量と、脳の発達には深い関わりがあるのだ。

前ページでニューロンの構造にふれたが、情報伝達のために重要な役割を担う、細胞体から出た長いロープのような構造の「軸索」は、生まれたばかりのときはむき出しのケーブルのような状態にある。

成長とともに、この軸索は「髄鞘《ずいしょう》」と言われるもので覆われ、強度を増した軸索はこれまでの10倍近くのスピードで情報伝達ができるようになる。同時に、細胞体では樹状突起が積極的に枝を広げてもいる。脳科学的にいえば、脳の重量増加はこの髄鞘化と、細胞と細胞の間のネットワーク形成によるものなのである。

髄鞘化は髄脳から中脳、大脳へと順を追って進んでいき、赤ちゃんの発達もそれと対応している。手足を動かすといった原始的な動きを担う神経細胞の髄鞘化は早期の段階に、そして感情や思考を担う大脳新皮質の髄鞘化は3歳頃からスタートし、20歳頃まで時間をかけて行われる。3歳以前の記憶がない人が多いのは、髄鞘化がまだなされていないからだとも考えられている。

細胞間をつなぐ情報の受け渡し役・シナプスは誕生直後から急増し、生後8カ月にピークを迎える。この時期はシナプス過剰形成期と呼ばれ、この段階からシナプスは選別・整

「軸索」が発達することで伝達細胞が複雑化する

軸索に髄鞘がしっかりと巻かれることによって、情報がより早くしっかりと伝わるようになる。髄鞘化が進んだ神経細胞は、リンクし合いながら巨大なネットワークを構築していく。

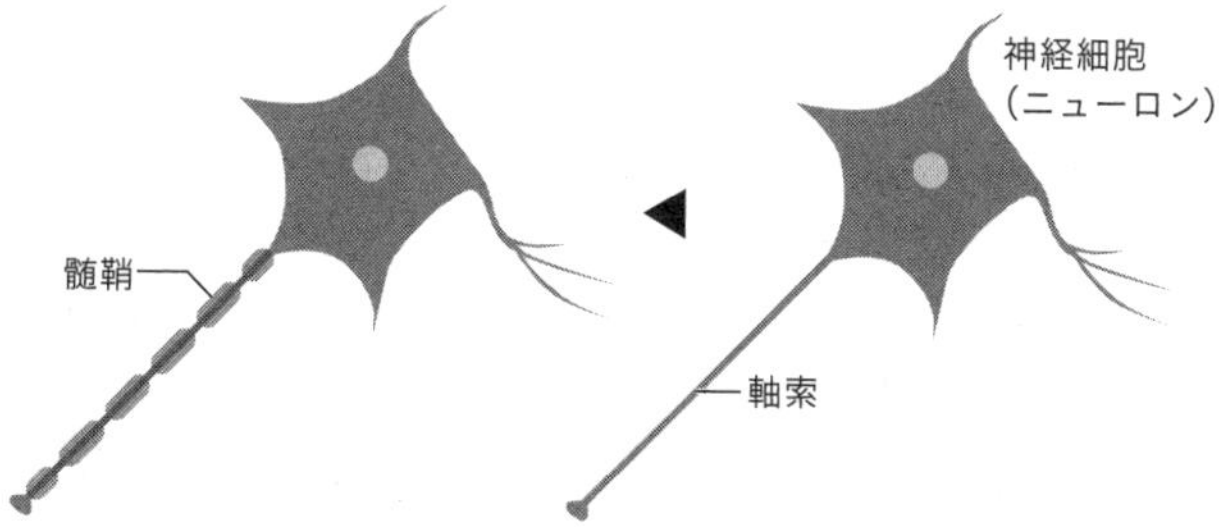

理され、不要と判断されたシナプスは消滅していく。2~3歳頃に急減期を迎え、10歳くらいになるとさほど減らなくなる。

3~4歳でほぼ主要な回路の形成は完了。脳の重量は、20歳くらいまではわずかずつ増加傾向がみられるが、それ以降は少しずつ軽くなっていくことがわかっている。

脳科学 column

生まれたての赤ちゃんの脳の重さ？

生後すぐの赤ちゃんの脳は、300～400ｇ程度、成人男性が1400g程度なので1/3程度である。だが、生後半年で脳の発達とともに２倍に増加し、５歳で約1300g、10歳で大人とほぼ同じ重さになる。

brain science

脳内をオーガナイズする2大エネルギー物質の存在

KEY WORD ▽▽▽ アセチルコリン、セロトニン

アセチルコリンとセロトニンが脳内を自由自在に動かす

脳内で脳のさまざまな働きを支える脳内エネルギー物質。そのなかでも、大人の健康に深く関わりがある「アセチルコリン」と「セロトニン」について見てみよう。

アセチルコリンとセロトニンは脳内で合成され、その役目を終えると分解される脳内エネルギー物質。アセチルコリンは古くから知的機能に大きな影響力を持つとして知られ、大脳に伝われば覚醒や注意を促し、海馬に伝われば記憶や学習に力を発揮する。

一方、セロトニンは大脳全体に伝わり、意欲を担う前頭葉、食欲や性欲にかかわる視床下部、感情を統括する大脳辺縁系に作用する。

このどちらも、体外からサプリメントなどの形で摂取することはできない。そのほかにも１００種以上の脳内エネルギー物質が、脳内で働いている。

「アセチルコリン」と「セロトニン」は脳内にどう伝わるか？

アセチルコリンの伝達経路

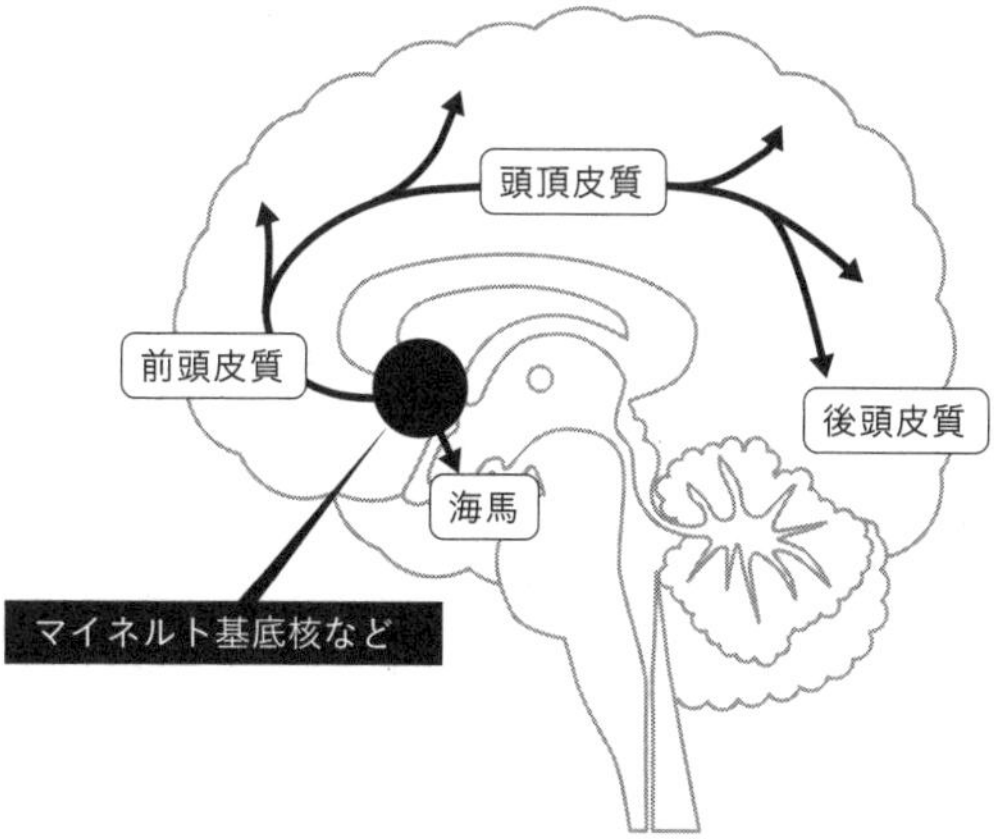

セロトニンの伝達経路

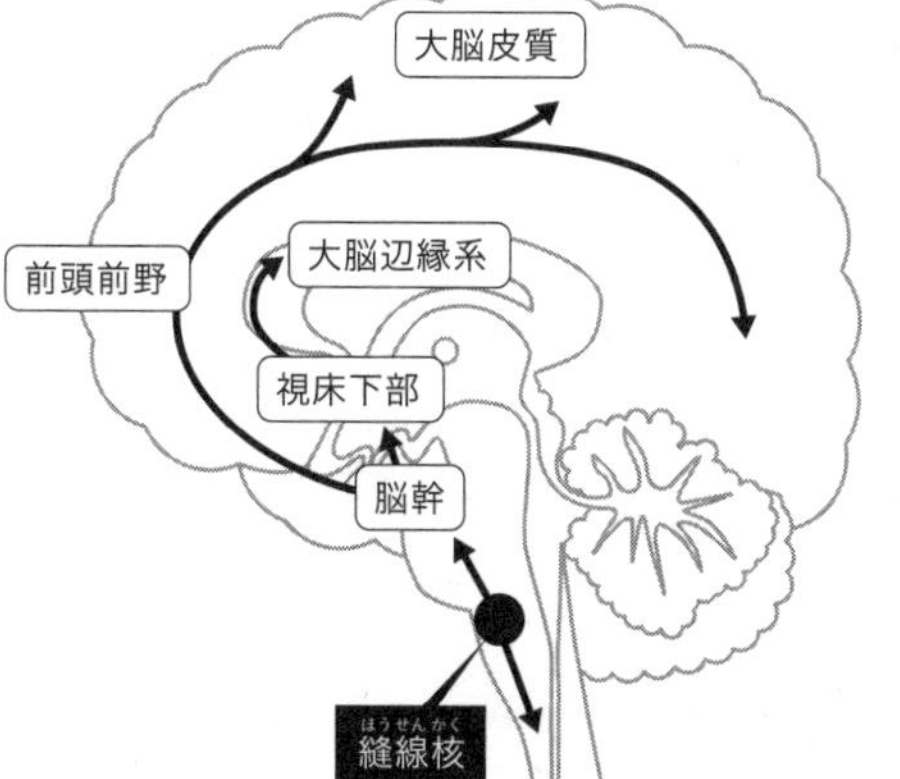

アセチルコリンやセロトニンが欠乏するとどうなるのか？

脳内エネルギー物質が不足すると、さまざまな不調が現れる。代表例をご紹介しよう。

まず、アセチルコリンが欠乏することで起きる病気のなかでもっとも名前がよく知られているのが、アルツハイマー型認知症である。アルツハイマーとはこの病気の発見者であるドイツの医師、アルツハイマー博士の名前に由来する。現在まで主流とされているのは線維状の異常タンパク質がたまり、毒性を持つことで神経細胞を破壊し、アセチルコリンが欠乏するという「アミロイド仮説」である。現にアルツハイマー型認知症の患者の脳内ではアセチルコリンが著しく不足していることがわかっている。そして、海馬機能が低下することでエピソード型記憶が失われ、いわゆる認知症の症状を呈するというものだ。ただし、これは仮説であり、アミロイドの沈着があっても認知症の症状が出ないこともある。

同じ認知症でも、リアルな幻覚や睡眠時の異常行動を認めるのがレビー小体型認知症である。うつ病と診断されることも多いが、抗精神病薬を服用するとかえって悪化する。これもアセチルコリンの不足が原因と考えられており、アセチルコリンを活性化させる薬を服用すると症状が軽くなる。

一方、セロトニン不足は非常に多くの病気を引き起こす。高血圧やめまい、偏頭痛といったものから、過敏性腸症候群に適応障害、うつ病など実にさまざまだ。

セロトニン欠乏を原因とする病気のなかでも多いのがうつ病。心の病として考えられる

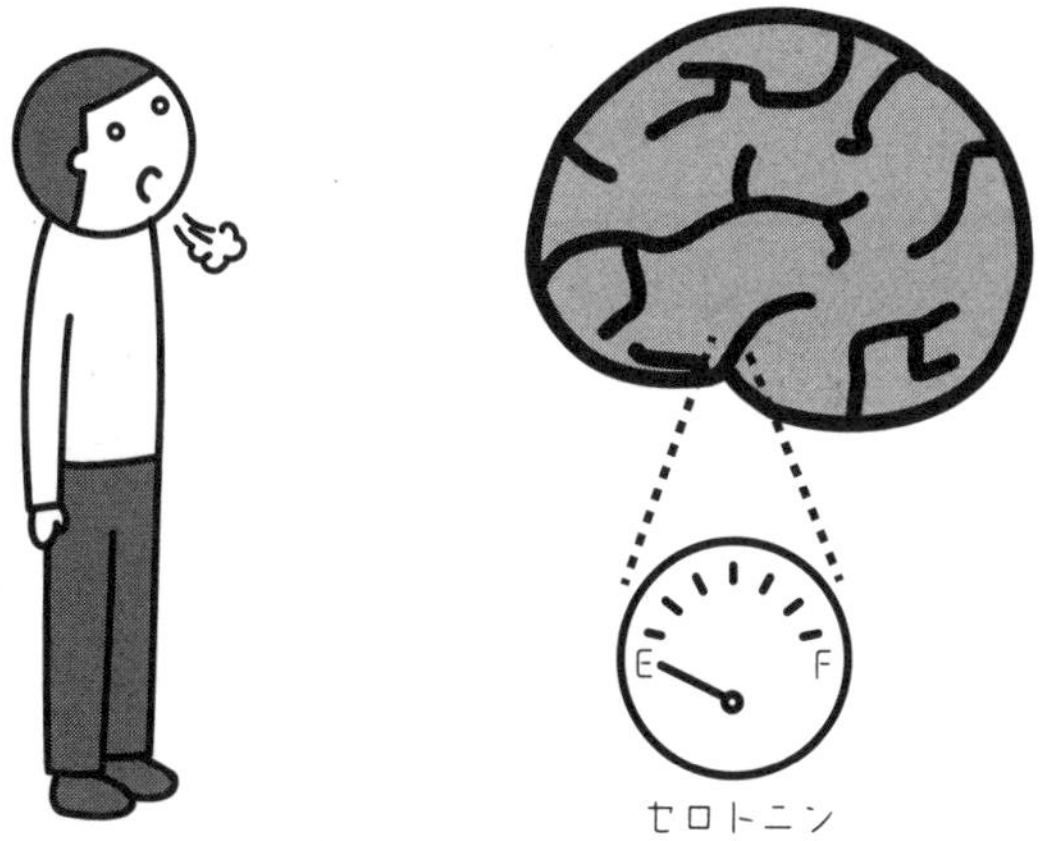

ことが多いうつ病だが、実は脳内のセロトニンの枯渇が原因となる。「落ち込むことが多く、何もやる気がしない」「2週間以上不眠が続いている」「生きていても意味がないと思う」といった感覚がある場合は、自己判断や自己流の療養をするのではなく、必ず病院で診てもらうようにしたい。

脳科学 column

医学会でも注目度が高まる脳内物質

脳内エネルギー物質への注目度が高まっている。治療薬は心臓病やがんなどの市場に迫る規模となり、新薬の開発も盛んだ。健康長寿のカギは脳内エネルギー物質だと、多くの人が気づきはじめた。

brain science

ないモノを見てしまう脳の〃錯覚〃というおせっかいな働き

KEY WORD ▽▽▽ 目と脳の錯覚

「ない」のに見ている視覚野の反応

左の図を見ていただきたい。これは「カニッツァの三角形」と呼ばれるもので、イタリアの心理学者・カニッツァにより考案された図だ。くさび形の切り込みが入った黒い丸とVの字が配置された中央部分に、白い三角形が浮き出て見えないだろうか？

黒い丸が三角形の頂点として判断され、実際には存在しない輪郭が見える。これは「主観的輪郭」と呼ばれ、いってみれば脳がそれまでの経験や推測に従って、本当は何もないところにイメージをつくりあげているのだ。

視覚情報は目によって入力されると、まずは後頭葉の視覚野（V1）に送られる。そして脳の適切な場所に送られて処理されるが、二次視覚野（V2）では実際に引かれた線に反応する。しかし、この〃ないはずの線〃に対しても、見事な反応を見せるという。

どうしても見えてしまう！　さまざまな「錯覚」

カニッツァの三角形

くさび形の切り込みが入った黒い丸とＶの字が配置された中央部分に、白い三角形が浮き出る。

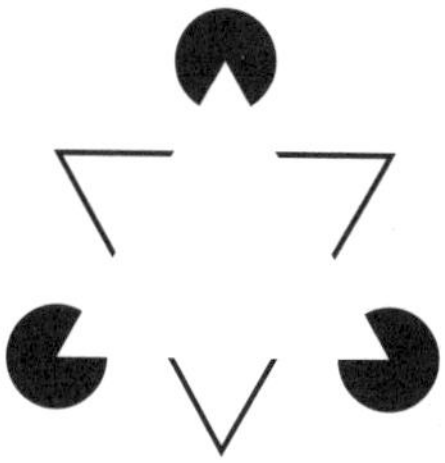

フィック図形

有名な錯視のひとつで、一般に知られているのはＴ字形の応用。水平線の中央に同じ長さの垂直線を立てると垂直線のほうが長く見える。垂直水平錯視とも言われる。

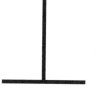

ルビンの壺《つぼ》

白い部分に注目すると壺に見え、黒い部分に注目すると２人の人間が向き合っている横顔に見える。正確には錯視とは別に考えられている。

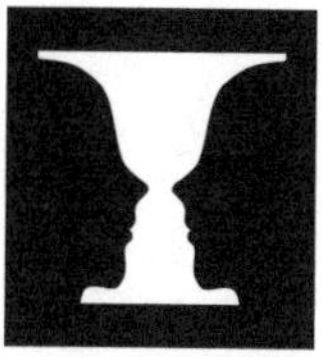

ミュラー・リヤー図形

３つの図形の中心の線分の長さは同じだが、異なるように見える。

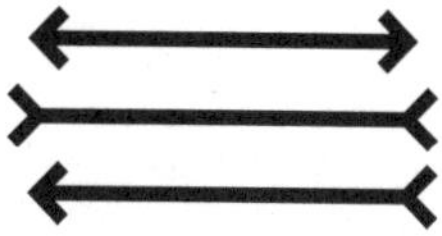

brain science

いつまでも走れる気がする！ランナーズ・ハイを起こす脳内麻薬

KEY WORD ▽▽▽ βエンドルフィン

強い痛みや苦痛を和らげようと放出される

マラソンをする人からよく聞かれるのが「ランナーズ・ハイ」だ。走る辛さがピークを超えると、なぜか爽快になり、いつまでも走れそうな気がしてくる、というものだ。

ランナーズ・ハイのしくみは完全に解明されているわけではないが、脳内物質の「βエンドルフィン」が原因ではないかと言われている。βエンドルフィンは脳内麻薬物質とも言われるように、痛みや苦痛を和らげ、快楽をもたらすものだ。肉体が強いストレスを受けると、それを和らげるために放出される。成分的には医療の現場で使用されるモルヒネとよく似ており、内因性モルヒネ様物質とも呼ばれている。

βエンドルフィンはランニング以外でも、水泳やダンス、トレーニングなどでも分泌される。また、出産時の妊産婦の血中からも多

脳内麻薬の種類と特徴

■エンドルフィン　多幸感をもたらす
モルヒネの数倍の鎮痛効果があり、気分が高揚したり幸福感が得られる。

■エンケファリン　麻酔・鎮痛作用がある
痛覚などに働く抑制性の神経伝達物質。5つのアミノ酸からなる。

■ドーパミン　快感を増幅する
快感神経系のスイッチを入れる。覚醒剤ととてもよく似た構造を持つ。

■ノルアドレナリン　意欲と生き残るために必須
恐怖・驚愕の体験に遭遇すると分泌され、ストレスを終息させる。

■セロトニン　落ち着きと安定感をもたらす
他の神経系に抑止的に働き、過剰な興奮や衝動・抑うつ感を軽減する。

量に検出される。
ただ、βエンドルフィンにはマイナス面もある。脳下垂体の性腺刺激ホルモンの分泌を抑制するため、男性ホルモンおよび女性ホルモンを減少させる。結果として男性は精子減少や無精子症、女性は乳房が小さくなったり、生理が止まったりすることもある。

脳科学 column

βエンドルフィンはモルヒネの研究で発見された

βエンドルフィン発見のきっかけは麻薬のモルヒネだった。モルヒネの作用を調べるうちに、モルヒネと結合する受容体があることが判明。それを調べるうちにβエンドルフィンが発見されたのだ。

心臓、それとも脳？ ドキドキと胸が高なる〝心のありか〟

KEY WORD ▽▽▽ 心と脳の関係

かつては心臓にあるとされていた心、今は……

「心はどこにある？」と言われたら、あなたはどう答えるだろうか。期待や不安を抱えたときに、心臓がドキドキした経験がある人も多いはずだ。失恋すれば、胸が締めつけられるような苦しみにさいなまれる。また、心を表すシンボルとしてよく使われるのはご存知のハートマークである。

心は人間以外の動物には存在しない、と一般的には考えられている。動物にもそなわっていると主張するむきもあるが、これほどの複雑さを持っている種は、人間のみである。うれしさや楽しさ、悲しさなど複雑な情動を生み出し、さまざまな想像をし、相手を思いやる……といった、人間を人間たらしめている心というものは、いったいどこにあるのだろうか？

アリストテレスの時代には、心は心臓にあ

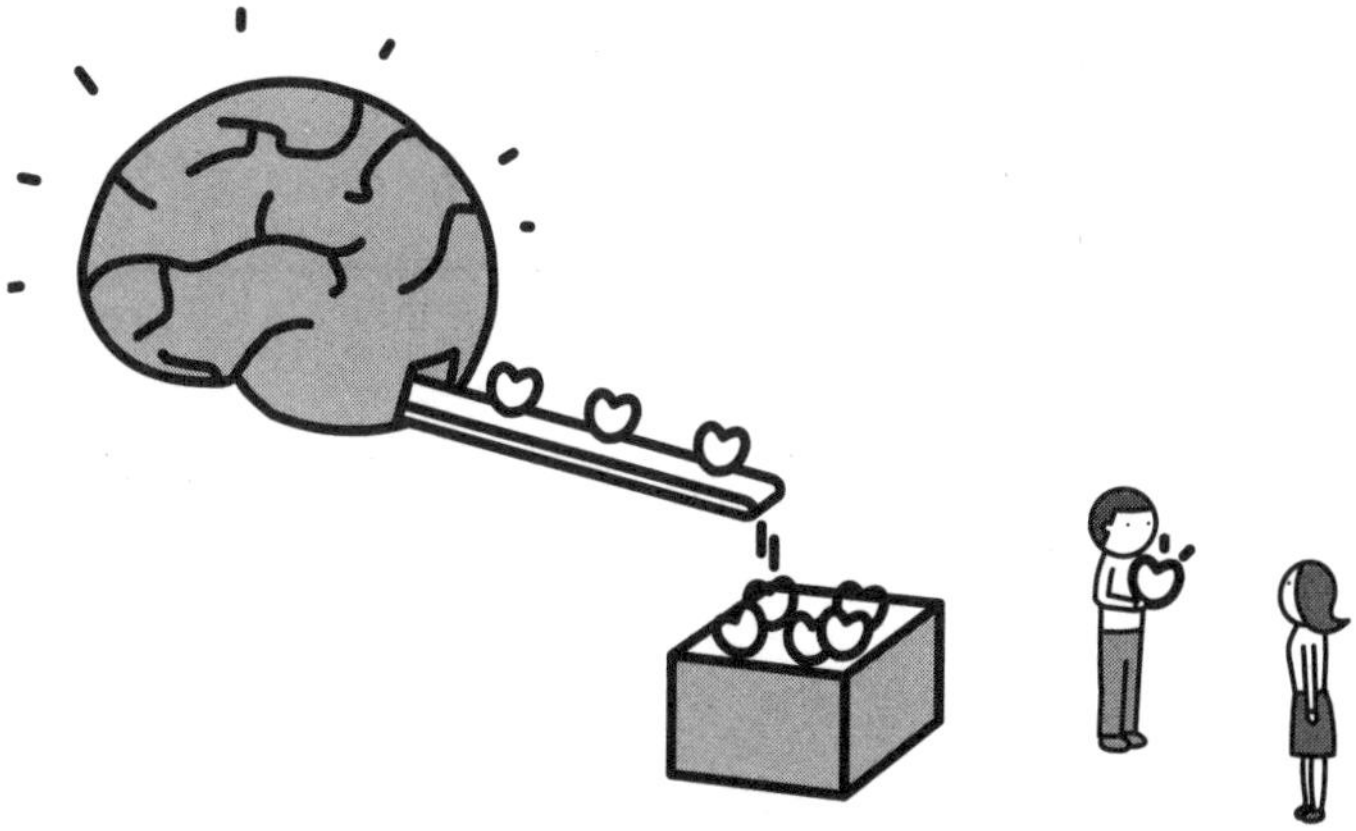

ると考えられていたが、現代では脳だと考えられている。心と脳の関係はいまだすべて解明されているわけではないが、ＭＲＩなどの計測機器を使用することで、考えていることと脳の部位が連動していることを確認することができるようにもなった。精神活動がすべて脳内で行われていることは明らかであろう。

脳科学 column

身体のさまざまな場所にあると思われていた心

古代バビロニアでは、心は肝臓にあるとされた。ギリシャ時代の医学の祖・ヒポクラテスは脳にあるとし、プラトンは脳と脊椎にあるとした。アリストテレスは心臓にあるとし、中世ヨーロッパでは信じられていた。

喜怒哀楽はどうやって生まれるのか？

同じ出来事が起きても、うれしいと感じる人もいれば特に何も感じない人もいる。こうした喜怒哀楽というものは、どのようにして生まれるのだろうか？

脳内で感情と関連がある部分は2つある。まずひとつ目は性欲や食欲など人間の本能的な部分を司る「視床下部」で、情動の中枢としての役割も担っている。

もうひとつは大脳辺縁系、そのうち特に「扁桃核」という部分だ。ここは快・不快や恐怖の感情をつくり出すところで、記憶を保持している下部側頭葉や視床下部と密接な関係があり、視床下部や大脳新皮質の情報を交換しながら、その状況に合った感情を生み出す。外部から入力された情報と、自分が持っている記憶と、視床下部が司る本能を整理・分類し、統合して感情というかたちにアウトプットしているのが扁桃核という存在なのだ。実際、扁桃核に損傷を受けたサルが、苦手なはずのモノを見ても恐れる様子を見せなかったという報告もなされている。

脳科学 column

人間と動物の感情表現はどう違う？

喜怒哀楽など複雑な感情表現をする人間に対し、動物は攻撃か服従の2択である。サルやチンパンジーが笑ったような顔を見せることがあるが、人間がつくるうれしいときの笑顔とはまったくの別物だ。

感情は「視床下部」と「扁桃核」で決められている

前頭連合野

扁桃核や視床下部で起こった感情をコントロールし、理性を司っている。

視床下部

性欲、食欲などの生きるための本能を司る。感情の変化によって呼吸や心拍が乱れたりといった自律神経変化も視床下部が関係している。

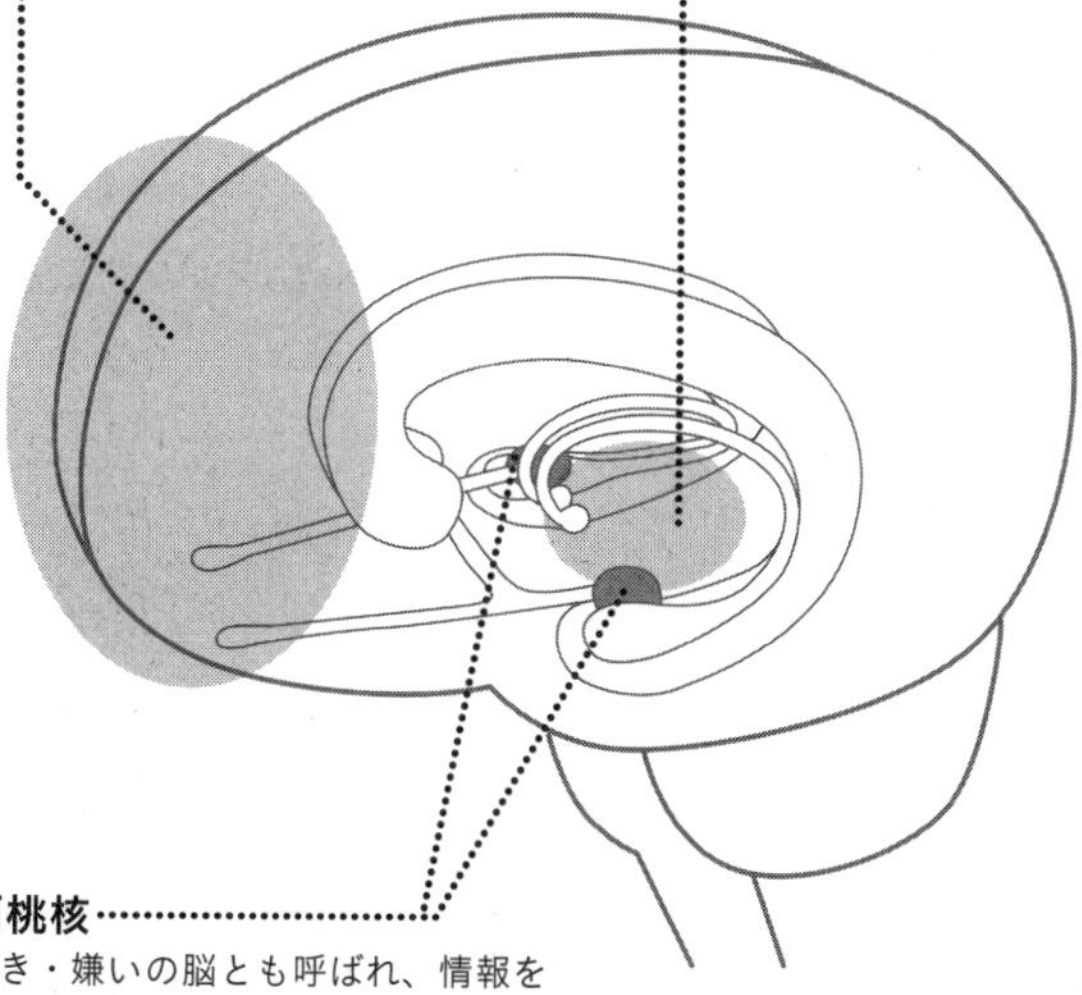

扁桃核

好き・嫌いの脳とも呼ばれ、情報をここで整理統合して心地いい、不快、恐怖などの感情を決定している。海馬に隣接しているため、記憶や経験の蓄積ともリンクしている。

brain science

感情は神経伝達物質により脳内にそれをコントロールする無髄神経系

KEY WORD ▽▽▽ 無髄神経系

約２万個の神経細胞集団が分担して感情を伝える

　扁桃核で整理・統合および判断された喜怒哀楽の感情は、神経伝達物質によって脳内に伝えられる。この分泌をコントロールしているのが「無髄神経系」と呼ばれる、約２万個もの神経細胞集団だ。役割はかなり細かく割り振られており、Ａ１～Ａ７神経細胞からは怒りと覚醒を担う脳内物質「ノルアドレナリン」が、Ａ８～16からは快楽物質「ドーパミン」が放出される。Ｃ系列からは恐怖を伝える脳内物質「アドレナリン」が放出される。Ｂ系列は前述の２系列と少々趣《おもむき》が異なり、Ａ系列とＣ系列の脳内物質の分泌を抑制する役割を持っている。

　なかでも重要なのが怒りの感情の中枢となるＡ６と、快感や幸福感とつながりの深いＡ10だ。あらゆる動物のなかでも、Ａ10を持っているのは人間だけである。

「無髄神経系」が神経伝達物質をコントロール

A8～A16
ドーパミンを分泌する神経系。ドーパミンが過剰に分泌されると、幻覚やパラノイア症状が起こったりする。

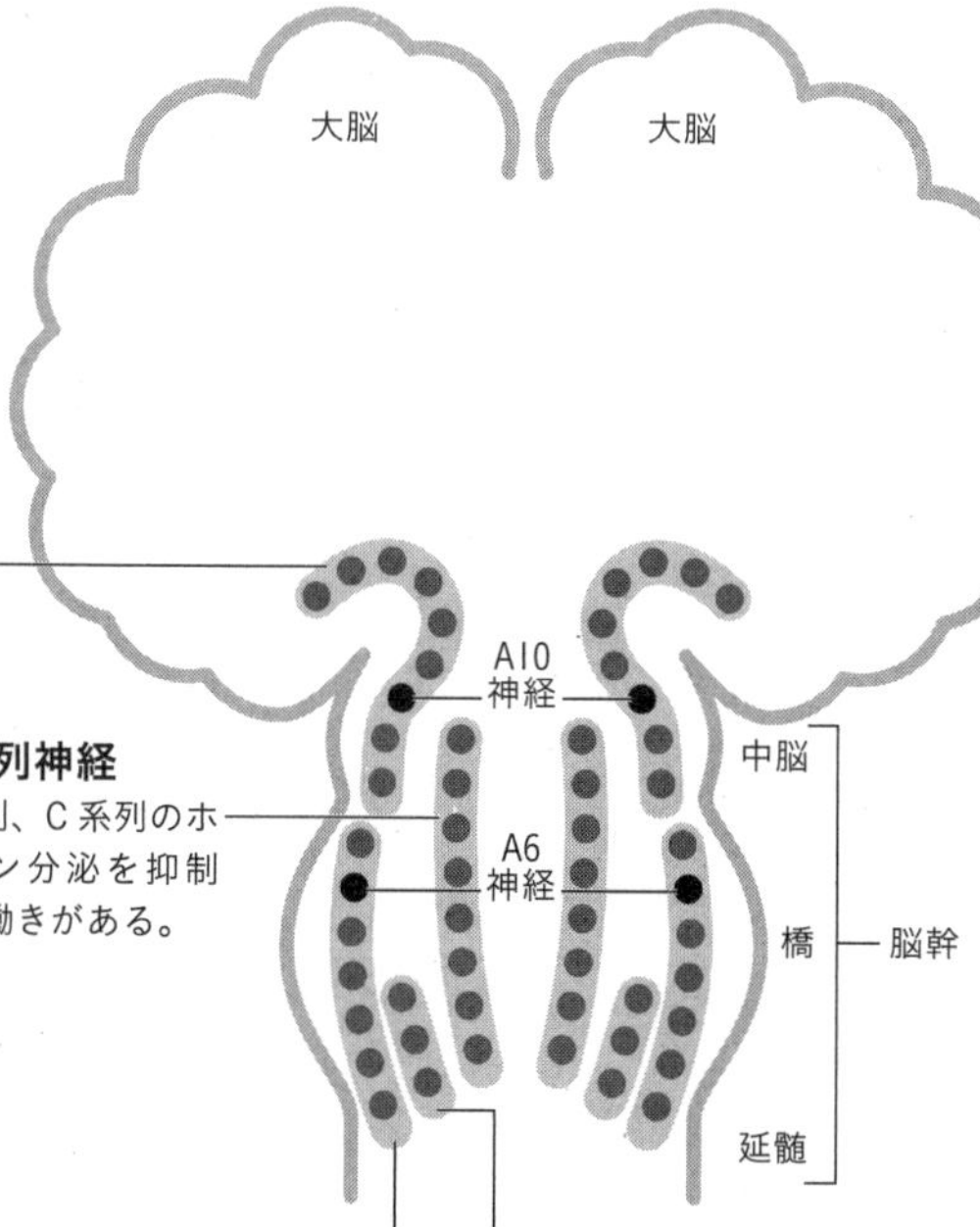

B系列神経
A系列、C系列のホルモン分泌を抑制する働きがある。

A1～A7
ノルアドレナリンを分泌する神経系。ノルアドレナリンは不安や恐怖の感情を引き起こす一方、記憶や集中力を高めて脳を覚醒させる作用がある。

C系列神経
アドレナリンを分泌する神経系。ノルアドレナリンの一部が変化したアドレナリンは恐怖の感情を引き起こすほか、心拍数や血圧をあげる働きもある。

brain science

快楽物質ドーパミンがドバドバ！恋が麻薬といわれるワケ

好きな人といるとなぜ幸せなのか？

「恋は盲目」「恋は思案のほか」など、恋が正気を失わせるとしたことわざは少なくない。物事の判断力が低下したり、理性を失ったりするなんてもはや病気と同じレベルの言われ方ではあるが、それはある意味、間違いではない。恋はある意味、麻薬中毒になっているようなものだからだ。

KEY WORD ▽▽▽ ドーパミンの大量分泌

たとえば、好きな異性と一緒にいると、脳内には「ドーパミン」という脳内伝達物質が大量に分泌される。ドーパミンと聞けばもうピンとくる人もいるだろうが、快楽物質のひとつであり、麻薬である覚醒剤とそっくりな分子構造を持っている。そんな物質が脳の、しかも精神活動を司る前頭連合野に直接ドバドバ放出され、脳を覚醒させ気持ちよくさせるのだ。

　好きな相手とは一瞬たりとも離れたくない

幸福を感じているときは「ドーパミン」が分泌されている

前頭連合野にのびているA10神経からドーパミンが直接、
分泌され脳内に伝達され、快楽を感じる。

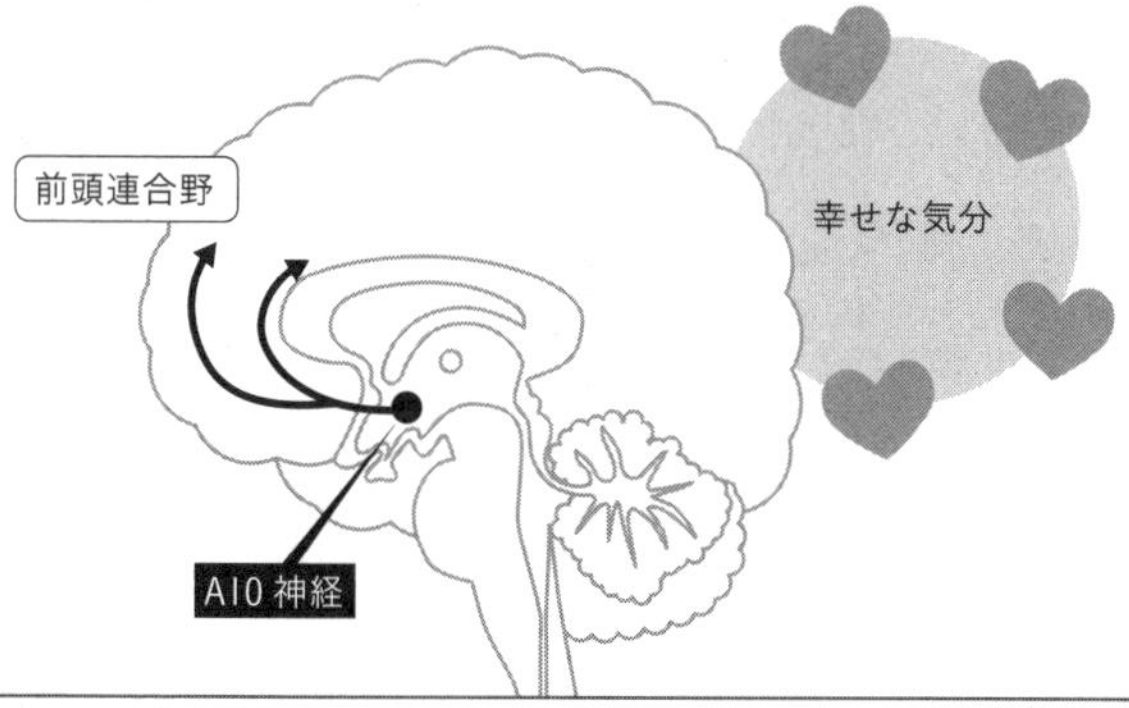

ものである。ひとりでいる時間にも「また会いたい」という気持ちでいっぱいになることだろう。これは、一緒にいるときに感じた快楽をもう一度味わいたいと脳が欲するからである。一度手を出すとやめられない……そんなところはある意味、恋を麻薬のようなものと呼んでも間違いではないだろう。

脳科学 column

恋をすると仕事のやる気もアップする!?

恋をすると大量分泌されるドーパミンだが、快楽だけでなく意欲や創造力も与えてくれる。前頭葉が刺激され、活性化したためで、イキイキと輝いて活発に活動をしたくなる人は非常に多くなる。

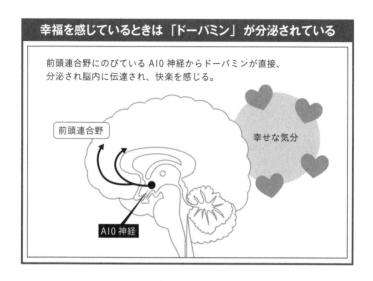

brain science

ストレス解消や気分転換にも！お酒を飲むとなぜハッピーになるのか

アルコール摂取による「脳の麻痺」説は過去のもの

お酒を飲むと楽しい気分になり、ストレス解消ができるという人は少なくない。かつてはこうした気持ちになる理由として、アルコールを摂取することで脳が麻痺状態になるためと考えられていたが、昨今ドーパミンとセロトニン、2種類の脳内伝達物質が楽しい気分に関係しているのではという説が有力だ。

KEY WORD ▽▽▽ アルコール摂取で脳内伝達物質が増える

アルコールを摂取することで快楽物質であるドーパミンが一時的に増え、それが楽しい気分をもたらす。そして、アルコールは同時にセロトニンの分泌量も増加させるため、落ち着いた気持ちをもたらすのだ。

ただ、過度な飲酒を長期間にわたって続けると、脳のなかでも特に前頭連合野が萎縮することも。当然といえば当然の話だが、何事もやりすぎは厳禁。「楽しい」くらいの酒量を守ってドーパミンの力をうまく借りよう。

アルコール血中濃度と脳の状態

<table>
<tr><th>アルコール血中濃度</th><th>酔いの状態</th><th>脳の状態</th></tr>
<tr><td>爽快期
0.02～0.04％</td><td>さわやかな気分になり、陽気になる。判断力は少し鈍る。</td><td rowspan="3">大脳新皮質は少し麻痺状態だが、大脳辺縁系や小脳、脳幹は通常どおりに働いている。理性の働きが抑制された分、感情や本能が前面に出る。</td></tr>
<tr><td>ほろ酔い期
0.05～0.10％</td><td>脈が速くなり、体温が上昇。行動の抑制が出てくる。</td></tr>
<tr><td>酩《めい》酊《てい》初期
0.11～0.15％</td><td>気が大きくなり、怒鳴ったり大声でがなったりする。立つとふらつく。</td></tr>
<tr><td>酩酊期
0.16～0.30％</td><td>千鳥足になり、何度も同じ話をするなどいわゆる“酔っ払い”状態。吐き気や嘔吐を生じる。</td><td>大脳辺縁系や小脳まで麻痺が広がってくる。千鳥足になるのは、運動機能もダメージを受けているから。</td></tr>
<tr><td>泥酔期
0.31～0.40％</td><td>まともに立ちあがれず、ろれつもまわらずに会話もできない。</td><td>大脳と小脳も完全に麻痺。海馬も麻痺を起こしているため、言動を記憶できない。</td></tr>
<tr><td>昏睡期
0.41～0.50％</td><td>揺り動かしても目を覚まさない状態。失禁したり、最悪では呼吸困難に陥ることもある。</td><td>麻痺が脳全体に広がると、呼吸がまともにできなくなる。死に至るケースも。</td></tr>
</table>

brain science

知っておきたい
脳の構造

さまざまな器官が複雑に組み合わさり、機能している脳。綿密にネットワークしている構造を知っておこう。

基本構成は「大脳」「小脳」「脳幹」の3つ

3つの集合体が役割を分担しながら、複雑にリンクし合っている。

大脳《だいのう》 思考したり、感じたり、言葉を話したり、記憶したりと特に大きな役割を持っている。重さは約1000gで、脳の総重量の70～80%を占める。

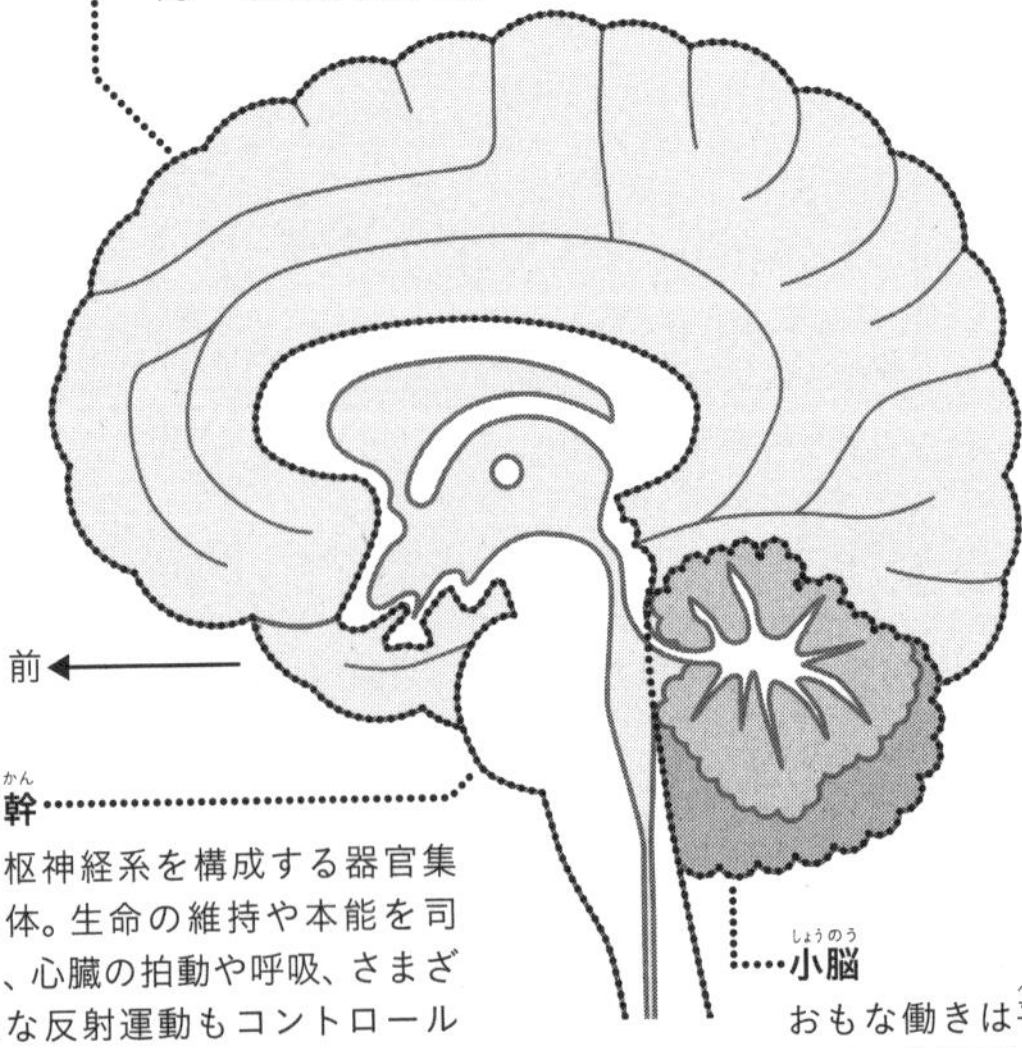

脳幹《のうかん》
中枢神経系を構成する器官集合体。生命の維持や本能を司り、心臓の拍動や呼吸、さまざまな反射運動もコントロールしている。生きるための脳＝「生命脳」とも呼ばれる。

脳幹の詳しい構造は次ページを参照

小脳《しょうのう》
おもな働きは平衡《へいこう》感覚や筋肉運動の制御だが、最近の研究では知覚情報の統合や情動の制御の役割も果たしている。

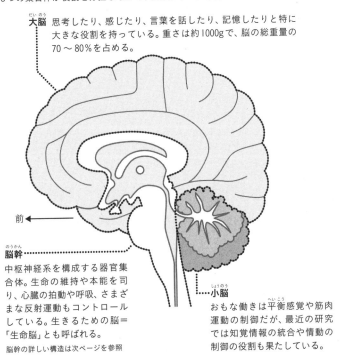

生命維持をするために重要な「脳幹《のうかん》」

意識せずとも生命を維持できているのは「脳幹」のおかげ。

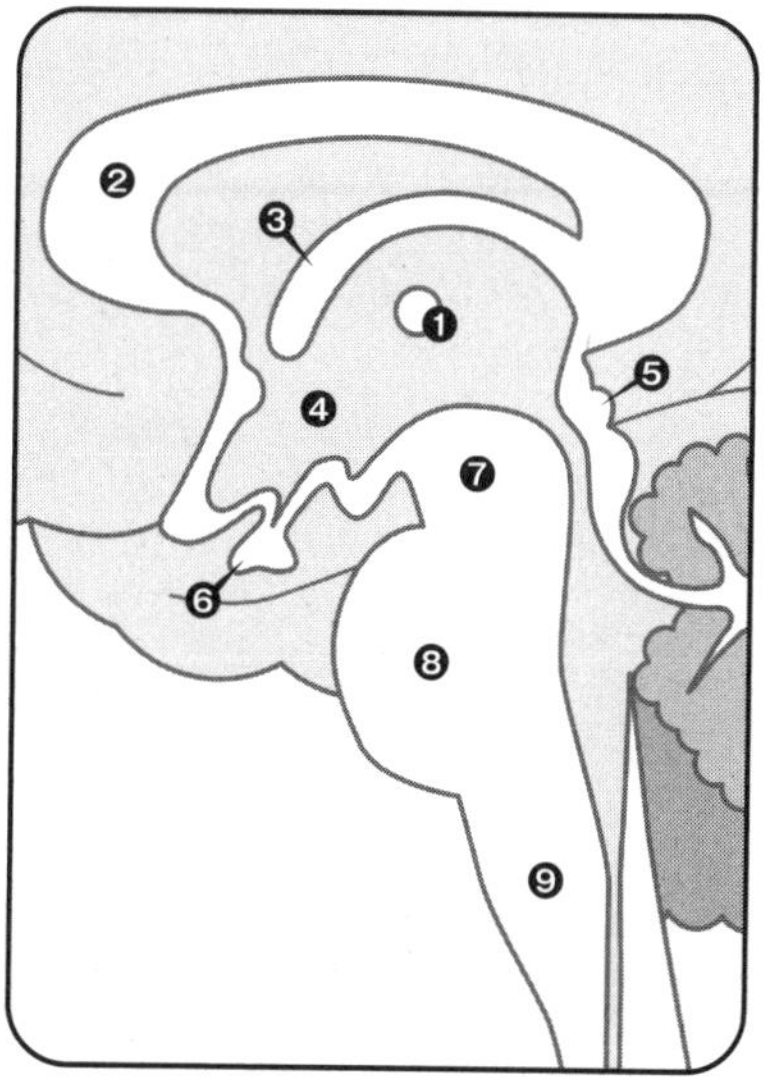

❶視床《ししょう》
嗅覚を除いた視覚・聴覚・体性感覚などの感覚入力を大脳新皮質へ伝達する重要な役割を担う。

❷脳梁《のうりょう》
左右の大脳半球をつなぐ神経線維の太い束。

❸脳弓《のうきゅう》
海馬体とほかの部位を繋ぐ線維束。脳梁の下にあり、左右対をなして弓形を描いている形をしている。

❹視床下部《ししょうかぶ》
自律神経系の高次中枢。体温・睡眠・生殖・物理代謝などの本能を司っている。

❺松果体《しょうかたい》
小さな内分泌器で、睡眠と覚醒のリズムを調節するホルモン・メラトニンを分泌する。

❻脳下垂体《のうかすいたい》
視床下部の支配を受けて、さまざまなホルモンを分泌する。後葉と前葉に分かれている。

❼中脳《ちゅうのう》
大脳、脊髄、小脳を結ぶ神経線維の集まり。眼球運動、瞳孔の調節、反射神経を担っている。

❽橋《きょう》
小脳と大脳・脊髄の連絡を担う。

❾延髄《えんずい》
脳幹のなかでは一番下に位置している。呼吸運動を自律的に調節している。

大脳のなかでも古い「大脳辺縁系《だいのうへんえんけい》」

大脳辺縁系は本能的な部分を司り「旧哺乳類の脳（動物脳）」とも呼ばれる。

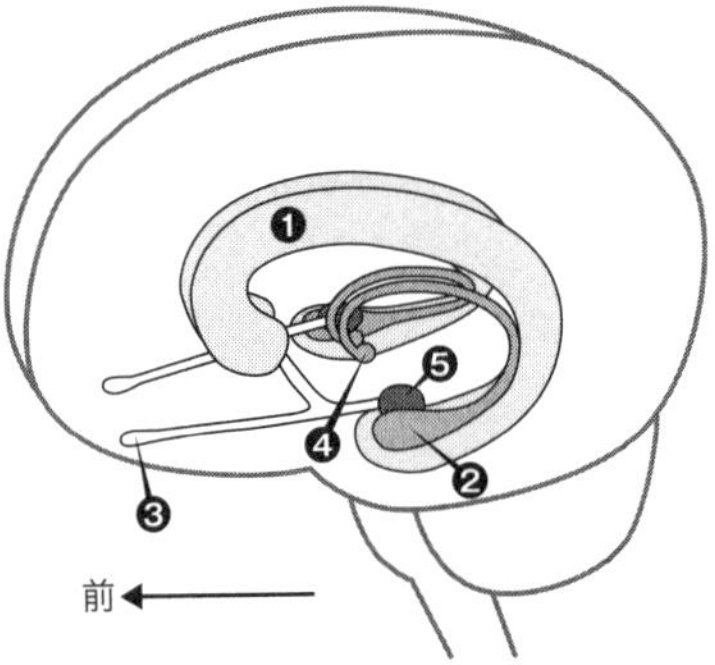

❶ 帯状回《たいじょうかい》
行動の意欲や動機づけに関係している部位。

❷ 海馬《かいば》
情報を一時的に保存し、整理した後に大脳新皮質や小脳に送る。

❸ 嗅球《きゅうきゅう》
嗅覚の情報を大脳に送る働きをする。

❹ 乳頭体《にゅうとうたい》
海馬などと連携を取りながら記憶に関連する機能を司っている。

❺ 扁桃体《へんとうたい》
好き・嫌いといった感情を司る。意識できない恐怖感、不安、悲しみ、喜びも判断する。

爬虫類の脳とも呼ばれる「大脳基底核《だいのうきていかく》」

大脳皮質と視床、脳幹を結びつけている神経核の集まりである。

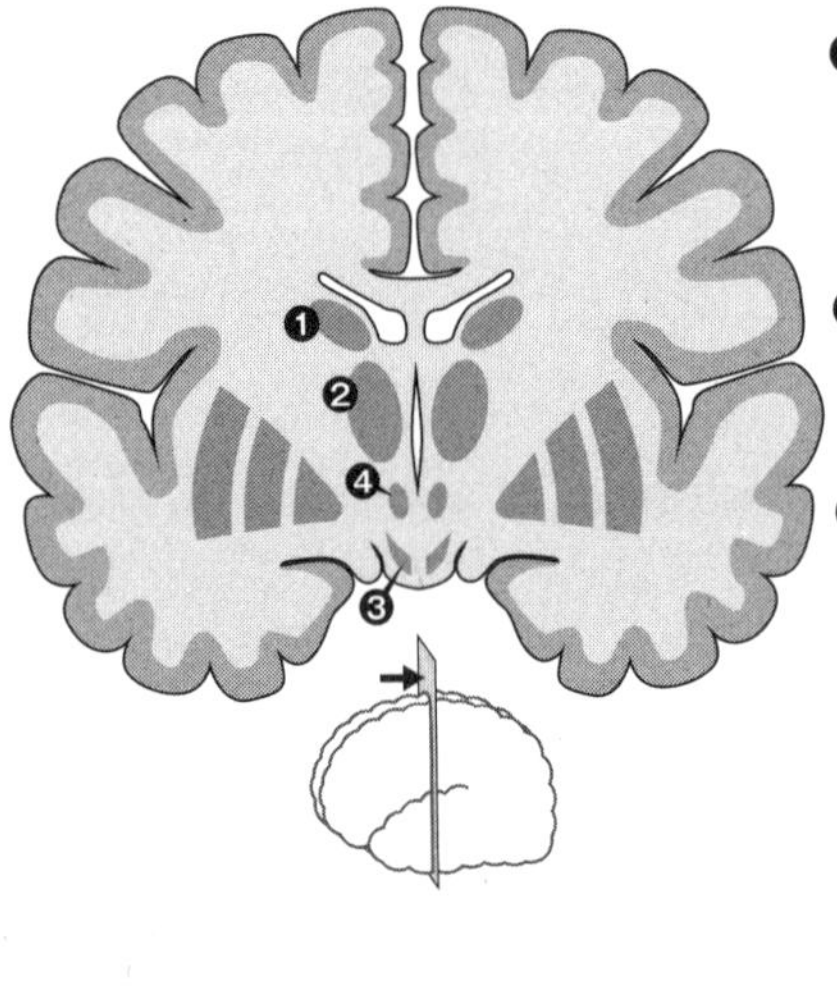

❶ 尾状核《びじょうかく》・被殻《ひかく》
大脳の運動野から情報を受け取り、姿勢を保ったり、筋肉の弛緩を調節している。

❷ 淡蒼球《たんそうきゅう》
尾状核や被殻の情報を視床に伝える。

❸ 黒質《こくしつ》
視床、尾状核、被殻などに情報を送り出す。

❹ 視床下核《ししょうかかく》
淡蒼球と黒質の情報のやり取りをする。

人間らしい行動を司る「大脳新皮質《たいのうしんひしつ》」

場所ごとに役割があり、高度な思考や判断のすべてを行っている。

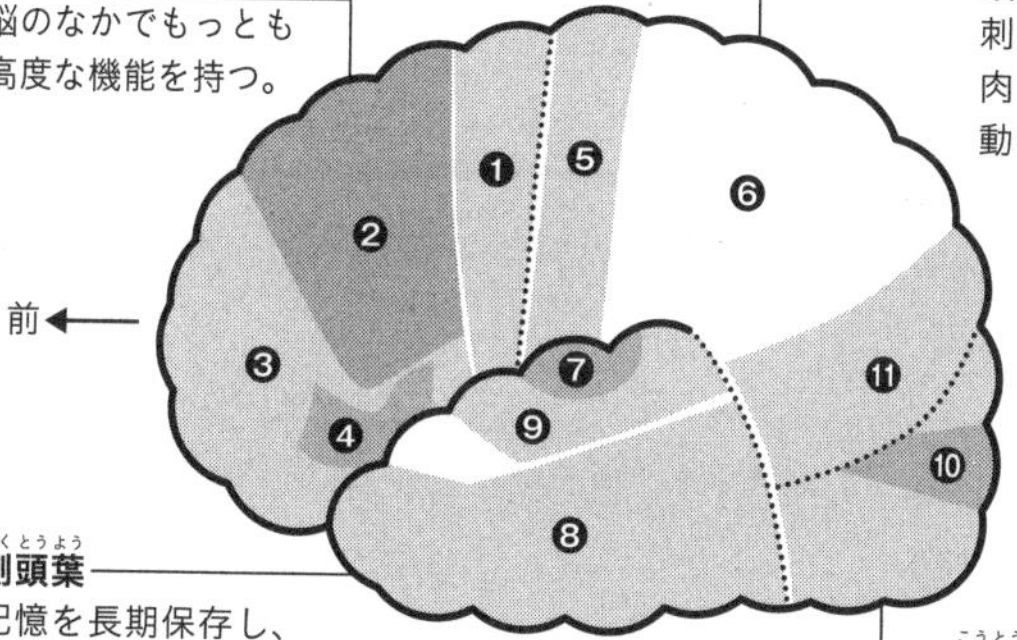

前頭葉《ぜんとうよう》
脳のなかでもっとも高度な機能を持つ。

頭頂葉《とうちょうよう》
刺激を受けたら筋肉に情報を送り、動きを制御する。

側頭葉《そくとうよう》
記憶を長期保存し、言葉や音などの情報を理解する。

後頭葉《こうとうよう》
視覚からの情報を処理する役割を担っている。

❶ 運動《うんどう》野《や》
体を動かすときに運動の指令を体の各部位に伝達する。

❷ 前頭眼《ぜんとうがん》野《や》
モノを見るときに視線を特定の場所に向ける働きをする。

❸ 前頭連合《ぜんとうれんごう》野《や》
さまざまな連合野からの情報を統合し、論理的な判断、将来の予測や判断、計画の立案を行う部分。喜怒哀楽の情動のコントロールも行う。

❹ ブローカーの運動性言語《うんどうせいげんご》野《や》
言葉を話すとき、文字を書くときに運動指令を発する。

❺ 体性感覚《たいせいかんかく》野《や》
熱い・冷たいなどの皮膚感覚や触覚を処理する。

❻ 頭頂連合《とうちょうれんごう》野《や》
距離感や上下感覚など空間を認識する役割を担っている。

❼ 聴覚《ちょうかく》野《や》
音の高さや大きさ、変化を認識する。

❽ 側頭連合《そくとうれんごう》野《や》
視覚連合野、聴覚連合野からの情報を統合し、物体が何であるか認識する。また、それらを記憶し蓄積する役割もなす。

❾ 聴覚連合《ちょうかくれんごう》野《や》
聴覚野の情報を統合する場所。左脳は言語などの音韻記憶、右脳は非言語的な音が記憶されている。

❿ 視覚《しかく》野《や》
モノの形状や色彩、動きなどを認識する。

⓫ 視覚連合《しかくれんごう》野《や》
視覚の情報を統合。視覚コントロールに有益な情報を送り出す。

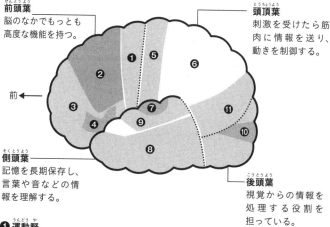

参考文献

『一生衰えない脳のつくり方・使い方』築山節（さくら舎）

『運がいいと言われる人の脳科学』黒川伊保子（新潮社）

『面白いほどよくわかる脳のしくみ』高島明彦監修（日本文芸社）

『記憶力の脳科学』柿木隆介（大和書房）

『結果を出せる人になる！「すぐやる脳」のつくり方』
茂木健一郎（学研パブリッシング）

『脳から変えるダメな自分』築山節（NHK 出版）

『脳から自分を変える 12 の秘訣』築山節（新潮社）

『脳科学は人格を変えられるか？』エレーヌ・フォックス（文藝春秋）

『脳の強化書』加藤俊徳（あさ出版）

『脳の強化書 2』加藤俊徳（あさ出版）

『脳が冴える 15 の習慣』築山節（NHK 出版）

『脳は平気で嘘をつく』植木理恵（角川グループパブリッシング）

『脳内麻薬』中野信子（幻冬舎）

『脳に悪い 7 つの習慣』林成之（幻冬舎）

『まんがで鍛える脳の強化書』加藤俊徳（あさ出版）

『もの忘れとウツがなくなる「脳」健康法』奥村歩（静山社）

『100 歳まで成長する脳の鍛え方』加藤俊徳（主婦の友社）

STAFF

編集	坂尾昌昭、森本順子（株式会社G.B.）
デザイン	森田千秋（G.B. Design House）
デザイン・本文DTP	くぬぎ太郎（TAROWORKS）
執筆協力	赤木麻里
イラスト	大野文彰

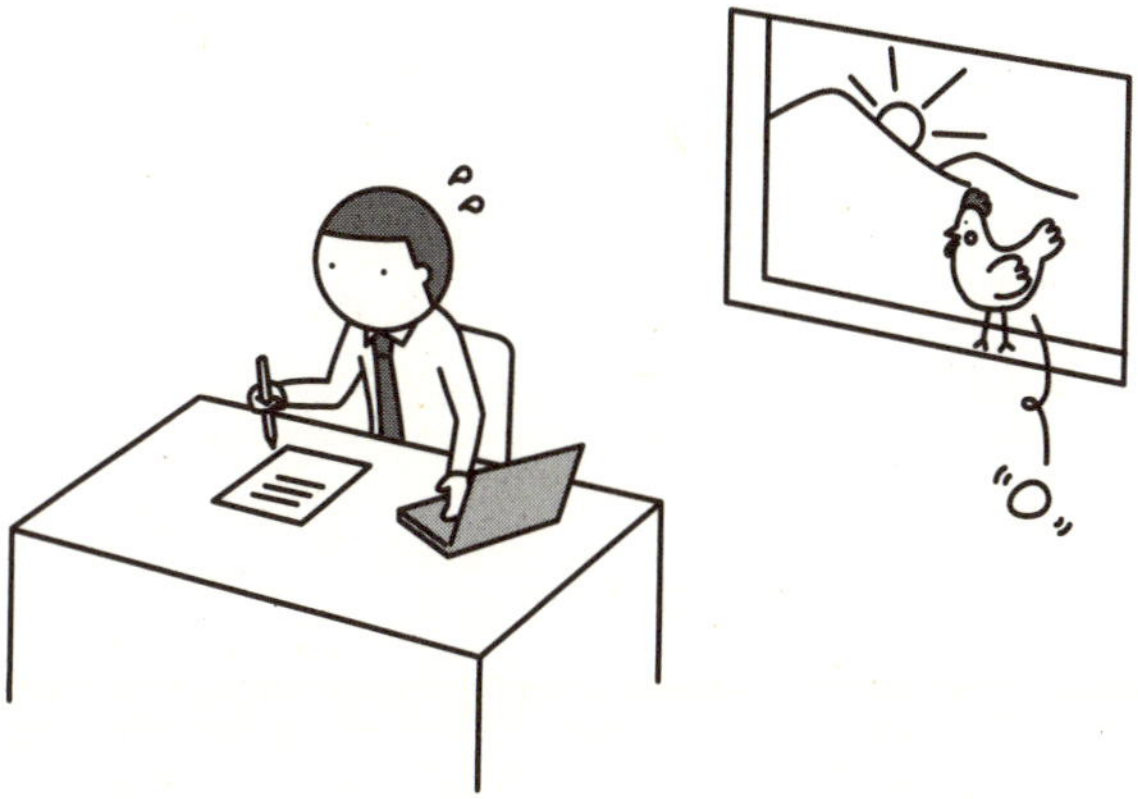

トキオ・ナレッジ

Tokio Knowledge

誰でも知っていることはよく知らないけれど、誰も知らないようなことには妙に詳しいクリエイティブユニット。弁護士、放送作家、大手メーカー工場長、デザイナー、茶人、ライター、シンクタンクSE、イラストレーター、カメラマン、新聞記者、ノンキャリア官僚、フリーターらで構成される。著書に『正しいブスのほめ方』『正しい太鼓のもち方 上司を転がす35の社交辞令』（ともに宝島社）など。

大人《おとな》の脳《のう》科《か》学《がく》常《じょう》識《しき》

頭《あたま》が冴《さ》えわたる脳《のう》の鍛《きた》え方《かた》

2016年1月28日　第1刷発行
2022年6月27日　第7刷発行

著者　トキオ・ナレッジ
発行人　蓮見清一
発行所　株式会社宝島社
〒102-8388
東京都千代田区一番町25番地
営業　03-3234-4621
編集　03-3239-0928
https://tkj.jp
振替　00170-1-170829 ㈱宝島社
印刷・製本　株式会社光邦

ISBN978-4-8002-5024-7